Pflege PRAXIS

Tanja Frank

Palliative Begleitung bei Menschen mit Demenz

Professionell begleiten, einfühlsam kommunizieren, kompetent handeln

Ratgeber für Pflege- und Betreuungskräfte

schlütersche

Tanja Frank ist Krankenschwester, Pain Nurse Plus, Palliative Care, Beraterin für Ethik im Gesundheitswesen und Mitarbeiterin im Palliativgeriatrischen Dienst. Als Mitglied der Expertenrunde Curriculum »Palliative Praxis« der Robert-Bosch-Stiftung beschäftigte sie sich zudem intensiv mit dem Theorie-Praxis-Transfer von Palliative Care.

»Jedes Leben und jedes Sterben ist einzigartig und erfordert ein genaues Hinschauen und Spüren, was jetzt gewünscht, erleichternd und unterstützend sein könnte.«

TANJA FRANK

Bibliografische Information der Deutschen Nationalbibliothek
Die Deutsche Nationalbibliothek verzeichnet diese Publikation in der Deutschen Nationalbibliografie; detaillierte bibliografische Daten sind im Internet über http://dnb.de abrufbar.

ISBN 978-3-8426-0866-5 (Print)
ISBN 978-3-8426-9118-6 (PDF)
ISBN 978-3-8426-9119-3 (EPUB)

Hans-Böckler-Allee 7, 30173 Hannover
buchvertrieb@schluetersche.de
www.schluetersche.de

Lektorat: Claudia Flöer, Text & Konzept Flöer
Covermotiv: Robert Kneschke – stock.adobe.com
Covergestaltung und Reihenlayout: Lichten, Hamburg
Satz: Sandra Knauer Satz · Layout · Service, Garbsen
Druck und Bindung: CPI Druckdienstleistungen GmbH, Erfurt

Inhalt

Danke

Mein Dank gilt allen Betroffenen und ihren Angehörigen. Von Ihnen konnte ich vieles lernen und an Ihnen durfte ich vieles anwenden.

Mein Dank geht auch an die vielen unermüdlichen und motivierten Mitarbeitenden in diesem Bereich. In zahlreichen Seminaren in über 13 Jahren konnte ich voller Bewunderung feststellen, wie viele interessierte, motivierte und zugewandte Mitarbeiter*innen aus Pflege und Betreuung sich in der Kranken- und Altenpflege engagieren. Viele lieben ihre Arbeit und gehen mit großem Engagement und Freude in ihren Dienst.

So vielfältig, wie Sie im Einzelnen sind, so unterschiedlich sind Ihre Talente, die Sie in Ihre Arbeit mit hineingeben – zum Wohle und zur Freude der Menschen mit Demenz und deren Angehörigen.

Widmung

Ich widme dieses Buch meinem Mann und meinen Kindern.

Einleitung

In Deutschland leben nach jüngsten epidemiologischen Schätzungen rund 1,6 Millionen Menschen mit Demenz. Jeder dieser Menschen ist einzigartig. Alle möchten eine gute Lebensqualität haben. Sie möchten frei von Angst, Schmerzen, Unruhe und anderen Beschwerden viele schöne Momente erleben, in einer Umgebung, in der sie sich sicher und wohl fühlen. Wenn das Lebensende näherkommt, kann dies zu Verunsicherung bei den Betroffenen und deren An- und Zugehörigen führen. Es kommen Fragen auf:

- Was kann ich noch tun?
- Was sollte ich vielleicht jetzt lassen?
- Was kommt auf mich zu?

In diesem Buch erhalten Sie einen Einblick, was beim schwerkranken und sterbenden Menschen mit Demenz geschieht, wie körperliches, psychisches, soziales und spirituelles Leiden am Lebensende aussehen und gelindert werden kann. Immer wieder kommen Sie als Mitarbeitende im Alltag in eine ethisch problematische Situation, ein sog. Dilemma, und sind ratlos. Um Menschen mit Demenz und ihren Angehörigen eine möglichst gute und beschwerdefreie Zeit am Lebensende zu ermöglichen, brauchen Sie neben Fachwissen eine empathische und wertschätzende Haltung. Das Handeln der Begleitenden findet auf der Grundlage von Menschlichkeit und Mitgefühl, Respekt und Achtsamkeit statt.

So kann es gelingen, dass Sie sich den Bedürfnissen und Wünschen der Betroffenen annähern und eine Begegnung auf Augenhöhe stattfindet. Hier sind zwei Kompetenzen gemeinsam gefordert: Fachwissen und Haltung. Nur in dieser Kombination werden Pflegende und Betreuende einen Zugang zu Menschen mit Demenz finden und deren Lebensqualität erhalten oder steigern können. Gehen Sie ohne diese Haltung mit viel Fachwissen auf sie zu, werden Sie nur bis zu einem gewissen Punkt gelangen und dann scheitern. Ebenso ist Haltung allein, ohne das grundlegende Fachwissen, nicht ausreichend, um den Bedürfnissen von Demenzerkrankten gerecht zu werden.

Vielleicht ahnen Sie jetzt schon, dass es keine allgemein gültigen Antworten auf die oben gestellten Fragen gibt und Sie immer wieder die bestmögliche

Lösung für die jeweilige Situation suchen müssen. Jedes Sterben ist einzigartig und erfordert ein genaues Hinschauen, was gewünscht, erleichternd und unterstützend sein könnte. Den letzten Schritt muss der Sterbende allein gehen, Sie können ihn dabei begleiten und, so gut es Ihnen möglich ist, hilfreich sein. Immer im Bewusstsein, dass Sie nie alles wissen und erklären können und manchmal unsicher bleiben, ob es richtig ist, was Sie gerade tun.

Auch bundesweit setzen sich Menschen und Institutionen seit 2008 mit dem Thema Betreuung von Menschen in ihrer letzten Lebensphase auseinander. So entstand 2010 die »Charta zu Betreuung schwerstkranker und sterbender Menschen in Deutschland«. In fünf Leitsätzen formuliert sie Aufgaben, Ziele und Handlungsbedarfe, um die Betreuung Schwerkranker und Sterbender zu verbessern. 2.351 Organisationen und Institutionen sowie 27.550 Einzelpersonen – darunter auch zahlreiche Politiker*innen aller Ebenen – haben die Charta bislang unterschrieben.

Info

»Jeder Mensch hat ein Recht auf ein Sterben unter würdigen Bedingungen. Er muss darauf vertrauen können, dass er in seiner letzten Lebensphase mit seinen Vorstellungen, Wünschen und Werten respektiert wird und dass Entscheidungen unter Achtung seines Willens getroffen werden. Familiäre und professionelle Hilfe sowie die ehrenamtliche Tätigkeit unterstützen dieses Anliegen.«

*»Jeder schwerstkranke und sterbende Mensch hat ein Recht auf eine umfassende medizinische, pflegerische, psychosoziale und spirituelle Betreuung und Begleitung, die seiner individuellen Lebenssituation und seinem hospizlich-palliativen Versorgungsbedarf Rechnung trägt. Die Angehörigen und die ihm Nahestehenden sind einzubeziehen und zu unterstützen. Die Betreuung erfolgt durch haupt- und ehrenamtlich Tätige soweit wie möglich in dem vertrauten bzw. selbst gewählten Umfeld. Dazu müssen alle an der Versorgung Beteiligten eng zusammenarbeiten.«**

* Auszug aus der Charta zur Betreuung schwerstkranker und sterbender Menschen in Deutschland. Im Internet: www.charta-zur-Betreuung-Sterbender.de

1 Die Entwicklung von Hospizarbeit und Palliative Care

Die Hospiz- und Palliativbewegung ist bis heute maßgeblich mit der britischen Pionierin Dame Cicely Saunders verbunden. Ihr Ziel war es, unheilbar kranken Menschen ein würdiges, selbstbestimmtes und schmerzfreies Leben zu ermöglichen. Cicely Saunders hat bis zu ihrem Tod 2005 mit 87 Jahren das Wissen um Symptomlinderung und guter Schmerztherapie vorangetrieben. Mit ihrem persönlichen multiprofessionellen Hintergrund als Krankenschwester, Sozialarbeiterin und Ärztin war es ihr immer ein Anliegen, dass keine dieser Professionen allein das Ziel einer guten Lebensqualität in dieser besonderen Lebensphase erreichen kann. Das multiprofessionelle Team ist ein zentrales Merkmal der Hospiz- und Palliativarbeit.

1967 eröffnete Cicely Saunders in London das erste moderne Hospiz, St. Christopherus. Dort kümmerte sich ein multiprofessionelles Team und Ehrenamtliche um Schwerkranke und Sterbende. Cicely Saunders hatte die großen Probleme von Menschen mit unheilbaren Krebserkrankungen, deren belastende körperliche, spirituelle und psychosoziale Beschwerden im Blick.

*»Auch wenn wir an der grundsätzlichen Situation sterbender Menschen wenig ändern können – wir können versuchen, ihnen in dieser schwierigen Phase ihres Lebens beizustehen. Alle unsere Bemühungen müssen also an den Bedürfnissen unserer Patienten orientiert sein.«**

* http://www.hospizarbeit-bielefelder-sueden.de/ueber-uns/

Die aus der Schweiz stammende Psychiaterin Elisabeth Kübler-Ross veröffentlichte 1969 in den USA ihr Buch »Interviews mit Sterbenden« und erregte damit weltweit Aufsehen. Sie beschreibt darin die Sterbephasen und wesentliche Erkenntnisse aus ihrer Arbeit mit Sterbenden und deren Angehörigen. Wie war die Entwicklung in Deutschland? Pioniere aus Tübingen setzten erstmals in den 1970er Jahren Erfahrungen anglo-amerikanischer Pflegeeinrichtungen in der Tropenklinik Paul-Lechler Krankenhaus um, in der ich später dann viele Jahre selbst gearbeitet habe. 1983 eröffnete in Köln an der chirurgischen Universitätsklinik die erste Palliativstation, kurz darauf 1986 das erste stationäre Hospiz in Aachen. Inzwischen gibt es in Deutschland rund 1.500 ambulante Hospizdienste, ca. 230 stationäre Hospize für Erwachsene sowie 17 stationäre Hospize für Kinder, Jugendliche und junge Erwachsene, ca. 330 Palliativstationen in Krankenhäusern, drei davon für Kinder und Jugendliche.[1] 230 stationäre Erwachsenen-Hospize mit im Durchschnitt je ca. 10 Betten, also ca. 2300 Hospizbetten, versorgen pro Jahr ca. 30.000 Menschen. Aktuell arbeiten 361 Teams in der Spezialisierten ambulanten Palliativversorgung (SAPV)[2], 34 davon für Kinder und Jugendliche[3]. Bis 2018 haben nahezu 12.346 Mediziner die Zusatzausbildung Palliativmedizin absolviert.[4] Mehr als 120.000 Menschen engagieren sich in Deutschland ehrenamtlich, bürgerschaftlich und hauptamtlich und unterstützen die Arbeit für schwerstkranke und sterbende Menschen.

Hier hat in den vergangenen Jahren also eine intensive Entwicklung stattgefunden. Das alles dient dazu, Menschen in ihrer letzten Lebensphase dort zu unterstützen, wo sie wünschen zu leben und zu sterben. Menschen mit Demenz leben und sterben vorrangig zu Hause in ihrer gewohnten Umgebung oder in einem Altenheim. Für sie ist nur in Ausnahmefällen ein Hospizplatz oder das SAPV-Team vorgesehen. Deshalb muss die Begleitung dort, wo sie leben und sterben sehr gut sein. Das Konzept der »Palliative Care« dient hierfür als Grundlage für die Begleitung der Schwerkranken und Sterbenden und deren Angehörige.

---

1 https://www.dhpv.de/zahlen_daten_fakten.html
2 https://gesundheitsdaten.kbv.de/cms/html/17067.php
3 https://www.deutscher-kinderhospizverein.de/
4 https://gesundheitsdaten.kbv.de/cms/html/17066.php

Definition **Palliative Care**

»Palliativ« bedeutet, die Beschwerden einer Krankheit zu lindern, nicht aber ihre Ursache zu bekämpfen. Er stammt vom lateinischen Wort »pallium« ab, welches im antiken Rom einen mantelartigen Umhang bezeichnete. Der Begriff »care« bedeutet Fürsorge, Pflege in einem umfassenden Sinn. Palliative Care bedeutet also, einen schützenden Mantel um eine bedürftige Person zu legen.

In diesem Bild steckt auch der ganzheitliche Ansatz des Konzeptes. Wenn Heilung nicht mehr möglich ist, geht es um Linderung von Beschwerden auf körperlicher, spiritueller, sozialer und psychischer Ebene. Das kann eine Profession allein nicht leisten, deshalb ist der multiprofessionelle Ansatz von so großer Bedeutung. Jeder trägt auf seine Weise seinen Teil zur Verbesserung der Situation bei. Das hat auch die WHO erstmals 1990 in ihrer Definition eines ganzheitlichen Betreuungskonzeptes öffentlich gemacht. 2002 überarbeitete die WHO die Definition.

Definition **Ganzheitliches Betreuungskonzept von Schwerkranken und Sterbenden**

Palliative Care ist ein Ansatz zur Verbesserung der Lebensqualität von Patienten und ihren Familien, die mit Problemen konfrontiert sind, welche mit einer lebensbedrohlichen Erkrankung einhergehen. Dies geschieht durch Vorbeugen und Lindern von Leiden durchfrühzeitige Erkennung, sorgfältige Einschätzung und Behandlung von Schmerzen sowie anderen Problemen körperlicher, psychosozialer und spiritueller Art.

Palliativ Care

- ermöglicht Linderung von Schmerzen und anderen belastenden Symptomen,
- bejaht das Leben und erkennt Sterben als normalen Prozess an,
- beabsichtigt weder die Beschleunigung noch Verzögerung des Todes,

- integriert psychologische und spirituelle Aspekte der Betreuung,
- bietet Unterstützung, um Patienten zu helfen, ihr Leben so aktiv wie möglich bis zum Tod zu gestalten,
- bietet Angehörigen Unterstützung während der Erkrankung des Patienten und in der Trauerzeit,
- beruht auf einem Teamansatz, um den Bedürfnissen der Patienten und ihrer Familien zu begegnen, auch durch Beratung in der Trauerzeit, falls notwendig,
- fördert Lebensqualität und kann möglicherweise auch den Verlauf der Erkrankung positiv beeinflussen,
- kommt frühzeitig im Krankheitsverlauf zur Anwendung, auch in Verbindung mit anderen Therapien, die eine Lebensverlängerung zum Ziel haben, wie z. B. Chemotherapie oder Bestrahlung, und schließt Untersuchungen ein, die notwendig sind um belastende Komplikationen besser zu verstehen und zu behandeln.*

* Vgl. https://www.dgpalliativmedizin.de/images/stories/WHO_Definition_2002_Palliative_Care_englisch-deutsch.pdf

Die Formulierung wurde also sehr offengehalten, damit neben Tumorerkrankungen auch weitere lebensbedrohliche bzw. -verkürzende Erkrankungen, wie z. B. Demenz, fortgeschrittene Herz-, Lungen-, Leber- oder Nierenerkrankungen und andere chronische neurologische Erkrankungen, z. B. der schwere Schlaganfall, Morbus Parkinson oder Amyotrophe Lateralsklerose, nicht von diesem ganzheitlichen Ansatz der Betreuung ausgeschlossen bleiben. Das war eine wichtige Entwicklung auch in Deutschland. In der Praxis haben Sie es immer wieder mit Menschen zu tun, die mehrere der oben genannten Erkrankungen haben und eine entsprechend ausgeprägte Symptomlast erleben. Sie benötigen eine palliative Begleitung. Die Deutsche Gesellschaft für Palliativmedizin (DGP) appelliert deshalb an die Verantwortlichen aus Politik, Gesundheitswesen und Behandlungsteams, sich dieser wichtigen Aufgabe der besseren palliativen Versorgung der wachsenden Gruppe von Menschen mit Demenz anzunehmen.[5]

[5] Vgl. Deutsche Gesellschaft für Palliativmedizin (2007): Bessere palliative Versorgung von dementiell Erkrankten. https://www.dgpalliativmedizin.de/category/15-stellungnahmen-2007.html

1.1 Was ist Palliative Geriatrie?

- Palliative Geriatrie leitet sich aus dem Konzept von Palliative Care ab. Sie hat zum Ziel, hochbetagten Menschen bis zuletzt ein beschwerdefreies und würdiges Leben und Sterben zu ermöglichen. Schmerzen, belastende körperliche Symptome sowie soziale und seelische Nöte werden wahrgenommen und gelindert.
- Palliative Geriatrie erfordert ein ganzheitliches Betreuungskonzept für Betroffene und Betreuende.
- Palliative Geriatrie unterscheidet sich von den palliativen Angeboten für Tumorpatienten.

Alte und sterbende Menschen sind oft nicht mehr in der Lage, ihre Bedürfnisse allgemein verständlich zu formulieren. Sie sind zu krank, zu schwach, zu müde oder oft zu sehr kognitiv eingeschränkt, um sich mitzuteilen. Hinzu kommen häufig schwere körperliche Einschränkungen. Deshalb liegt ein Schwerpunkt der Arbeit in einer gelingenden Kommunikation und dem Aufbau einer guten Beziehung. Dazu ist es erforderlich, genau zu beobachten und empathisch zuzuhören. Im Mittelpunkt steht der Mensch, nicht seine Diagnosen. Um seine Beschwerden zu lindern, braucht es ein fachlich und menschlich kompetentes, interdisziplinäres Team, bestehend u. a. aus Pflegenden, Ärzt*innen, Sozialarbeiter*innen, Physiotherapeut*innen, Ergotherapeut*innen, Logopäd*innen, Seelsorgern, Betreuungskräften, Mitarbeiter*innn anderer Berufsgruppen sowie ehrenamtlichen Sterbebegleiter*innen.

Palliative Geriatrie ist ein Betreuungsansatz, der sowohl kurative, rehabilitative als auch palliative Maßnahmen vereint und sich gegen Lebensende immer mehr zugunsten palliativer Angebote verschiebt. Palliative Geriatrie kann überall dort, wo Menschen mit einer Form der Demenz leben oder sich vorübergehend aufhalten, umgesetzt werden: Zuhause, in Wohngemeinschaften, im Krankenhaus, im Altenheim oder im Hospiz. Palliative Geriatrie will die Selbstbestimmung alter Menschen mit und ohne Demenz stärken und ihnen ermöglichen, »das zu sein und zu tun, was sie für wertvoll halten.«[6] Das Sterben und der Tod sind ein Teil des Lebens und die palliative Geriatrie akzeptiert dies und fördert Lebensqualität bis zum Sterben- ohne das Sterben zu verlängern. Immer im Sinne des Betroffenen. 1

Fazit **Palliative Geriatrie**

Palliative Geriatrie hat laut Fachgesellschaft Palliative Geriatrie* zum Ziel, die Individualität hochbetagter Menschen zu respektieren, sie nicht in ein Versorgungsschema zu pressen und ihre Lebensbiografie zu würdigen und wertzuschätzen. Im Mittelpunkt steht der Mensch, mit seinem Umfeld, seinen Zielen, Wünschen, Werten, Bedürfnissen und Ressourcen und seinem Recht auf empathische Zuwendung.

* Vgl. https://www.palliative-geriatrie.de

1.2 Ist Palliative Care gleichzusetzten mit Sterbebegleitung?

Aus den oben genannten Definitionen wird deutlich, dass eine Palliative Begleitung ein Angebot ist, das schon lange vor dem Sterbeprozess der Menschen, die von einer lebensbedrohlichen Krankheit betroffen sind, beginnt.

Definition **Lebensbedrohliche Erkrankung**

Unter einer lebensbedrohlichen Erkrankung versteht man eine Erkrankung, die das Leben verkürzt, gefährdet oder mit einem Risiko verbunden ist, zu sterben, sowie eine Erkrankung, bei der keine Heilung oder Behandlung mehr möglich ist und die zum Tode führt.

---

[6] Böck K, Heimerl K, Kojer M, et al., FGPG (2019): Grundsatzpapier »Autonomie und Selbstbestimmung in der Palliativen Geriatrie«. https://www.fgpg.eu/grundsatzpapier-zur-palliativen-geriatrie/, S. 5

Palliative Care ist in jeder Phase der unheilbaren Erkrankung – auch bei Demenz – möglich. Die Frage »wer braucht wann wovon wie viel« muss immer wieder neu gestellt und die Angebote angepasst werden. Es ist eine Lebensbegleitung bis zuletzt und sie beginnt beim alten Menschen z. B. dann, wenn seine akuten oder chronischen Beschwerden und sein psychisches, soziales oder spirituelles Leiden zunehmen. Palliative Begleitung kann auch dann erforderlich sein, wenn sich die Familie, der Hausarzt oder die Pflegenden vor zunehmenden Fragen und Herausforderungen bezogen auf die weitere Versorgung und Begleitung gestellt sehen. Ein bis dahin vielleicht stabiles System gerät ins Wanken. Was gilt es unterstützend zu tun? Die palliative Begleitung beginnt für manche dann, wenn eine Krise eintritt und die Endlichkeit spürbar näher rückt, das kann ein wiederholter Krankenhausaufenthalt oder der Umzug ins Altenheim sein. Sterbebegleitung ist ein Teil von Palliative Care. Zuvor findet eine ganzheitliche Lebensbegleitung statt.

2 Die Rolle der Pflegenden und Betreuenden bei der palliativen Begleitung

Palliative Care ist ein ganzheitlicher, interprofessioneller Betreuungsansatz, der auch multimorbiden, hochbetagten Menschen mit Demenz bis zuletzt ein gutes Leben ermöglicht und Angehörige in dieser oft schweren Lebensphase unterstützt. Die Betroffenen sind zunehmend auf Hilfe und Unterstützung anderer angewiesen und dankbar, wenn sie auf Menschen treffen, die empathisch, wertschätzend und kompetent sind. Das ist in jedem Betreuungssetting die Grundlage für eine gelingende Begleitung. Grundsätzlich gilt es herauszufinden, was die Bedarfe und Bedürfnisse der Betroffenen und deren Zugehörigen sind. Was sind ihre Wünsche? Was macht die Situation aus Sicht der Betroffenen leichter? Was ist fachlich hilfreich und wie können Sie sie unterstützen?

Aus diesen Antworten heraus können Sie Pflegeziele entwickeln, die die Lebensqualität erhalten oder verbessern können. Das ist ein sich stetig verändernder Prozess im Verlauf der Erkrankung. Die Zielsetzung ist regelmäßig wieder neu zu überprüfen. Es geht um eine Orientierung an den Wünschen und Bedürfnissen der Menschen mit Demenz.

Dazu brauchen Sie als Betreuende und Pflegende gute Kenntnisse der Krankheitsbilder und deren mögliche Entwicklung, insbesondere des Krankheitsbilds der Alzheimer-Krankheit und anderer Demenzen. Sie müssen grundsätzlich Freude daran haben, mit Menschen mit Demenz zu arbeiten. Zielführend ist auch vorausschauendes Handeln und eine gute Wahrnehmungsfähigkeit. Ihre Ruhe und Gelassenheit im Umgang mit den Betroffenen und deren Zugehörigen ermöglichen eine gelingende Zusammenarbeit, ebenso Ihre persönliche Haltung der Akzeptanz und des Respekts. Ihre eigene Auseinandersetzung mit den Themen Leiden, Sterben, Tod und Endlichkeit ist eine weitere Grundvoraussetzung für den Umgang mit Menschen am Lebensende. Täglich begegnen Sie den Fragen, Ängsten und Gefühlen der Betroffenen und deren Angehörigen. Immer wieder werden Sie sich fragen, ob Sie richtig gehandelt und die passenden Worte gefunden haben.

Das Krankheitsbild Demenz bringt einige Herausforderungen im Arbeitsalltag für Sie mit sich. Die Kommunikation ist erschwert, das Verhalten kann Sie herausfordern, die Länge der Erkrankung oder die veränderte Wahrnehmung. Sie werden es mit Menschen zu tun haben, die eine ständige Unruhe verspüren, das Haus verlassen oder nach Hause wollen (obwohl sie sich vielleicht genau dort befinden). Immer wieder kommt es zu Abwehrverhalten, das Sie vielleicht nicht einordnen können; zu Konflikten in Bezug auf Willen und Wohl und Selbstbestimmung und teilweise sogar zu tätlichem Verhalten sich selbst oder anderen gegenüber. Die Angehörigen können eine Herausforderung sein: mit ihren Ansprüchen und Vorstellungen einer »guten« Begleitung. Das Thema Schmerz und andere Beschwerden richtig einzuschätzen und zu lindern fordert das ganze Team. Immer wieder werden Sie spüren, dass Ihnen ein hohes Maß an Flexibilität abverlangt wird und das häufig unter Zeitdruck. Altenheime, Krankenhäuser, aber auch ambulante Pflegedienste sind nicht immer vollumfänglich auf Menschen mit Demenz und ihren Lebensrhythmus eingestellt. Und das, obwohl es diese Krankheit nun schon so lange gibt und sie sogar sehr verbreitet ist.

Fazit **Der gute Austausch zählt**

Weil palliative Begleitung durch mehrere Personen erfolgt, sind Dialogfähigkeit, Teamfähigkeit und Kommunikationsvermögen von großer Bedeutung. Wegen der zahlreichen Schnittstellen zu anderen Berufsgruppen, Ehrenamtlichen sowie zu den Angehörigen ist ein guter Austausch entscheidend für die Qualität der palliativen Begleitung. Dem muss Bedeutung und Zeit eingeräumt werden.

2.1 Die Rolle der Pflegenden in der ambulanten Pflege

2

Der häufigste Sterbeort von Menschen mit Demenz ist laut einer Studie das eigene Zuhause (42,2 Prozent) gefolgt vom Pflegeheim (26,9 Prozent) und Krankenhaus (20,4 Prozent).[7] Im Gegensatz zu den USA, Belgien und den Niederlanden u. a. ist dies in Deutschland ein beachtlich hoher Anteil. Die meisten Menschen antworten auf die Frage, wo sie sterben möchten, mit »zu Hause«, das bedeutet in ihrer vertrauten Umgebung. Um diesem Wunsch zu entsprechen, ist eine gute Zusammenarbeit mit den Angehörigen, dem Hausarzt, den Ehrenamtlichen des Hospizdienstes und allen Beteiligten rund um den an Demenzerkrankten extrem wichtig.

Definition AAPV = Allgemeine ambulante Palliativversorgung

… dient dem Ziel, die Lebensqualität und die Selbstbestimmung von Palliativpatienten so weit wie möglich zu erhalten, zu fördern und zu verbessern und ihnen ein menschenwürdiges Leben bis zum Tod in ihrer gewohnten Umgebung, in stationären Pflegeeinrichtungen bzw. stationären Hospizen zu ermöglichen.*

* https://www.dgpalliativmedizin.de/images/DGP_GLOSSAR.pdf

»Allgemeine Palliativversorgung wird durch diejenigen Grundversorger und Spezialisten erbracht, die Patienten mit lebensbedrohlichen Krankheiten betreuen und über ein fundiertes Grundwissen und entsprechende Basisfertigkeiten in palliativen Behandlungskonzepten verfügen. Im Rahmen der Allgemeinen Palliativversorgung werden Patienten mit einzelnen Symptomen und wenig komplexen Problemen versorgt. Die allgemeine Palliativversorgung ist nicht an spezifische strukturelle Voraussetzungen gebunden. Zu der allgemeinen Palliativversorgung gehört in erster Linie die kontinuierliche Versorgung durch Haus- und Fachärztinnen und -ärzte und Pflegedienste in Zusammenarbeit mit weiteren Berufsgruppen (z. B. Seelsorgerinnen und Seelsorgern, Sozialarbeite-

[7] Escobar Pinzon LC et al. (2013): Todesumstände von Patienten mit Demenz. Symptombelastung, Betreuungsqualität und Sterbeort. Deutsches Ärzteblatt, Jg. 110, Heft 12, 2013, S. 198

rinnen und Sozialarbeiter, Psychologinnen und Psychologen, Therapeutinnen und Therapeuten) und den ambulanten Hospizdiensten. Aber auch die stationären Pflegeeinrichtungen und allgemeinen Krankenhäuser gehören dazu. Der überwiegende Teil schwerstkranker und sterbender Menschen wird in der Regel in der allgemeinen Palliativversorgung betreut. Fachberufe im Gesundheitswesen, z. B. Pflegende und Ärztinnen und Ärzte die häufiger in Palliativsituationen involviert sind, deren Haupttätigkeitsfeld jedoch nicht die Palliativversorgung ist, können dennoch eine weiterführende Qualifikation in Palliativversorgung erworben haben und können dadurch eine zusätzliche Expertise anbieten. Diese Fachkräfte können allgemeine Palliativversorgung anbieten und leisten.«[8]

In der ambulanten Palliativversorgung vermitteln Sie als Pflegefachkraft mit Ihrer Kompetenz und ihrem Fachwissen allen Beteiligten Sicherheit. Ihr Ziel sollte es sein, den Wünschen und Bedürfnissen Schwerkranker und Sterbender gerecht zu werden. Angehörige wollen sich darauf verlassen können, dass sie jederzeit kompetente pflegerische Unterstützung erhalten. Hier ist Ihr vorausschauendes Wissen um mögliche Komplikationen und Ihre hilfreichen Anregungen, wie damit umgegangen werden kann, von großer Bedeutung. Oft liegen dem unermüdlichen Einsatz und Engagement von Angehörigen der Wunsch oder manchmal auch das Versprechen zu Grunde: »Ich werde alles dafür tun, dass du zu Hause leben und sterben kannst.« Dieses Versprechen kann nicht immer eingehalten werden. Manchmal sind die Zeiträume zu lang, das eigene hohe Alter oder andere Umstände hinzugekommen.

Das Netz, das Sie um den Kranken und seine Angehörigen bilden, ist im ambulanten Bereich oft sehr überschaubar. Hier sind Sie als Pflegefachkraft zusammen mit dem Hausarzt in der allgemeinen Palliativversorgung die Hauptakteure. Sie sind ein Ansprechpartner, der täglich ins Haus kommt. Immer wieder werden hierbei Ihre Einschätzung und Expertise als Pflegefachkraft erfragt:

- Welche medizinische oder pflegerische Unterstützung wird benötigt?
- Ist das jeweils auch zu Hause leistbar?
- Sind die Angehörigen überlastet und benötigen mehr Unterstützung?

---

8 www.dgpalliativmedizin.de/images/DGP_GLOSSAR.pdf, S. 14; www.dgpalliativmedizin.de/neuigkeiten/definitionen-zur-hospiz-und-palliativversorgung.html

- Ist die Begleitung zu Hause nicht länger machbar?
- Welche weiteren Unterstützungsmöglichkeiten gibt es für die Angehörigen und den Erkrankten?

Wichtig für Sie ist dabei, im Gespräch zu bleiben und gemeinsam nach einer Lösung zu suchen. Hier auch den Willen und das Wohl des Menschen mit Demenz immer im Blick zu haben, ist eine bleibende Herausforderung. Sie wissen nicht, was Sie heute erwartet, wenn Sie in den Haushalt kommen. Je nach Situation kann das sehr belastend sein. Auch der Gedanke, dass sie nach Ihrer Arbeit wieder wegfahren und vorerst niemand da ist. Die Angehörigen benötigen eventuell Zuspruch von Ihnen oder eben auch konkrete Entlastung. Wenn die Begleitung zu Hause aus unterschiedlichen Gründen nicht mehr gut gelingt, sollte das keinesfalls als Versagen der Angehörigen bewertet werden. Vielmehr können Sie im Gespräch anerkennen, wie lange ein Leben zu Hause ermöglicht wurde. Als Pflegefachkraft sind Sie nicht nur täglich mit den Angehörigen, sondern auch regelmäßig mit dem Hausarzt im Kontakt. Er sollte die Entscheidung für ein Leben zu Hause mittragen und bereit sein, Hausbesuche zu machen. Das bedeutet ein hohes Maß an persönlicher Einsatzbereitschaft für den Hausarzt. Sollte es sich um einen sehr aufwändigen, stark symptombelasteten Patienten handeln, muss nach Rücksprache und auf Anordnung des Hausarztes noch ein Spezialisiertes ambulantes Palliativteam (SAPV) hinzugezogen werden.

Definition SAPV = Spezialisierte ambulante Palliativversorgung

»... wird von spezialisierten Versorgungsanbietern für Patienten angeboten, deren komplexe Anforderungen durch andere Behandlungsmöglichkeiten (einschließlich der allgemeinen Palliativversorgung) nicht hinreichend abgedeckt werden. Ziel ist die Linderung von komplexen körperlichen Symptomen und von psychosozialen oder spirituellen Problemen und deren Auswirkungen auf Patienten und Zugehörige[9].«

---

[9] Vgl. ebd.

Spezialisierte Angebote der Palliativversorgung erfordern einen Teamansatz, der ein multiprofessionelles Team mit einer interdisziplinären Arbeitsweise kombiniert. Die Teammitglieder verfügen über spezifische palliativmedizinische Qualifikation und Erfahrung und sollten ihr Tätigkeitsfeld überwiegend oder ausschließlich in der Palliativversorgung haben. Die 24-Stunden Verfügbarkeit muss gewährleistet sein. Alle Patienten mit einer fortschreitenden unheilbaren Erkrankung sollten Zugang zu Angeboten der spezialisierten Palliativversorgung haben, die sich proaktiv aller Symptome ihrer Erkrankung sowie der Auswirkung dieser Symptome auf die Patienten und deren Familien/Betreuer annehmen.

Patienten mit komplexen Bedürfnissen der palliativen Versorgung benötigen ein breites Spektrum an therapeutischen Interventionen zur Symptomlinderung. Spezialisierte Palliativversorgung wird beispielsweise durch Palliativstationen, Palliativdienste oder SAPV-Teams erbracht, Ziel ist die Linderung von komplexen körperlichen Symptomen und von psychosozialen oder spirituellen Problemen und deren Auswirkungen auf Patienten und Zugehörige. Patienten mit komplexen Bedürfnissen der palliativen Versorgung benötigen ein breites Spektrum an therapeutischen Interventionen zur Symptomlinderung. Alle Patienten mit einer fortschreitenden unheilbaren Erkrankung und nicht ausreichend durch die allgemeine Palliativversorgung behandelbaren Symptomen sollten Zugang zu Angeboten der spezialisierten Palliativversorgung haben.[10]

Angesichts der Fülle an Aufgaben in der SAPV sind gute Absprachen aller Beteiligten wichtig, damit die täglichen Besuche gleichmäßig auf den Tag verteilt werden, ohne eine zu große Belastung für den Betroffenen und seine Angehörigen zu sein. Für diese Absprachen muss Zeit eingeplant werden. Ob eine Begleitung bis zum Tod zu Hause möglich ist, hängt also von vielen Faktoren ab und ist regional, je nach Hausarzt, verfügbarem Netzwerk und Familie, je nach Krankheitsverlauf und Beschwerdelast, immer individuell zu betrachten. Wenn der Wunsch und Wille beim Demenzkranken und seinen Angehörigen geäußert wird und es mit den gegebenen Struktu-

---

[10] www.dgpalliativmedizin.de/images/DGP_GLOSSAR.pdf, S. 15; www.dgpalliativmedizin.de/neuigkeiten/definitionen-zur-hospiz-und-palliativversorgung.html

ren möglich erscheint, sollte eine häusliche Begleitung bis zuletzt ermöglicht und versucht werden. Sie sind hier als Pflegefachkraft Bezugsperson für den Erkrankten, Ansprechpartnerin, Brücke nach Außen, Organisatorin und Netzwerkerin der einzelnen Beteiligten und sicher immer wieder auch als Prellbock für Emotionen eine wichtige Person für alle Beteiligten. Das ist eine hohe Anforderung, der Sie sich hier stellen. Meist ist das weder Ihnen noch Ihren Vorgesetzten bewusst. Hinzu kommt in der ambulanten Pflege, dass Sie Problemsituationen allein vor Ort lösen müssen und erst einmal keine Kollegen hinzuziehen können. Gleichzeitig geraten Sie immer wieder auch in sehr emotional aufgeladene Situationen und nicht selten stehen Sie selbst unter Zeitdruck, was die Lage nicht gerade entspannt. Als Kraftquelle lohnt es sich, immer wieder in den Blick zu nehmen, dass es der Wunsch des Betroffenen ist, zu Hause in seiner gewohnten Umgebung zu sein.

2.2 Die Rolle der Betreuenden in der ambulanten Pflege

Ihre Rolle als Alltagsbegleiterin/Betreuungskraft ist es, die Menschen mit Demenz und ihre Angehörigen stundenweise zu Hause im Alltag zu begleiten und wenn gewünscht und möglich zu aktivieren. Durch Ihre stundenweise Beschäftigung, die keine pflegerischen Tätigkeiten beinhaltet, sondern eine Unterstützung bei der Alltagsgestaltung darstellt, tragen Sie wesentlich zur Lebensqualität der Menschen mit Demenz bei. Das können Gespräche, kurze Spaziergänge, kleine Hilfen bei Haushaltstätigkeiten, gemeinsames Einkaufen oder kleine Tätigkeiten im Garten sein, gemeinsam der Lieblingsmusik lauschen oder den Lieblingskuchen backen und essen. Indem Sie Ruhe und Sicherheit ausstrahlen schaffen Sie Inseln der Freude und Entspannung. In erster Linie geht es um den Betroffenen, dass er schöne Momente erleben kann, sich sicher und geborgen fühlt, spürt, dass seine Wünsche und Bedürfnisse wahrgenommen werden und auf ihn eingegangen wird. Angehörige sind entlastet, wenn es ihren Partnern, Eltern auch während ihrer Abwesenheit gut geht.

Als Alltagsbegleiter*in/Betreuungskraft helfen Sie bei Verrichtungen des täglichen Lebens, wirken unterstützend und aktivierend, sorgen für eine geliebte Mahlzeit und unterstützen den Demenzerkrankten und seine meist auch schon hochaltrigen Angehörigen. Sie sind für mehrere Stunden mitten im Leben und Alltag und dadurch eine wichtige Bezugsperson und Ansprechpartnerin für den Demenzerkrankten und seine Angehörigen. Da ist es hilfreich, wenn Sie gut zuhören können. Immer wieder werden Sie mit Fragen konfrontiert, auf die Sie keine Antworten haben und an andere verweisen müssen. Gut, wenn Ihnen dabei Ihre Aufgaben und Ihre Rolle im unterstützenden Netz klar sind und Sie das kommunizieren.

Es gibt Tage, an denen Sie den Eindruck haben, Sie können jetzt nicht gehen, Ihre Unterstützung wird noch über die vereinbarte Zeit hinaus benötigt. Auch hier sind klare Absprachen und ein gutes Zusammenarbeiten mit anderen im Unterstützungsnetzwerk hilfreich. Sie sind eine wichtige Vertrauensperson für die Angehörigen, die manchmal kaum noch Kontakte außerhalb des Pflegealltages haben. Auch das kann sehr mühsam und auch bereichernd sein.

2.3 Die Rolle der Pflegenden im Krankenhaus

Auch wenn ein stationärer Aufenthalt im Krankenhaus für Menschen mit Demenz in der Regel sehr belastend ist, lässt er sich nicht immer vermeiden. Menschen mit Demenz leiden besonders unter der unruhigen Atmosphäre, dem ständigen Personalwechsel, der neuen Umgebung, den unbekannten Personen und Handlungen. Häufig reagieren sie daher mit Angst, Unruhe, erhöhter Verwirrtheit, wollen zurück nach Hause, rufen nach ihren Angehörigen, essen und trinken nicht, schlafen schlecht oder gar nicht, wandern umher und suchen den Ausgang, um der für sie sehr belastenden und stressauslösenden Situation zu entkommen. Manche, die nicht mehr mobil sind, ziehen sich zurück, schließen die Augen und reagieren nicht auf das Umfeld, als wollten sie sich vor den vielen neuen und nicht vertrauten Eindrücken schützen. All dies stellt eine besondere Herausforderung an Sie als Pflegende dar. Ein Krankenhausalltag ist nicht immer ausgelegt auf die Bedürfnisse eines Menschen mit Demenzerkrankung. Gleichzeitig leidet aber fast jeder fünfte Patient über 65 Jahren[11] an Demenz, was mit einer erhöhten Komplikations- und Sterberate einhergehen und zu deutlich längeren Aufenthalten führen kann.[12] Eine große Herausforderung für Sie als Pflegende ist der deutlich höhere Zeitaufwand in der Pflege. Das sehen die Strukturen nach wie vor nicht vor. Die akuten Problemsituationen stehen in starkem Widerspruch zum Zeitdruck. Erschwerte Kommunikation, das Spannungsfeld zwischen Wille und Wohl, Fürsorge und Selbstbestimmung – teilweise verbunden mit Abwehrverhalten – fordert Sie im Krankenhausalltag ganz besonders. Zudem ist das Krankenhaus als Organisation an Gesundheit, Rehabilitation und maximaler Lebensverlängerung orientiert und eine palliative Kultur ist jenseits von Palliativstationen selten implementiert. Gleichzeitig weiß man aus aktueller Forschung, dass eine demenzsensible Unternehmensstruktur für eine nachhaltige Veränderung bei der Behandlung und Versorgung von Menschen mit Demenz sorgen kann.

Definition **Palliativstation**

*»Palliativstationen sind auf die Behandlung und Betreuung von Palliativpatienten spezialisierte Abteilungen innerhalb eines Krankenhauses, die eine Versorgung (einschließlich Kriseninterventionen) für Patienten mit komplexen Symptomen und Problemen anbieten. Palliativstationen nehmen Patienten auf, deren medizinischer Zustand (körperlich, psychologisch, sozial und spirituell) eine stationäre spezialisierte multiprofessionelle Palliativversorgung erfordert. Das Ziel der Palliativstationen ist es, krankheits- und therapiebedingte Beschwerden zu lindern und, falls möglich, den Zustand des Patienten zu stabilisieren sowie den Patienten und seine Angehörigen psychologisch, sozial und spirituell so zu unterstützen, dass die Entlassung nach Hause oder die Verlegung in eine andere Versorgungsstruktur möglich wird. Die wesentlichen Dienstleistungen sollten 24 Stunden pro Tag an 7 Tagen pro Woche verfügbar sein.«**

* www.dgpalliativmedizin.de/images/DGP_GLOSSAR.pdf, S. 16; www.dgpalliativmedizin.de/neuigkeiten/definitionen-zur-hospiz-und-palliativversorgung.html; www.dgpalliativmedizin.de

11 www.bosch-stiftung.de/de/publikation/general-hospital-study-ghost

12 Ebd.

Menschen mit Demenz und ohne eine Tumorerkrankung werden meist nicht auf einer Palliativstation aufgenommen und kommen so im Krankenhauskontext bislang selten zu einer ganzheitlichen palliativen Versorgung. Umso wichtiger ist Ihre Kompetenz als Pflegefachkraft, sowohl im Umgang mit Menschen mit Demenz als auch im palliativgeriatrischen Kontext im Krankenhaus. Hier können Sie als Pflegefachkraft für Menschen mit Demenz positiven Einfluss nehmen. Gleichzeitig wird es strukturell erforderlich sein, dem erhöhten Pflege- und Zeitbedarf dieser Patienten gerecht zu werden. Ermutigend ist dazu die am 1. Juli 2020 von der Bundesregierung beschlossene Nationale Demenzstrategie. Ein wichtiges Handlungsfeld ist »die medizinische und Pflegerische Versorgung von Menschen mit Demenz weiterentwickeln.«[13] So soll die allgemeine Palliativversorgung besser auf die Bedürfnisse sterbender Menschen mit einer Demenz abgestimmt werden. Das könnte in der Umsetzung bedeuten, dass Zeitvorgaben an die Situation der meist verlangsamten Menschen mit Demenz angepasst werden.

Info

Ihre Rolle als Pflegefachkraft ist im Krankenhaus geprägt davon, dass Sie für den Patienten und seine Angehörigen allein durch Ihre Präsenz direkte Ansprechpartner*in für alle Fragen sind. Angehörige haben meist viele Fragen zur aktuellen Situation und wie es weitergehen kann. Patienten haben in den jeweiligen Augenblicken Fragen, wo sie sich befinden, wie es weiter geht, was als nächstes kommt. Gerade Menschen mit Demenz brauchen jemanden, der ihnen Sicherheit vermittelt und ihnen ihre Angst und Unruhe nimmt, jemand der während des Aufenthalts eine Bezugsperson für sie ist.

Die enge Einbindung der Angehörigen ist zwingend erforderlich. Der Demenzkranke und seine Angehörigen sind als Einheit zu betrachten. Wenn es machbar ist, kann es hilfreich sein, dass Angehörige auch über Nacht blei-

[13] https://www.nationale-demenzstrategie.de

ben. Wenden Sie sich an die Angehörigen, um an viele Alltagsinformationen zu kommen, die der Mensch mit Demenz womöglich selbst nicht erinnert und nicht (mehr) benennen kann. Je besser Sie Vorlieben, Abneigungen und Gewohnheiten kennen, desto leichter fällt es Ihnen, für Wohlbefinden zu sorgen. Im Krankenhaus werden Sie nie alle Wünsche und Vorlieben erfüllen können. Aber hier zählt schon der Versuch, und die Angehörigen zu bitten, vertraute Gegenstände, Kleider, Musik, Pflegeprodukte oder Lieblingsgetränke zu bringen, damit viel Vertrautes in dieser neuen Umgebung vorhanden ist.

Fazit **Handeln Sie flexibel**

Der Mensch mit Demenz kann sich nicht oder nur bedingt an die Umgebung und neue Situation anpassen. Das bedeutet im Umkehrschluss, dass Sie sich an ihn und seine Bedarfe anpassen müssen. Sie sind dazu in der Lage, bzw. müssen Strukturen schaffen, die Ihnen dies ermöglichen.

2.4 Die Rolle der Leitung

Als Leitung eines Wohnbereiches oder einer Station wird es Ihnen ein Anliegen sein, dass Palliative Care möglichst von allen Pflegenden, Betreuungskräften und Ehrenamtlichen gelebt und umgesetzt wird. Sie werden Expert*innen ausbilden, die ihr Wissen ins Team tragen. Damit dieses Expertenwissen auch umgesetzt werden kann, müssen die Strukturen dies ermöglichen. Wenn Kenntnisse aus Fortbildungen von Ihren Mitarbeitenden umgesetzt werden können, wirkt sich das sehr motivierend auf die Einzelnen und das Team aus. Geschieht das nicht, kann das zu Frustration und längerfristig zum Burnout führen.[14] Das darf mit den meist sehr motivierten Mitarbeiter*innen, die sich für eine Palliative Care oder Demenz Weiterbildung interessieren unter keinen Umständen passieren. Dafür können Sie als

[14] Vgl. Knipping C (2006): Lehrbuch Palliative Care. Huber Verlag, Bern, S. 52

Leitung sich einsetzen und schon im Vorfeld auf der Organisationsebene für Strukturen sorgen, die einen Veränderungsprozess ermöglichen. Sie wissen, dass dazu Abläufe, Investitionen und Konzepte überdacht und angepasst werden müssen. So kann die Implementierung von palliativen Ideen gelingen und ein ganzes Team motivieren. Gleichzeitig sollte dies neben der Alltagsroutine eingeplant sein und eventuell mit veränderten oder erweiterten personellen und materiellen Ressourcen erfolgen. Ihre Aufgabe ist es auch, dass Ehrenamtliche gut eingebunden sind und man Ihnen mit Wertschätzung begegnet.

Voraussetzung hierfür ist Ihre Haltung und Überzeugung, dass palliative Begleitung von Menschen mit Demenz in Ihrem Bereich wichtig, ja notwendig ist. Sie sehen den dazugehörenden Mehraufwand an Zeit, z. B. für Gespräche innerhalb des Teams, mit Angehörigen oder dem Betroffenen selbst.

Fazit **Mut lohnt sich**

Sie werden einen langen Atem benötigen und viel Ermutigung für manchmal auch nur kleine Implementierungsschritte. Aber seien Sie sicher: Die Veränderungen werden sich auf alle Beteiligten positiv auswirken und den zusätzlichen Aufwand aufwiegen.

2.5 Die Rolle der Pflegenden in der stationären Altenpflege

Sie arbeiten in einem Bereich, in dem viele Menschen mit körperlichen Gebrechen und geistigen Einschränkungen leben und sterben. Die Bewohner kommen heute schon hochaltrig: Frauen mit durchschnittlich 84,2 Jahren und Männer mit durchschnittlich 80,4 Jahren.[15] Die Zeit nach dem Einzug bis zum Tod hat sich in den letzten Jahren sehr verkürzt. In einer kleinen Studie in 32 Pflegeeinrichtungen wird die durchschnittliche Verweildauer für 2020 mit 24 Monaten angegeben. Knapp ein Fünftel stirbt nach Aussagen des Autors der Studie innerhalb der ersten vier Wochen nach dem Einzug.[16] Dadurch sind Sie auch häufiger mit dem Sterben von Bewohnern konfrontiert. Das Pflegeheim ist ein Ort des Sterbens geworden. Selbstverständlich war dies schon immer so, aber nicht in dieser Intensität.

Der Anspruch, dass hochbetagte, demenziell erkrankte Menschen im Altenheim ein individuelles, selbstbestimmtes Leben führen können, ist hoch, in Leitbildern verankert, aber nicht immer umsetzbar mit den zur Verfügung stehenden personellen Ressourcen. Das spüren Sie in Ihrem Arbeitsalltag sehr deutlich. Umso wichtiger ist es, Bewohner*innen schnell auch als palliativbedürftig zu erkennen und ganzheitlich zu begleiten, Wünsche und Bedürfnisse in den Mittelpunkt zu stellen. Hierfür braucht es Fachkompetenz und eine Anpassung des Personalschlüssels an den gestiegenen Bedarf und Zeitaufwand, ähnlich wie in den stationären Hospizen. Immer mehr Pflegeheime implementieren Palliative Care in ihre Abläufe, ohne dabei allerdings den Personalschlüssel anzupassen. Teilweise ist der Fokus noch zu sehr ausschließlich auf Rehabilitation und Aktivierung ausgerichtet. Dies sollte mit Palliative Care ergänzt werden. Die grundlegende Frage ist: wer braucht wann wovon wie viel? Das ist ein individueller Abwägungsprozess aller Beteiligten.

---

15 Alters-Institut (2015): Die Verweildauern sinken. https://alters-institut.de/verweildauer/, S. 5

16 Ebd.

Wichtig **Ein Heim ist kein Hospiz!**

Frau Kojer, Geriaterin, Palliativmedizinerin und Psychologin betont, dass Hochbetagte mit und ohne Demenz nur ausnahmsweise in einem Hospiz gut aufgehoben sind. Sie sagt, dass ein Heim und ein Hospiz jeweils andere Menschen begleitet und dass diese Begleitung auch unterschiedliche Kompetenzen innerhalb der Teams erfordert. Die Verweildauer ist eine andere, neben der Tatsache des unterschiedlichen Alters und der damit verbundenen Bedürfnisse und Einschränkungen. Ein Heim soll ihrer Aussage nach »ein Ort sein, an dem hospizliche Haltung und palliativgeriatrische Kompetenzen gelebt werden, damit die Menschen, ... ein gutes Leben haben und gut sterben können.«*

* Kojer M (2019): Ein Heim ist kein Hospiz. Fachzeitschrift Palliative Geriatrie 3/2019: S. 11–13.

Sie können Ihre Spielräume nutzen und mit Ihrer persönlichen Haltung der Wertschätzung und Achtsamkeit dem Bewohner die »soziale Teilhabe«[17] ermöglichen, seinen Bedürfnissen nachkommen und seine Wünsche beachten. In dem Sie ihn nicht in ein festes Schema pressen, sondern immer wieder aufs Neue beginnen herauszufinden, was er denn heute möchte, was ihm heute gut tut.

Dafür ist Ihre einfühlsame Kommunikation eine unerlässliche Grundlage. Die gelingende Kommunikation mit Menschen mit Demenz ist Grundvoraussetzung dafür, dass Sie Wünsche, Bedürfnisse, Beschwerden und Emotionen erkennen und darauf reagieren können. Neben Ihrer Haltung ist Ihr Fachwissen zum Krankheitsbild der Alzheimer Demenz und anderen Demenzerkrankungen, Ihr Wissen um Palliative Care grundlegend wichtig. Sie sind die Person, die den Bewohner mit all seinen Eigenheiten und Vorlieben kennen lernt, viele Stunden und Tage und Wochen, gar Jahre mit ihm verbringen und sehr zu seiner Lebensqualität beitragen können. Indem Sie

[17] www.fgpg.eu

einen wertschätzenden Umgang mit Bewohnern pflegen, tragen Sie wesentlich zu einem angenehmen Alltag bei. Eine wichtige Aufgabe für Sie ist es, Ruhe und Sicherheit auszustrahlen. Gleichzeitig sind Sie wichtige Ansprechpartner für die Angehörigen, die viele Fragen und teilweise Sorgen um eine gute Betreuung haben. Immer wieder müssen Sie erst Vertrauen aufbauen und mit viel Geduld und vielen Gesprächen Ängste abbauen. Angehörige sind angewiesen auf Ihre Expertise und Erfahrung, nicht erst am Lebensende, sondern von Beginn an. Gleichzeitig sind An- und Zugehörige wichtige Bezugspersonen für den Bewohner und können Auskunft über seine Gewohnheiten, Vorlieben und Abneigungen geben.

2.6 Die Rolle der Alltagsbegleiter*innen/ Betreuungskraft in der stationären Altenpflege

Als Alltagsbegleiter*in/Betreuungskraft haben Sie es sich zur Aufgabe gemacht, ältere Menschen im Pflegeheim zu betreuen, sie sinnvoll zu beschäftigen und ihre Freizeit so angenehm wie möglich zu gestalten. Sie führen Gespräche, hören zu, lesen vor und orientieren sich ausschließlich an den Wünschen, Vorlieben, Interessen, Fähigkeiten und Möglichkeiten der Bewohner*innen. Handlungsleitend ist die individuelle Begleitung und dabei kann Wissen um die Biografie hilfreich sein. Dies findet einzeln oder in einer kleinen Gruppe statt, je nach Bedarf der Bewohner*innen. So schaffen Sie Inseln der Freude und Entspannung. Hier können Sie Ihre persönlichen Stärken und Ihre Kreativität einbringen, den Alltag mitzugestalten, wenn das nur noch teilweise oder auch gar nicht mehr möglich ist für den Bewohner. Gleichzeitig gilt es in der Achtsamkeit zu bleiben und nicht seine eigene Vorstellung von Alltagsgestaltung dem Gegenüber aufzudrängen. Sie machen Angebote, die auch abgelehnt werden dürfen. Meist sind Sie ein wertvoller Begleiter im Alltag der Bewohner. Sie kennen seine Vorlieben und Befindlichkeiten, Stimmungen und Freuden. Darüber hinaus sind Sie auch eine Ansprechpartnerin für die Angehörigen, sowohl für deren Fragen als auch für deren eigenes Befinden.

Ihre Berufsgruppe ist relativ neu (2008) und inzwischen im Rahmen des Pflegestärkungsgesetzes 2015 etabliert. Das ist in manchen Einrichtungen noch heute spürbar und immer wieder gilt es hier genau hinzusehen, wo eine intensivere Zusammenarbeit auch in Form von gemeinsamen Übergaben grundlegend wichtig für Ihre Arbeit und die der Pflegefachkräfte ist. Sie müssen über die körperlichen Befindlichkeiten informiert sein und das Pflegeteam sollte Ihre Rückmeldung zu den bei Ihnen gemachten Beobachtungen von Veränderungen erhalten. Wie schon erwähnt ist Palliative Begleitung ein Ansatz, der auf dem Wissen, den Erfahrungen und den Kompetenzen aller beteiligten Berufsgruppen basiert.[18] Sowohl für den stationären als auch für den häuslichen Bereich gilt: Erzählen Sie Angehörigen auch gerne von den schönen Dingen, die sich während des Tages ereigneten, denn das Bild am Abend kann häufig geprägt sein von Unruhe und Erschöpfung. Ganz im Sinne »Tue Gutes und rede darüber!« Angehörige werden dies dankbar zur Kenntnis nehmen und eventuell ein weniger stark ausgeprägtes schlechtes Gewissen haben, selbst nicht »gut genug« zu sorgen.

Info

Das Ehrenamt – Die Stütze der Hospizbewegung

Zurzeit sind ca. 120.000 Menschen, die meisten davon ehrenamtlich, unter dem Dach des DHPV in der Hospizarbeit und Palliativversorgung tätig. Sie sind in ihrer Vielfalt unersetzlich in der Hospizarbeit und ohne sie könnten die Bedingungen für ein würdevolles Sterben nicht geschaffen und erhalten werden.*

* https://www.dhpv.de/themen_stationaere-altenpflege.html

[18] Vgl. Fuchs C et al. (Hrsg.) (2012): Palliative Geriatrie. Kohlhammer, Stuttgart

2.7 Die Rolle als Ehrenamtliche

Als Ehrenamtliche tragen Sie Ihren Teil zur Lebensqualität des Menschen mit Demenz allein schon durch Ihre Anwesenheit bei. Die Tatsache, dass Sie sich Zeit nehmen zuzuhören, ein Stück des manchmal mühsamen Weges mitzugehen, Freude in einen vielleicht sehr eintönigen Alltag bringen mit Ihrem Besuch, ist unverzichtbar. Neben den körperlichen Beschwerden gibt es die sozialen, psychischen und spirituellen Beschwerden, die manchmal zu kurz kommen. Der Mensch ist ein soziales Wesen und wenn er im Rahmen seiner Erkrankung seine Bedürfnisse nach Nähe, Gesellschaft und Teilhabe nicht mehr selbst befriedigen kann, ist er angewiesen auf Menschen in seiner Umgebung, die dies Wahrnehmen und ihn dabei unterstützen.

Sie als Ehrenamtliche haben das Privileg, nicht unter Zeitdruck zu sein, nichts Bestimmtes erledigen zu müssen und das ist spürbar. Gerade Menschen, die mit Demenz leben leiden sehr unter der immer schneller werdenden Welt um sie herum und genießen meist diese Form der Entschleunigung. Als Ehrenamtliche werden Ihnen Wünsche, Sorgen, Hoffnungen und Ängste anvertraut. Ohne dass Sie die konkrete Situation ändern können, tragen Sie im Zuhören zur Entlastung bei. Hierfür benötigen Sie selbst Stabilität, Mitgefühl und Einfühlungsvermögen und eine gute Beobachtungsfähigkeit. Sie sind meist nicht nur für den Erkrankten, sondern auch für Angehörige eine wichtige Unterstützung. Sie helfen die Unsicherheiten der Angehörigen mitzutragen. Vielleicht ermöglichen Sie den Angehörigen durch ihre Anwesenheit sogar eine kleine Pause, einen Spaziergang o. ä. und werden als große Entlastung angesehen.

Hierfür ist eine fachliche Ausbildung, in der auch Ihre eigene Auseinandersetzung mit Endlichkeit und Sterben stattfindet, hilfreich. Neben der Fähigkeit der Empathie braucht es auch die Fähigkeit sich abzugrenzen. Darüber hinaus benötigen Sie auch eine Anbindung an das Team. Sie sollten Klarheit über Ihr Tätigkeitsprofil und einen Ansprechpartner für Ihre Anliegen haben. Sie können ein Team gut ergänzen und gemeinsam viele kleine Wünsche der Betroffenen erfüllen. Meist sind Sie als Ehrenamtliche im Kontakt mit Ihresgleichen. Wenn Sie Ehrenamtliche einer Hospizgruppe sind, bringen Sie schon eine fundierte Grundausbildung und Auseinandersetzung mit der eigenen Sterblichkeit mit, die Ihnen sehr hilfreich sein wird. So sind Sie auch an eine Gruppe angeschlossen und haben regelmäßig Supervision. Ihr vorrangiges Anliegen sollte es nicht sein, Fachkräfte zu entlasten, sondern vielmehr den Wünschen und Bedürfnissen des Erkrankten nachzukommen und Zeit zu schenken. In diesem Spannungsfeld werden Sie sich dennoch immer wieder vorfinden. Hier ist Transparenz wichtig. Sie begleiten die betroffenen Menschen und ihre Angehörigen, unterstützen das Team und sind die Verbindung in die Gesellschaft.[19] Gerade, weil Sie sich freiwillig Menschen in Krankheit und am Lebensende zuwenden, machen Sie für die Begleiteten spürbar und sichtbar, dass sie mit ihren Angehörigen weiterhin ein Teil der Gesellschaft sind.

Wichtig **Eine gesamtgesellschaftliche Aufgabe**

*»Die Sorge für die Menschen in ihrer letzten Lebensphase und deren Begleitung und Betreuung am Lebensende geht uns alle an. Sie ist eine gesamtgesellschaftliche Aufgabe und nur im Miteinander von Betroffenen, Angehörigen, Pflegeeinrichtungen, allen mit der Gesundheitssorge befassten Institutionen und letztlich allen Bürgern zu bewältigen.«**

* Geiter H (2019): Hospizarbeit in stationären Pflegeeinrichtungen. Der Hospizverlag, Esslingen, S. 49

2.8 Die Rolle der Angehörigen

Als Angehörige übernehmen Sie in der Pflege und Begleitung eines Angehörigen meist die Hauptverantwortung. Neben all den schönen Momenten kann das eine sehr große Belastung sein. Meist geraten Angehörige ohne Vorbereitung in die Pflegesituation und wissen nicht, wie lange sie anhalten wird. Gerade bei der Demenz ist das ein schleichender Prozess und Unterstützungsangebote sind nicht immer gewünscht, auch wenn sie notwendig sind. Immer wieder hat der Betroffene das Gefühl, man wolle ihn bevor-

[19] Ebd.

munden und er könne doch vieles noch selbst, auch wenn dem nicht mehr so ist. Abhängig davon, wie der Demenzerkrankte sich fühlt und verhält, kann es Sie viel Kraft und Geduld kosten. Vielleicht wissen Sie selbst auch noch nicht ausreichend genug über die Erkrankung und fragen sich häufig, wieso er/sie das gerade macht. Eine Demenz kann mit Herausforderndem Verhalten verbunden sein und Gefühle wie Ärger und Wut auf beiden Seiten auslösen. Dann kommt es zu Konflikten und vielleicht sogar zur Gewaltanwendung. Das ist eine große Belastung für alle Beteiligten.

Aus Studien ist inzwischen bekannt, dass häusliche Pflege Angehörige anstrengt und nicht selten krank machen kann. Vielleicht sind Sie noch berufstätig und versuchen Beruf und Pflege zu verbinden, was sich nicht in allen Berufen leicht vereinbaren lässt und von Ihnen selbst viel abverlangt. Das kann schnell zu einem Gefühl der Überforderung führen. Auf einmal sind Sie – im häuslichen Bereich sogar 24 Stunden – für die Belange des an Demenz Erkrankten zuständig. Sie sind nun hauptsächlich für alle Entscheidungen zuständig, die getroffen werden müssen. Manchmal spüren Sie Gewissenskonflikte und Schuldgefühle, fragen sich, ob es ausreicht, was Sie tun und blicken mit Sorge oder Angst in die Zukunft, was noch auf Sie zukommen wird. Sie haben Sorge, dem nicht gerecht werden zu können, was auf Sie zukommt und sehen sich mit dem Thema Abschied und Tod, auch ihrem eigenen, konfrontiert. Es ändern sich bisherige Beziehungen, vielleicht braucht der sonst immer starke Vater/Ehemann nun Ihre Unterstützung und Pflege, eine vollkommen neue Situation für sie beide.

Sie spüren Unsicherheit, wenn es darum geht, über die Krankheit, den Verlauf und später dann den Einzug in ein Altenheim zu sprechen, sollte die häusliche Versorgung nicht mehr machbar sein. Vielleicht nagt das Gefühl an Ihnen »versagt« zu haben, wenn der Einzug ins Altenheim unvermeidlich wird, obwohl Sie und Ihr Angehöriger sich das so nie gewünscht haben. Dann tauchen Fragen auf, ob die Versorgung im Altenheim gut sein wird und sich Ihr Angehöriger wohl fühlen wird? Hat er das Gefühl »ich werde abgeschoben«? Das wäre sehr schmerzlich für Sie und ließe Sie mit einem schlechten Gewissen zurück.

Meist gibt es für diese Aufgabe als Angehörige wenig Verständnis und Anerkennung in der Gesellschaft. Sicher gibt es inzwischen viele Unterstützungsmöglichkeiten gerade in der Häuslichkeit, aber dazu müssen Sie um diese Angebote wissen und Kapazitäten haben, sie anzunehmen oder sich darum zu kümmern. Das ist in einem kompakten Alltag nicht immer so leicht möglich. Wichtig für Sie zu wissen ist, dass Sie die wichtigste Bezugsperson für den Menschen mit Demenz sind. Das gilt im häuslichen Bereich beim Klinikaufenthalt und im Altenheim. Sie sind meist Experte für Ihren Angehörigen und kennen seine Vorlieben und Abneigungen. Sie sind sehr hilfreich, wenn es um das Verstehen von schwer zu deutendem Verhalten geht. Sie kennen Ihren Angehörigen gut und Ihnen sind Gewohnheiten bekannt. Auf dieses Expertenwissen sind alle anderen, also Ärzt*innen, Therapeut*innen, Pflegefachkräfte, Pflegehelfer*innen, Alltagsbegleiter*innen und Ehrenamtliche in den unterschiedlichen Settings angewiesen. Das ist so wertvoll, wenn sich ein Mensch mit Demenz nicht mehr selbst gut äußern kann und vielleicht seine Gewohnheiten nicht mehr erinnert.

3 Demenz – Begleitung am Lebensende

Bevor ich zur palliativen Begleitung bei Menschen mit Demenz komme, möchte ich in aller Kürze noch ein paar Worte zum Symptomkomplex der Demenz sagen. Zu den wichtigsten Formen der Demenz gehören die Alzheimer-Krankheit, die gefäßbezogenen Erkrankungen des Gehirns (vaskuläre Demenz), die frontotemporalen Degenerationen sowie die Lewy-Körperchen-Demenz. Ca. 50–60 Prozent der Erkrankten sind von einer Alzheimer-Demenz betroffen, ca. 15 Prozent von einer vaskulären Demenz, unter Mischformen der Alzheimer und der vaskulären Demenz leiden ca. 10 Prozent und die weitere 20 Prozent der Betroffenen sind z. B. an Lewy-Body Demenz oder idiopathischem Parkinson-Syndrom erkrankt.

Definition **Demenz**

»Demenz (ICD-10-Code: F00-F03) ist ein Syndrom als Folge einer meist chronischen oder fortschreitenden Krankheit des Gehirns mit Störung vieler höherer kortikaler Funktionen, einschließlich Gedächtnis, Denken, Orientierung, Auffassung, Rechnen, Lernfähigkeit, Sprache, Sprechen und Urteilsvermögen im Sinne der Fähigkeit zur Entscheidung. Das Bewusstsein ist nicht getrübt. Für die Diagnose einer Demenz müssen die Symptome nach ICD über mindestens 6 Monate bestanden haben. Die Sinne (Sinnesorgane, Wahrnehmung) funktionieren im für die Person üblichen Rahmen. Gewöhnlich begleiten Veränderungen der emotionalen Kontrolle, des Sozialverhaltens oder der Motivation die kognitiven Beeinträchtigungen; gelegentlich treten diese Syndrome auch eher auf.

*Sie kommen bei Alzheimer-Krankheit, Gefäßerkrankungen des Gehirns und anderen Zustandsbildern vor, die primär oder sekundär das Gehirn und die Neuronen betreffen.«**

* Deutsche Gesellschaft für Psychiatrie und Psychotherapie, Psychosomatik und Nervenheilkunde (DGPPN), Deutsche Gesellschaft für Neurologie (DGN) (2016): S3-Leitline »Demenzen«, Heidelberg, Springer, S. 10

Der fortschreitende Verlust von geistigen Fähigkeiten bietet ein komplexes Symptombild: zunehmende Gedächtnisstörungen, Desorientiertheit und Denkstörungen, die Beeinträchtigung des Urteilsvermögens bis hin zu Persönlichkeitsveränderungen, Verlust von Alltagskompetenzen und körperlicher Abbau. Der Verlauf und die Symptome hängen von der Form der Demenz ab. Meist beginnt eine Demenz mit Stimmungsschwankungen und leichten Gedächtnisstörungen in Form von Vergessen von Erledigungen oder Verabredungen. Dies wird mit Merkzetteln von den Betroffenen zu Beginn ausgeglichen. Es folgen Störungen der Orientierung und mancher Alltagsfähigkeiten. Die Betroffenen leiden dann unter großer Verunsicherung, Hilflosigkeit, Angst bis hin zur Verzweiflung. Hier kommen im Laufe der Erkrankung noch körperliche Beschwerden hinzu. Demenz ist eine fortschreitende, unheilbare und zum Tode führende Erkrankung.

Typische Symptome einer Demenz:

- Gedächtnisstörungen: beginnen mit dem Verlust der Fähigkeit Neues zu erlernen und betrifft später auch das Langzeitgedächtnis,
- Orientierungsstörungen: zur Person, zum Ort, zur Situation, zum Raum, zur Zeit; eine neue, fremde Umgebung löst starke Verwirrung aus (Besuch bei Freunden, Aufenthalt im Krankenhaus), Betroffenen erkennen erst kürzlich gemachte Bekanntschaften nicht mehr; später erkennen sie auch vertraute Angehörige nicht und finden sich in ihrer gewohnten Umgebung nicht mehr zurecht,
- Denkstörungen: die Konzentration ist sehr verkürzt, Nebengeräusche und Nebengespräche beeinträchtigen die Konzentration, manche haben eine veränderte Informationsverarbeitung, das Abstraktions- und Urteilsvermögen lässt nach,

- Affektive Veränderungen: Stimmungsschwankungen, Depressivität, Missmut, stark schwankende Gefühle, Weinen bei geringstem Anlass, Reizbarkeit, Abwehrverhalten,
- Antrieb: variiert, sehr gesteigert oder auch reduziert verbunden mit sozialem Rückzug
- Werkzeugstörungen: Apraxie (Unfähigkeit Handlungen koordiniert und in der richtigen Reihenfolge auszuführen, z. B. Kämmen, Zähne putzen etc.), Agnosie (Störung des Erkennens, z. B. sie essen Blumen, weil sie sie nicht als solche erkennen) und Aphasie (zentrale Sprachstörung)

Von einer Demenz spricht man, wenn diese Störungen das alltägliche Leben erheblich beeinträchtigen und dabei keine Bewusstseinstrübung vorliegt.

Wichtig ist die Diagnosestellung. Dazu wird eine Anamnese erhoben, Untersuchungen erfolgen, neuropsychologische Tests, z. B. der Mini-Mental Status Test, DemTect, der Test zur Früherkennung von Demenzen mit Depressionsabgrenzung. Es erfolgen Blutuntersuchungen, bildgebende Verfahren (MRT/CT) oder eine Liquordiagnostik. Die klinische Diagnose der Alzheimer-Krankheit ist in über 80 Prozent der Fälle zutreffend. Einen zuverlässigen Labortest für die Alzheimer-Krankheit gibt es bisher noch nicht. Mit endgültiger Gewissheit lässt sich die Diagnose der Alzheimer-Krankheit nur durch die Untersuchung des Gehirns nach dem Tod stellen. Demenzkranke Menschen haben das Recht, über ihre Diagnose in verständlicher Weise informiert und aufgeklärt zu werden, wozu auch eine Information des Schweregrades gehört:

Die **leichtgradige Demenz** ist gekennzeichnet von der Beeinträchtigung des Kurzzeitgedächtnisses. In der Regel sind Betroffene bei Alltagstätigkeiten noch selbstständig. Sie bemerken, dass sie etwas vergessen und das kann ihnen unangenehm sein, peinlich oder sogar eine Depression auslösen. So können sie sich an ein gerade geführtes Gespräch nicht mehr erinnern oder finden soeben abgelegte Gegenstände nicht mehr. Zusätzlich haben sie Wortfindungsstörungen. Anspruchsvolle Tätigkeiten sind nicht mehr möglich, unbekannte Umgebungen lösen Verunsicherung aus. Das Urteilsvermögen ist eingeschränkt, aber nicht aufgehoben, deshalb sollten die Betroffenen an Entscheidungen bezüglich ihrer Behandlung und Betreuung beteiligt werden.

Die **mittelschwere Demenz** ist gekennzeichnet von zunehmenden Einschränkungen des Gedächtnisses, Denkvermögen und der Orientierungsfähigkeit. Menschen mit Demenz erleben diese Verluste durchaus bewusst und es fällt ihnen zunehmend schwer, die Verluste zu kompensieren. Das selbstständige Leben ist nicht mehr ohne Unterstützung möglich, weil Alltagsfähigkeiten wie Einkaufen, Kochen oder Körperpflege nicht mehr allein gelingen. Einfache Tätigkeiten und Alltagsaktivitäten sind jedoch noch gut machbar. Viele Erkrankte haben aufgrund des abnehmenden Sprachvermögens zunehmend Schwierigkeiten, ganze Sätze zu formulieren. Ihr Umfeld versteht sie nicht mehr und das kann zu Frustration und Unverständnis auf beiden Seiten führen. Erinnerungen an lang zurückliegende Ereignisse verblassen. Die Betroffenen vergessen die Namen ihrer Kinder oder wissen ihren Beruf nicht mehr. Auch die Wahrnehmung der eigenen Krankheit geht verloren, sie fühlen sich teilweise gesund und jung, suchen ihren Arbeitsplatz, ihre Eltern oder Kinder, um die sie sich kümmern möchten oder die sie vermissen. Es kann in dieser Phase zu Unruhe kommen. Viele Betroffene haben den Drang zu laufen, folgen den Angehörigen auf Schritt und Tritt und stellen viele Fragen, meist immer dieselben. Teilweise fühlen sie sich gereizt, manchmal treten wahnhafte Vorstellungen auf sie würden eingesperrt, bestohlen oder betrogen. Das fällt zusammen mit ihrem zunehmenden Angewiesen sein.

Die **schwere Demenz** ist gekennzeichnet vom hochgradigen Veränderungsprozess der geistigen und körperlichen Fähigkeiten. Sprechen ist beschränkt auf wenige Worte oder gar nicht mehr möglich. Sie sind nun auf Unterstützung oder Übernahme in allen Lebensbereichen angewiesen, da motorische Fähigkeiten verloren gegangen sind. In der Regel kommen Inkontinenz und Immobilität hinzu. Gehen ohne Hilfe ist nicht mehr möglich, sie sind auf den Rollstuhl angewiesen, verbringen viel Zeit im Sessel oder Bett und werden bettlägerig. Es treten Schluckstörungen auf und die Infektanfälligkeit nimmt zu. Es ist sehr gut sichtbar, dass mit der Erkrankung eine geistige, körperliche und psychosoziale Belastung einhergeht und der an einer Demenz Erkrankte- und seine Angehörigen auf allen Ebenen unsere Unterstützung benötigt. Wieder einmal stellt sich die Frage wer braucht wann wovon wie viel?

Info

Um eine gute Unterstützung und Begleitung der Demenzerkrankten zu ermöglichen, müssen alle Beteiligten – Profis und Laien – das Krankheitsbild der Demenz und die damit verbundenen Symptome kennen und verstehen. Nur dann können sie das manchmal merkwürdig erscheinende Verhalten deuten und nachvollziehen. Nur dann erkennen sie, dass das Handeln aus der Sicht des an Demenz Erkrankten adäquat ist. Das lässt Sie wiederum angemessen reagieren und trägt so zur Lebensqualität des Betroffenen bei.

Dies gilt für den Alltag, in jedem Augenblick und insbesondere in Krisen und am Lebensende, aber eben nicht erst dann! Das Wissen um die Krankheit mit allem, was sie mit sich bringen kann, verbunden mit der Tatsache, dass jeder Mensch mit Demenz eine einzigartige Person ist und auch so wahrgenommen werden möchte, ist die Grundlage im Miteinander. Das muss im ganzen Team gelebte Haltung werden. Der Mensch mit Demenz wird dies spüren und bei allem, was ihn belastet dies als wohltuend, bestärkend und tröstlich empfinden. Auch wenn er es vielleicht nicht mehr mit Worten ausdrücken kann. Womöglich zeigt er es Ihnen auf seine ganz eigene Art und Weise, wenn Sie achtsam hinschauen.

Palliative Begleitung setzt in dem Moment ein, indem Krankheitssymptome nicht mehr ursächlich behandelt werden können. Das sollte nicht erst am Lebensende sein, wenn Heilung nicht mehr möglich ist. Der Bedarf für eine lindernde, ganzheitliche Pflege und Begleitung ist häufig schon früher im Krankheitsverlauf vorhanden. Das kann auch nach einer gesundheitlichen Krise oder bei Verschlechterung des Allgemeinzustandes sein.

3.1 Die palliative Begleitung bei Menschen mit Demenz

Palliative Begleitung sollte dann beginnen, wenn Beschwerden, wie z. B. Schmerzen, Unruhe, Angst und Atemnot oder Symptome körperlicher, spiritueller oder psychosozialer Art für den Betroffenen zu einer Belastung werden. Ziel ist jetzt nicht die Heilung, sondern die Erhaltung oder Wiederherstellung der Lebensqualität des Betroffenen. Hier gibt es meist nicht den einen Hinweis auf den richtigen Zeitpunkt, es sind mehrere Anzeichen. Ihre Aufgabe ist es, herauszufinden, was für den konkreten Menschen jetzt hilfreich und lindernd ist. Was könnte die momentane Situation verbessern? Aus diesen Antworten heraus werden gemeinsam Ziele entwickelt, die zur Verbesserung der Lebensqualität beitragen. Hierbei gilt es zu bedenken, dass das ein sich stets ändernder Prozess sein kann und angepasst werden muss. Es geht darum, den Mensch mit Demenz in der Umgebung seiner Wahl zu begleiten. Es soll weder das Leben verkürzt noch verlängert werden und der Betroffene leitet das Handeln. Er bestimmt, was für ihn Lebensqualität bedeutet und die Begleitenden richten sich danach.

Lebensqualität kann ausschließlich vom Betroffenen beurteilt werden. Pflegende und Betreuende beziehen aber die körperlichen Befindlichkeiten, die spirituellen Wünsche und Rituale des Betroffenen mit ein, sehen seine sozialen Bedürfnisse und spüren auch seelischen Nöten nach. Sie bieten Unterstützung, Fachwissen und Empathie an. Entscheiden aber darf der Mensch mit Demenz, ob er die Angebote annehmen möchte. Ziel ist es, ihn bis zum Tod so aktiv wie möglich einzubinden, um seiner Selbstbestimmung und Individualität gerecht zu werden.

Wahrhaftigkeit, Offenheit und Wertschätzung sind Grundlage für ein vertrauensvolles Miteinander. Dies gilt auch für die Begleitung der Angehörigen. Wichtig ist, Menschen mit Demenz zu möglichst guter Lebensqualität zu verhelfen, damit sie frei von Angst, Unruhe, Schmerzen und anderen Beschwerden viele schöne Momente erleben, in einer Umgebung, in der sie sich sicher und wohl fühlen. Die Literatur zeigt viele Möglichkeiten, ab wann eine palliative Begleitung beginnen kann, hier einige Beispiele:

- Laut der WHO-Definition je nach Symptomlast und unabhängig von einem fortgeschrittenen Stadium der Erkrankung; kurative und palliative Maßnahmen gehen parallel auch frühe Integration (Early Integration) genannt.
- Absehbare Lebenszeit, wobei dies gerade beim Krankheitsbild Demenz und/oder multimorbiden Patienten schwer einzuschätzen ist.
- Überraschungsfrage (surprise question): »Wären Sie überrascht, wenn ihr Patient in den nächsten 6–12 Monaten versterben würde?«[20]

[20] https://www.dgpalliativmedizin.de/images/DGP_GLOSSAR.pdf, S.15

Allgemeine Indikatoren laut SPICT-DE™, einem Leitfaden zur Identifikation einer Palliativ-Bedürftigkeit:

- (Mehrfache) ungeplante Krankenhauseinweisungen,
- reduzierter Allgemeinzustand oder zunehmende Verschlechterung (z. B. Patient verbringt > 50 Prozent des Tages liegend oder sitzend),
- Hilfebedarf im Alltag nimmt zu,
- Pflegende Angehörige benötigen zunehmend Entlastung,
- Gewichtsverlust in den letzten 3–6 Monaten, anhaltendes Untergewicht; geringe Muskelmasse,
- belastende Symptome trotz angepasster Therapie der Grunderkrankung,
- Patient (oder Angehörige) signalisieren den Wunsch nach Therapiezieländerung und palliativer Versorgung.[21]

3.1.1 Die Umgebung muss sich anpassen

Es geht um eine ganzheitliche Begleitung der Betroffenen und Angehörigen, bei der sie auf allen Ebenen gehört und ernst genommen werden. Das bedeutet auch, dass manchmal eher weniger als mehr getan wird. Betroffene und Angehörige brauchen v. a. jemanden, der ihnen zuhört, sie entlastet und ihnen versichert, dass sie nicht allein gelassen werden. Verlässliche Bezugspersonen sind ebenso wichtig wie einfache Regeln und die Beibehaltung liebgewonnener Gewohnheiten, eine sichere und überschaubare Umgebung. Was sie hingegen nicht brauchen, sind verschlossenen Schränke und Türen, das beunruhigt sie und sie versuchen ständig, herauszufinden, was sich dahinter verbirgt. Da der Mensch mit Demenz sich nicht an seine Umgebung anpassen kann, muss diese sich anpassen, etwa durch bauliche und organisatorische Maßnahmen, die es einem Menschen mit Demenz ermöglichen, sicher und möglichst selbstständig zu leben. Menschen mit Demenz profitieren z. B. davon, wenn sie in gut ausgeleuchteten Räumen ohne Schattenbildung leben. Das gilt auch für Bodenbeläge, die möglichst hell, ohne Muster und Glanz, sein sollten.

---

21 https://www.spict.org.uk/the-spict/spict-de/

3.1.2 Die Pflege/Betreuung müssen sich anpassen

Laut Murray[22] brauchen manche Betroffene und deren Familien vor allem zu Beginn der Erkrankung palliative Begleitung. Murray ist überzeugt, dass Menschen palliative Begleitung von der Diagnose bis zum Tod brauchen. Das ist ein hilfreicher Ansatz, denn gerade bei einer Demenz ist oft keine eindeutige Prognose zu stellen und deshalb erhalten viele Menschen mit Demenz keine palliative Begleitung. Die Frage ist mal wieder: Wer braucht wann wovon wie viel?

Eine wichtige Grundlage für Wohlbefinden und Sicherheit sind Rahmenbedingungen, die sich am Bedarf des Betroffenen ausrichten. Wie kann der Tagesablauf innerhalb der Familie oder der Einrichtung an Menschen mit Demenz angepasst werden? Versuchen Sie, den Alltag durch die Brille eines Menschen mit einer Demenz zu betrachten. Dann kommen Ihnen viele hilfreiche Ideen, mit denen Sie Sie viel zur Lebensqualität beitragen können – in allen Settings. Hier einige Beispiele, die Sie immer im Hinterkopf haben sollten: Menschen mit Demenz sind in der Lage, sich auf eine Tätigkeit einzulassen. Das bedeutet für Pflegende und Betreuende, dass Sie entweder sprechen oder etwas tun, es sei denn, Sie möchten Ihre Worte mit dem Tun verstärken. Irritierend ist es, wenn Sie sagen: »Ich komme gleich und wasche sie«, und währenddessen Tabletten oder Kaffee auf den Tisch stellen.

Wünsche und Bedürfnisse werden Sie nur dann erfüllen können, wenn Ihnen eine gute Kommunikation gelingt. Das ist bis zuletzt eine Herausforderung und für alle beteiligten Professionen und Ehrenamtlichen eine zentrale Aufgabe. Der Betroffene wird evtl. nicht mehr durch Sprache kommunizieren können. Durch eine gute Beobachtung der von Demenz Betroffenen, zusammen mit einer geeigneten und geübten Kommunikation, können sie z. B. Schmerzen und andere Beschwerden frühzeitig erkennen und lindern. Essen und Trinken können schnell zu einem zentralen Thema innerhalb des Alltags werden. Vor allem Angehörige leiden sehr darunter, wenn Essen und

---

[22] Murray A et al. (2017): Palliative Care form diagnosis to death. BMJ 2017; 356; j878

Trinken nicht mehr wie gewohnt eingenommen wird. Teilweise ist es auch für die Mitarbeitenden eine Belastung. Je weiter die Krankheit fortschreitet, desto belastender empfinden es meist die Angehörigen. Das sollten Sie als Pflege- und Betreuungskräfte gut im Blick haben und aufgreifen.

Es wird im Laufe der Erkrankung deutlicher und sichtbarer, dass das Leben zu Ende geht. Ausgesprochen oder nicht steht das Thema Sterben im Raum und will wahrgenommen werden. Wie gelingt nun eine gute Begleitung in dieser letzten Lebensphase, im Sterben? Was brauchen Betroffene jetzt und was nicht? Dem gehen wir im Folgenden nach.

3.2 Individualität, Autonomie und Selbstbestimmung

Was wünschen sich Menschen, die mit einer Demenz leben von ihrem Umfeld? In erster Linie wünschen sie sich, weiterhin als einzigartige Persönlichkeiten gesehen zu werden. Sie erwarten Wertschätzung und Respekt, im Umgang und in der Sprache. Sie wollen als Individuen gesehen werden, mit Ressourcen, Fähigkeiten und einer eigenen Persönlichkeit. Sie sind keine Kinder und wollen auch nicht mit Kindern verglichen werden. *»Wir sind keine Kinder. Wir blicken auf ein langes Leben mit Erfahrungen und Erinnerungen zurück, indem wir Werte und Haltungen entwickelt haben.«*[23]

Der Psychogerontologe Tom Kitwood[24] wies darauf hin, dass Menschen mit Demenz Angst davor haben, verlassen, erniedrigt und kontrolliert zu werden. Das kann verbunden sein mit dem Gefühl des Ausgeschlossenseins und des Gefangenseins, dem Bedürfnis nach Zugehörigkeit, Liebe und Selbstver-

---

[23] Rohra H (2012): Aus dem Schatten treten. Mabuse, Frankfurt am Main, S. 99

[24] Kitwood T (2016): Demenz. 7. überarbeitete Auflage. Hogrefe, Göttingen.

wirklichung. Die Angst, zur Last zu fallen, weil Fähigkeiten verlorengehen, kann Wut auslösen: Wut über die Demenz und die Reaktionen des Umfeldes. Durch diese Gefühle steht der Betroffene unter starkem Stress. Diesen nicht zusätzlich zu erhöhen, sollte das Ziel aller Beteiligten sein. Betroffene wollen verstehen, was ihr Gegenüber ihnen mitteilen möchte und verstanden werden. Sie brauchen Ihre Freundlichkeit und Toleranz, wenn sie nicht alles gleich verstehen oder umsetzen können. Um etwas zu verstehen, müssen sie womöglich mehrmals nachfragen. Sie wollen – wo immer möglich – Entscheidungen noch selbst treffen, stets einbezogen und informiert werden. Das sollte in einfacher Sprache geschehen, damit sie es auch verstehen können. Lehnen sie etwas ab, so sollten Sie das respektieren – bis zuletzt.

Menschen mit Demenz möchten möglichst vieles noch selbst tun, damit sie es nicht verlernen, auch wenn es sehr viel Zeit kostet. Das können Kleinigkeiten sein, z. B. das Gesicht waschen, vielleicht liebevoll unterstützt, aber fast selbstständig, im eigenen Tempo und im gewohnten lebenslang eingeübten Ablauf. Wird ihnen alles abgenommen, fühlen sich Menschen mit Demenz schnell lästig und überflüssig, ihre Selbstständigkeit geht mehr und mehr verloren und ihr Selbstwert verschlechtert sich. Sie wünschen sich freundliche Menschen, die sie nur so viel und in jenen Bereichen unterstützen, wo es erforderlich ist, möchten aber weiterhin alles tun dürfen, was noch selbstständig gelingt. Diese Selbstständigkeit muss handlungsleitend sein, nicht die Abläufe oder der Zeitdruck auf Seiten der Pflegenden. Hilfreich sind eine klare Struktur im Alltag und ein reduziertes Tempo. Menschen mit Demenz möchten auf keinen Fall wegen ihrer Erkrankung stigmatisiert werden. Es soll kein Zwang herrschen, die Selbstbestimmung ist ein sehr wichtiger Teil im Leben eines Menschen, unabhängig von einer Diagnose und sie gilt bis zum Tod. Menschen mit Demenz möchten in allen Belangen und Emotionen ernst genommen werden. Das Wissen um die Erkrankung und die damit zusammenhängende Tagesform ist grundlegend wichtig für alle Beteiligten. Was am Morgen noch mühsam war, kann am Nachmittag leicht von der Hand gehen.

Menschen mit Demenz erleben häufig, dass über und nicht mit ihnen gesprochen wird. Gerade im Kontext von Pflege, Arztbesuchen oder im Krankenhaus, vor allem im Beisein der Angehörigen: *»Sprecht mit uns nicht über* *uns! Entscheidet nicht über unseren Kopf hinweg.«*[25] Sie wünschen sich weiterhin soziale Kontakte, auch wenn sie diese selbst nicht mehr initiieren können. Da sind sie vor allem am Lebensende sehr auf ihre Angehörigen und die Pflegenden und Umsorgenden angewiesen. Sie wollen spüren, dass sie nicht vergessen werden. Ihre Bezugspersonen sollen viel bei ihnen sein.

Im Grundsatzpapier der Fachgesellschaft Palliative Geriatrie[26] wird von der »relationalen Autonomie« gesprochen. Das bedeutet, dass Menschen immer wieder im Leben und so auch in dieser besonderen Lebenssituation mit einer Form der Demenz in Abhängigkeiten oder im Angewiesensein auf andere leben. Gerade ältere Menschen mit einer Demenz sind zunehmend verletzlich und auf andere angewiesen. Dennoch schließt das den Wunsch nach Selbst- und Mitbestimmung nicht aus. *»Palliative Geriatrie setzt sich dafür ein, dass hochbetagte Menschen bis zuletzt ein möglichst selbstbestimmtes Leben führen können.«*[27] Die Autorinnen betonen, dass es unerlässlich ist, alte Menschen ernst zu nehmen, auch mit ihrem Wunsch zu sterben. Der Angst vieler Menschen, vor dem Verlust ihrer Selbstbestimmung können Sie begegnen, indem Sie sie angemessen und würdevoll einbinden und begleiten. Es geht darum, den Betroffenen das Gefühl zu geben, sie seien gut so, wie sie sind, keine Last für ihre Angehörigen oder das Umfeld. Sie sollten das Gefühl haben, dass sie gern unterstützt werden. Sie dürfen alt, krank, gebrechlich und auf Unterstützung angewiesen sein, werden aber wertschätzend und liebevoll begleitet und unterstützt und können sich noch einbringen.

Im häuslichen Bereich ist dies sicher einfacher umzusetzen. Dennoch müssen sich Institutionen wie Krankenhäuser und Altenheime überlegen, wie sie sich an die Wünsche und Bedürfnisse der an Demenzerkrankten anpassen können. Der Betroffene selbst kann sich nicht immer an die Regeln und Abläufe anpassen. Der eine braucht zu seiner Lebensqualität z. B. ein sehr spätes Frühstück, nachdem er bis in den Morgen hinein geschlafen hat und ist es gewohnt sich am Abend statt am Morgen zu waschen. Sind Sie bereit, sich darauf einzulassen? Mehr noch: Können Sie das organisatorisch

---

[25] Ebd.

[26] Böck K et al. (2019): Grundsatzpapier, Autonomie und Selbstbestimmung in der Palliativen Geriatrie.

[27] Ebd. S. 3

regeln? Dahin müssen alle Entwicklungen und Bestrebungen gehen, wenn die Leitbilder, die inzwischen in allen Einrichtungen und selbst in Krankenhäusern zu finden sind, auch gelebt werden sollen. Es bedarf einer nachhaltigen Veränderung der Institution.

3.2.1 Die Hinwendung zum Menschen

Im Expertenstandard[28] liegt der Fokus auf der Haltung der Pflegekraft. Sie nimmt den Menschen mit Demenz nicht als medizinisches Problem wahr, sondern stellt seine Person und deren Bedarfe in den Mittelpunkt. Wichtig sind die Beziehung und die daraus entwickelten individuellen Angebote, basierend auf dem personenzentrierten Ansatz von Kitwood. Tom Kitwood ist ein Verfechter dieser sehr deutlichen »Hinwendung zu den Betroffenen«[29], bekannt geworden durch das sog. Dementia Care Mapping. Es beruht unter Anwendung einer Kombination aus Empathie und Beobachtungsgabe auf dem Versuch, den Standpunkt des Betroffenen einzunehmen. Das Konzept des person-zentrierten Ansatzes nach Kitwood lässt sich in jedem Kontext umsetzen, obwohl es hohe Anforderungen ans Personal und die Institutionen stellt. Schwerpunkte sind, »die Person, die Beziehung und den Erhalt der Persönlichkeit in den Mittelpunkt stellen und nicht die Krankheit«.[30] Wichtig ist die Konzentration auf den Erhalt der Persönlichkeit. Kitwood sieht nicht den Patienten mit Defiziten, sondern blickt auf die Person mit Ressourcen und Kompetenzen. Er beschreibt fünf wichtige Bedürfnisse von Menschen mit Demenz: Bedürfnis nach Bindung, Trost, Identität, Beschäftigung und Einbeziehung. Zentral sieht er das Bedürfnis nach Liebe (▶ Abb. 1).

[28] DNQP (2019): Expertenstandard Beziehungsgestaltung in der Pflege von Menschen mit Demenz. Osnabrück

[29] Vgl. Kitwood T (2016): Demenz. 7.überarbeitete Auflage. Hogrefe, Bern

[30] Ebd.

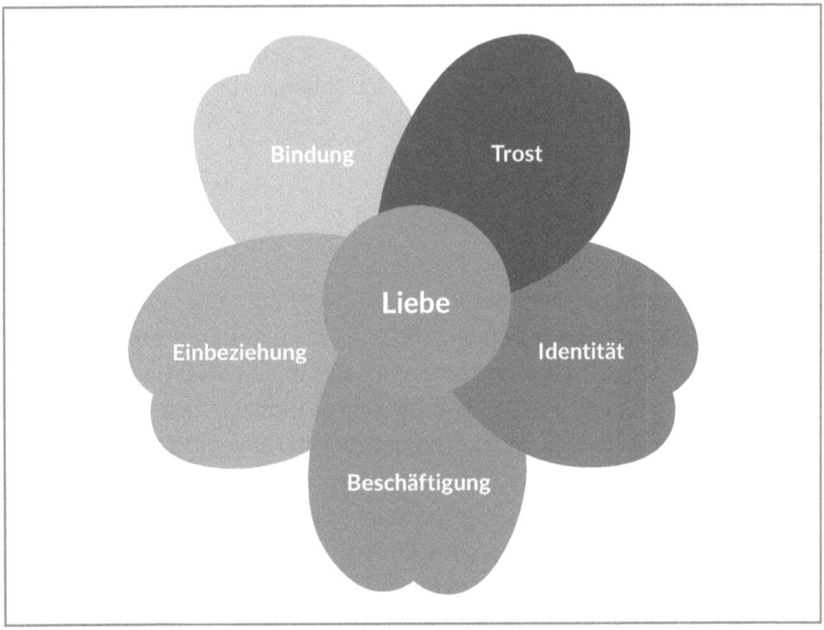

Abb. 1: Die fünf wichtigen Bedürfnisse von Menschen mit Demenz.

Nach Kitwood gibt es sog. Türöffner als Zugang zur Welt der Menschen mit Demenz:

- Akzeptiere den Menschen so, wie er ist.
- Lass ihn seinen Willen behaupten und seine Gefühle ausdrücken.
- Biete Nähe und Wertschätzung.
- Gib ihm die Möglichkeit, Selbstachtung zu erleben.
- Fördere soziale Kontakte.
- Biete Möglichkeiten, vertrauten Beschäftigungen nachzugehen.
- Sinne stimulieren – lass ihn genießen und entspannen.
- Humor.
- Sichere Umgebung.

Dazu braucht es Mitarbeiter*innen und Angehörige, die in diesem Sinne handeln. Auch Kitwood betont, wie wichtig innere Stabilität, Ruhe, Gelassenheit, Flexibilität, Einfühlungsvermögen, Belastbarkeit, Kreativität und Humor als grundlegende Voraussetzungen für Menschen sind, die mit Demenzerkrankten arbeiten. Immer in der Haltung, dass sich die Institution dem Menschen anpasst, nicht umgekehrt. Kitwood war durch seine Studien davon überzeugt, dass gute Pflege Stress reduziert und Vitalität fördert. Sobald die Person sich jedoch abgewertet fühlt, verstärkt das ihre Angst, Wut und Trauer mit allen Konsequenzen.[31] Es gibt noch weitere spezielle Konzepte für den Umgang mit Demenzerkrankten, von denen ich noch eines hervorheben möchte. Das Demenz Balance-Modell© von Barbara Klee-Reiter. Sie beschreibt es wie folgt: *»Es ist eine Methode, die es möglich macht, Auswirkungen einer Demenzerkrankung auf das eigene Leben zu erfahren. Ziel ist es, über die Identifikation die Empathie Fähigkeit für die Bedürfnisse und das Verhalten von Menschen mit einer Demenzerkrankung zu erweitern und dadurch im Arbeitsalltag Erleichterung zu spüren.«*[32] Die Empathiefähigkeit aller Mitarbeitenden ist, wie schon mehrfach erwähnt, die Grundlage im Arbeitsalltag und Lebensalltag mit Menschen mit Demenz. Das Modell ermöglicht es den Mitarbeitenden oder Angehörigen, hinzuspüren und dadurch Mitgefühl zu entwickeln. Dies kann nicht über fachliche Informationen zum Krankheitsbild Demenz allein gelingen. Das Modell ist deshalb eine sehr hilfreiche Methode, Fachlichkeit mit Empathie zu verbinden, was ich aus eigener Erfahrung bestätigen kann.

Eine wichtige Grundeinstellung ist es, den Menschen so anzunehmen, wie er ist und dabei nicht gegen seine Defizite anzukämpfen. Vom Gedanken an Perfektionismus gilt es sich zu lösen. Jede Gelegenheit sollte genutzt werden, um die Selbstständigkeit im Alltag zu fördern. Das bedeutet auch, Gewohnheiten möglichst beizubehalten, das Tempo an den Betroffenen anzupassen, klare Tages- und Nachtstrukturen zu etablieren und nach Möglichkeit eine sinnvolle nützliche Beschäftigung anzubieten, so lange wie irgend möglich. Das gilt für alle Settings.

All das dient dazu, die Individualität, das Selbstwertgefühl und die Selbstbestimmung des Betroffenen zu erhalten. Gleichzeitig gehört zur Selbstbestimmung auch das Recht auf Ablehnung. Menschen mit Demenz äußern ihre Wünsche oft in einer nicht auf den ersten Blick verständlichen Weise,

---

[31] Ebd.

[32] https://perspektive-demenz.de/demenz-balance-modell

hier brauchen Sie viel Einfühlungsvermögen, Zugewandtheit und Kenntnisse einer angemessenen Kommunikation. Teilweise zeigen Ihnen die Betroffenen sehr deutlich, was sie sich wünschen und was nicht. Das können der zur Seite gedrehte Kopf, die zusammengepressten Lippen bei der Nahrungsaufnahme sein. Das kann die nachhaltige Abwehr bei der Körperpflege sein. Dies gilt es ernst zu nehmen, auch wenn es nicht in Ihre Abläufe passt. Gehen Sie nicht darauf ein, entwickeln die Betroffenen Misstrauen, Wut oder Frustration und ziehen sich zurück. Das sollten Sie mit allen Ihnen zur Verfügung stehenden Mitteln vermeiden, auch wenn das eine tägliche Herausforderung für Sie sein kann. Hierfür brauchen Sie Ruhe, Geduld und Gelassenheit, Flexibilität und Empathie, aber auch die richtigen Rahmenbedingungen.

3.2.2 Die Rahmenbedingungen

Die Grundlage für diese Arbeitsweise ist einfach: eine gute Personaldecke. Die Schaffung dieser Rahmenbedingungen werden im Expertenstandard beschrieben: *»Jeder pflegebedürftige Mensch mit Demenz erhält Angebote zur Beziehungsgestaltung, die das Gefühl, gehört, verstanden und angenommen zu werden sowie mit anderen Personen verbunden zu sein, erhalten und fördern.«* Die Autor*innen des Expertenstandards betonen, dass »die Lebensqualität von Menschen mit Demenz eng verbunden ist mit ihren Beziehungen zu anderen Menschen.« Sie legen ebenso Wert auf einen person-zentrierten Ansatz. Es gilt das Ziel: Die Einrichtung fördert und unterstützt diese Haltung bei ihren Mitarbeitenden und sorgt für eine person-zentrierte Pflegeorganisation. Darüber hinaus stellt sie sicher, dass die Pflege von Menschen mit Demenz auf Basis eines person-zentrierten Konzepts gestaltet wird. Dabei geht es auch um Einbeziehung, Beratung und Information der Angehörigen. Darüber hinaus sorgt sie für einen »qualifikationsgemäßen Kenntnisstand aller an der Pflege Beteiligten«. Ebenso stellt die Einrichtung sicher, dass die Pflegefachkraft sowie andere an der Pflege Beteiligter ihre »Beziehungsgestaltung zu den Menschen mit Demenz reflektieren können«[33]. Das

[33] DNQP 2019, S. 31

sind wichtige Grundvoraussetzungen für eine wertschätzende, achtsame und individuelle Begleitung von Menschen mit Demenz und deren Angehörigen. So werden Rahmenbedingungen geschaffen für Mitarbeitende, den person-zentrierten Ansatz umsetzen zu können. Menschen mit Demenz werden in allen Settings davon profitieren.

3.3 Kommunikation mit Menschen mit Demenz

Wie kann nun eine gute Kommunikation gelingen, dass Menschen mit Demenz Sie verstehen und verstanden werden und Begegnung möglich ist? Erschwerend sind die zunehmend eingeschränkten Möglichkeiten des Betroffenen, über Sprache zu kommunizieren. Gleichzeitig ist das jedoch die Verbindung zum Gegenüber, wichtig im Hinblick auf Linderung von Beschwerden, Schmerzen, Unwohlsein, Emotionen etc. Dies ist eine zunehmende Herausforderung in allen Versorgungsbereichen, gerade auch am Lebensende.

Grundsätzlich ist es unerlässlich, dass Sie sich Ihrer Sprache und Sprechweise sehr bewusst sind. Das hat mit Ihrer Haltung der konkreten Person gegenüber zu tun und zeigt sich auch im Umgang. Menschen mit Demenz verdienen einen respektvollen Umgang. Sie brauchen ein Umfeld, das Verständnis dafür hat, dass sie teilweise in einer nicht zugänglichen Welt leben, sich aber wünschen, ernst genommen zu werden. Es ist sicher immer wieder eine Herausforderung, gelassen und ruhig zu bleiben, nicht zu kritisieren, Streit und Machtkämpfe zu unterlassen. Es kann zu störenden oder gefährlichen Situationen kommen, in denen Sie unter allen Umständen Ruhe bewahren und respektvoll umlenken müssen. Menschen mit Demenz mögen keine Verbote und Einschränkungen, sie erleben im Alltag täglich ihre eigenen Grenzen. Wie jeder Mensch lieben sie es, gelobt zu werden und möglichst wenig Hinweise auf Fehler und Defizite zu erhalten.

3.3.1 Die Beziehung lebt von der Kommunikation

Bei der Kommunikation geht es darum, eine gute Beziehung im Krankheitsverlauf zu erhalten oder aber – bei einem Wechsel in eine ambulante Begleitung, in ein Altenheim oder Krankenhaus – aufzubauen. Die Kommunikation ist von Beginn an die wichtigste Grundlage eines vertrauensvollen Umgangs und sie wird mit zunehmendem Fortschreiten der Erkrankung und den damit verbundenen Beschwerden immer bedeutsamer. Gelingt es nicht, eine Beziehung und eine Form der guten Kommunikation zu leben, wird es ein unerreichbares Ziel, körperliche, psychosoziale und spirituelle Beschwerden zu lindern. Genau das ist jedoch das Ziel. Deshalb ist die Kompetenz in der Kommunikation die Basis für eine gute palliative Begleitung von Menschen mit Demenz.

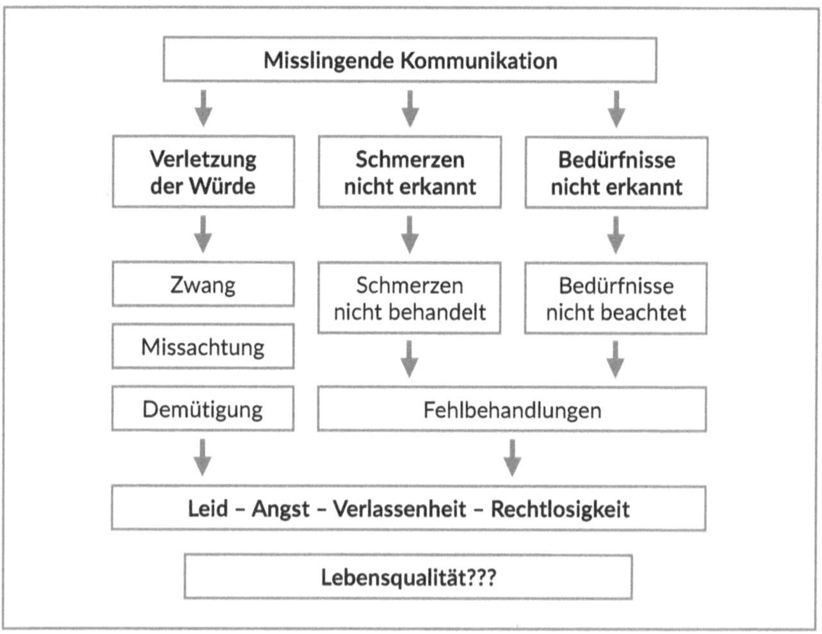

Abb. 2: Die Folgen einer misslingenden Kommunikation (nach Kojer).

Kojer zeigt in dieser Abbildung (▶ Abb. 2) sehr eindrücklich den Zusammenhang von Kommunikation und Behandlung oder Nicht-Behandlung. Wenn es Ihnen nicht gelingt, herauszufinden, was diesen Menschen im Moment stört, beängstigt oder sogar quält, werden Sie keine Behandlung oder andere Maßnahmen einleiten können. Das wiederum führt zu Leid, Angst, einem Gefühl des Verlassenseins und stellt eine Fehlbehandlung dar. Machen Sie sich immer wieder bewusst, unter welchen Einschränkungen Ihr Gegenüber kommunizieren muss. Es muss frustrierend sein, wenn es wieder und wieder nicht gelingt, seinen Wunsch oder seine Abwehr klar auszudrücken. Menschen mit Demenz sind maßgeblich darauf angewiesen, dass Sie mit Geduld und auf Augenhöhe, im angemessenen Tempo und mit Freude mit ihnen sprechen. Eine achtsame Kommunikation lässt sich lernen und ist für alle Beteiligten auch eine Stressreduktion. 3

Wichtig **Der Hörsinn bleibt bis zuletzt erhalten**

Gehen Sie immer davon aus, dass alles Gesprochene auch gehört wird und seien Sie achtsam. Der Schwerkranke und/oder Sterbende ist den Geräuschen, Klängen und Worten seiner Umgebung ausgeliefert, erst recht, wenn er eine Demenz hat und sich verbal nicht mehr äußern kann.

3.3.2 Angemessen mit- und voneinander sprechen

Wie kann man angemessen mit Menschen mit Demenz sprechen? Darüber haben sich Mitglieder der deutschsprachigen Alzheimer- und Demenz-Organisationen Gedanken gemacht und einen Sprachleitfaden »Demenz« veröffentlicht[34]. Es geht den Autor*innen darum, eine angemessene Sprache zu wählen, wenn über oder mit Menschen mit Demenz gesprochen wird. So wurde der Begriff »Demenz« durch den Begriff »neurokognitive Störung« abgelöst, weil er nach Meinung der Autor*innen weniger stigmatisierend ist.

---

[34] https://www.alzheimer-bw.de/demenz-mehr-erfahren/ueber-demenz-sprechen/

Die Haltung der Wertschätzung und des Respekts sollte sich in einer Sprache zeigen, die die Krankheit möglichst neutral beschreibt, wie etwa »Demenz« oder »eine Art/Form der Demenz« oder »kognitive Einschränkungen. Begriffe wie »dement« oder »Demente«, aber auch »senil« oder gar »verkalkt« sollten vermieden werden. Wichtig ist den Autor*innen auch, dass Auswirkungen der Symptome beschrieben werden, z. B.: »Frau M. hat Schwierigkeiten in der Orientierung« – »Sie findet ihr Zimmer nicht immer«.

Geeignete Begriffe im Zusammenhang mit psychischen und verhaltensbezogenen Symptomen können Begriffe wie »verändertes Verhalten« oder »Ausdruck unerfüllter Bedürfnisse« und »unangemessene Reaktion (nicht Verhalten)« sein. Nicht verwendet werden sollten Begriffe wie z. B. »aggressiv« oder »schwierige Verhaltensweisen«. Sie weisen auch explizit darauf hin, dass der viel genutzte Begriff »herausforderndes Verhalten« aus Sicht von Menschen mit Demenz nicht mit der Absicht einhergeht, herausfordernd zu sein. Das kann mitunter so wirken, aber die Unterscheidung ist wichtig.[35]

3.3.3 Wertschätzend kommunizieren

Wer merkt, dass seine Merkfähigkeit und das Kurzzeitgedächtnis nachlassen, empfindet Unsicherheit, Frustration, Angst und Stress. Im frühen Stadium einer Demenz versuchen Betroffene, diese kognitiven Einschränkungen zu kompensieren, aber das gelingt nicht auf Dauer und so wird ihre Erkrankung für das Umfeld sichtbar. Ein schmerzlicher Prozess. Eine Fähigkeit, die ein Leben lang gut funktioniert hat, verabschiedet sich Stück für Stück. Damit die Betroffenen sich nicht zurückziehen und verstummen, tun Sie etwas für den Menschen mit Demenz: Sie gehen in Beziehung zu ihm und lassen sich auf ihn ein. Für eine gelingende Kommunikation sind ganz praktische Dinge bedeutsam:

- Sprechen Sie den Betroffenen von vorn auf Augenhöhe an, bleiben Sie im Blickfeld und halten Sie Augenkontakt.

[35] Ebd.

- Sprechen Sie den Betroffenen mit einem vertrauten Namen an, z. B. mit Vornamen, Spitznamen oder Mädchennamen; wichtig ist, dass sich die Person gemeint fühlt.
- Sprechen Sie freundlich, zugewandt und mit klarer Stimme, achten Sie auf Ihren Tonfall.
- Sprechen Sie in kurzen, einfachen Sätzen. 3
- Wiederholen Sie Ihre Sätze stets im gleichen Wortlaut.
- Artikulieren Sie langsam und deutlich.
- Sprechen Sie lauter, wenn der Angesprochene schwerhörig ist.
- Verwenden Sie, wenn möglich, bekannte Begriffe oder Dialekte.
- Schaffen Sie eine ablenkungsfreie Atmosphäre
- Sprechen Sie über etwas, das zu sehen ist.
- Nutzen Sie Humor, aber vermeiden Sie Ironie!
- Achten Sie darauf, dass Sie kongruent sind.
- Achten Sie auf Ihre Gefühle, die mitschwingen.
- Setzen Sie Körpersprache und Gestik ein.
- Hilfreich ist es, die Gefühle des anderen zu verbalisieren.
- Stellen Sie eindeutige Fragen und wiederholen Sie sie ggfs. mit denselben Worten.
- Stellen Sie keine »Oder«-Fragen, auch keine W-Fragen (warum, wieso, weshalb).
- Lassen Sie dem Betroffenen Zeit zu antworten und zu reagieren.
- Hören Sie aufmerksam zu und beachten Sie die Körpersprache Ihres Gegenübers.
- Würdigen Sie Gelungenes und lassen Sie Fehler unbeachtet.
- Stellen Sie sich ggfs. einfach täglich wieder neu vor.
- Tadeln Sie nicht.
- Spielen Sie Emotionen wie z. B. Trauer nicht herunter.
- Korrigieren Sie den Betroffenen nicht, wenn er z. B. nach seiner (verstorbenen) Mutter fragt.
- Diskutieren Sie nicht mit dem Betroffenen.
- Setzen Sie v. a. im fortgeschrittenen Stadium auf vertrauten Gesang und Musik.
- Berühren Sie den Betroffenen, wenn er dies wünscht (v. a. im fortgeschrittenen Stadium).

Diese Art der Kommunikation ist eingebettet in eine gewohnte Umgebung, verbunden mit einem vertrauten und dem Betroffenen entsprechenden Tagesablauf, in wohlwollender und wertschätzender Beziehung der Menschen, die ihn unterstützen. Auch hier ist ein ganzheitlicher Ansatz von Bedeutung.

Die Art der Kommunikation und Begegnung mit Menschen, die nicht mehr so leicht kommunizieren können, hängt mit Ihrem Menschenbild, Ihrer Achtsamkeit und persönlichen Haltung zusammen. Sie müssen kongruent sein, also in allem genau das ausstrahlen, was Sie denken und fühlen. Sind Sie auf diese Weise echt und bemüht, Ihr Gegenüber in seiner Lebenswelt zu verstehen, kann dies zu einer gelingenden Begegnung führen. Der Mensch mit Demenz beruhigt sich, wenn er ernst genommen und wertschätzend einbezogen wird.

So können Sie mit Ihrer Haltung, mit Augenkontakt, Tonfall und Körpersprache, einen beruhigenden Einfluss ausüben. An der Reaktion Ihres Gegenübers können Sie sofort ablesen, ob Sie ihn gestresst, verletzt, verunsichert, deprimiert, verängstigt oder erfreut, beruhigt und bestätigt haben. Das gilt es erst einmal wahrzunehmen, ohne sich selbst zu verurteilen.

3.3.4 Kommunizieren ohne Worte

Es setzt sich zunehmend die Auffassung durch, dass das Verhalten von Menschen mit Demenz eine Form der Kommunikation ist. So bleibt Kommunikation auch in einem weit fortgeschrittenen Stadium der Demenz bis ans Lebensende möglich. Neben der Fähigkeit zur nonverbalen Kommunikation bleibt auch die emotionale Fähigkeit bis zuletzt erhalten. Für Sie ist es wichtig, diese nonverbalen Zeichen zu erkennen und zu deuten. Üben Sie sich darin zu verstehen, auf welche Worte, Tätigkeiten und Dinge mit Freude, Entspannung oder aber Angst und Abwehr reagiert wird. Nutzen Sie dazu alle Gelegenheiten, die sich im Alltag bieten.

Die nonverbale Kommunikationsfähigkeit ist Voraussetzung dafür, in Beziehung zu gehen, damit eine wertschätzende Kommunikation stattfinden kann. Durch die Beeinträchtigung der Ausdrucksmöglichkeiten kann es beim Betroffenen zum Verstummen kommen. Das gilt es zu vermeiden. Sollte es nicht gelingen, sich zu verständigen, leidet auch das Gefühl der Verbundenheit und kann nicht zuletzt zu Unzufriedenheit bei den Begleitenden führen. Trotz vieler Hinweise gibt es kein Richtig oder Falsch in der Kommunikation. Finden Sie heraus, was in welcher Situation bei welcher Person hilfreich ist. Erinnern Sie sich, dass der Mensch mit Demenz immer gute Gründe für sein Verhalten und seine Fragen hat und sich auch nicht darüber bewusst ist, dass er eventuell etwas Falsches tut oder sich wiederholt. Schon gar nicht absichtlich, was teilweise unterstellt wird. Sie können sich auf die Situation einlassen, eine Konfrontation vermeiden und unterstützen oder trösten. Auch wenn dies immer wieder eine große Herausforderung in der Begleitung bleibt.

Validation nach Feil

Eine Methode, um mit Menschen mit Demenz zu kommunizieren, wurde von Naomi Feil entwickelt, die Validation. Mit einer spezifischen Gesprächstechnik wird versucht, das Selbstwertgefühl wiederherzustellen, Stress zu reduzieren und die verbale und nonverbale Kommunikation zu verbessern. Feils theoretischen Annahmen liegen Grundprinzipien aus der Psychologie zu Grunde:

- Akzeptiere den Mensch, ohne ihn zu beurteilen (Carl Rogers).
- Verstehe den Mensch als einzigartiges Individuum (Abraham Maslow).
- Gefühle, die ausgedrückt und bestätigt wurden, werden schwächer, ignorierte oder geleugnete Gefühle stärker (C. G. Jung).

Naomi Feil selbst sagt: »Es gibt immer einen Grund hinter dem Verhalten« und »jeder Mensch ist wertvoll – wie desorientiert er auch sein mag.«[36] Die Menschen in ihrer eigenen Welt zu erreichen, das ist laut Naomi Feil die Kunst der Validation. Sie empfiehlt folgende Vorgehensweise:

- Zentrieren Sie sich, distanzieren Sie sich von Ihren eigenen Gefühlen und gehen Sie nicht in eine Verteidigungshaltung.

[36] Vgl. Feil N, de Klerk-Rubin, V (2017): Validation. Reinhardt, München.

- Fragen Sie nach Extremsituationen/-erlebnissen: »Wann war es am schlimmsten?«
- Fragen Sie nach dem Gegenteil: »Wann war es schöner?«
- Versuchen Sie, Schlüsselwörter herauszuhören: Was ist eigentlich das Thema?
- Stellen Sie W-Fragen (wer, was, wann, wo, wie), aber keine Warum-Fragen.

Integrative Validation nach Richards

Die deutsche Psychogerontologin Nicole Richard entwickelte in Zusammenarbeit mit einer Bundesarbeitsgemeinschaft von 1992–1997 die Methode der Validation weiter, zur sog. integrativen Validation (IVA) nach Richard®[37]. Diese Form der Kommunikation basiert auch auf einer wertschätzenden Grundhaltung. Richards distanzierte sich aber von Feils Aussagen, dass Demenz aufgrund von unerledigten Lebensaufgaben entsteht und verzichtete auf Fragetechniken und Interpretationen. Wichtig sind bei der IVA vielmehr

- Gefühle (Wut, Angst, Trauer, Misstrauen, Sorge),
- Handlungsantriebe (Fleiß, Ordnung, Fürsorge) und
- Lebensthemen (Beruf, Hobby der Menschen mit Demenz).

Der Mensch soll sich in seiner Wirklichkeit und seinem Selbsterleben verstanden und angenommen fühlen, seine Identität wird gestärkt. Richard benannte Gefühle und Antriebe und bestätigte sie, damit sich die Betroffenen ernst genommen und wertgeschätzt fühlen. Sie verglich die Welt des an Demenz erkrankten Menschen mit einer *»Lichtung im Nebel, auf der er sich befindet. Der Nebel um ihn herum ist nicht zu durchdringen. Wir müssen uns auf die Lichtung begeben, denn dort ist die Realität des Menschen.«*[38] Dabei empfiehlt sie vier Stufen:

1. Gefühle und Antriebe wahrnehmen (Unruhe, Angst, Sorgen etc.)
2. Aspekte validieren, also in kurzen Sätzen den Antrieb wahrnehmen und wertschätzen, z. B. Unsicherheit: »Man kennt sich gar nicht mehr aus« – oder Angst: »Es kann einem ja angst und bange werden« – oder Unruhe: »Da können Sie nicht mehr stillsitzen«

[37] https://www.integrative-validation.de/

[38] Richard N, Richard M (2016): Integrative Validation nach Richard. Bollendorf

3. Aspekte allgemein validieren, z. B. mit bekannten Sprichwörtern, Liedern oder Volksweisheiten: »Ohne Fleiß keinen Preis« – »Stille Wasser sind tief« etc.
4. Eingehen auf das Lebensthema, berufsbezogen oder biografisch, z. B.: »Handwerk hat goldenen Boden«

Richard war überzeugt, dass diese Art der Kommunikation leicht erlernt werden kann und auch im Krankenhaus umsetzbar ist. Die IVA versteht sich als ein lebendiges Konzept, das einen praxisorientierten Handlungsansatz für die Kommunikation bietet und den Mensch mit Demenz in den Mittelpunkt stellt.

Kommunikation ohne Worte

Ein weiteres, sehr praxisorientiertes Interaktionskonzept ist das Trainingsprogramm »Kommunikation ohne Worte – KoW®« von Dr. Astrid Steinmetz[39] für die Kommunikation mit Menschen, die kommunikativ eingeschränkt sind. Das 2001 entwickelte Konzept bietet theoretische und praktische Grundlagenkenntnisse der nonverbalen Kommunikation und Interaktion und dient so der Verbesserung im Umgang mit Menschen mit Demenz. Vom Ausbau der Kommunikationsfähigkeiten profitieren auch die Begleiter, was sich meist in gesteigerter Zufriedenheit, Gelassenheit und Freude ausdrückt, aber natürlich ebenso die Menschen mit Demenz. Je stärker die Fähigkeiten von Sprache und Ausdrucksmöglichkeiten nachlassen, umso mehr braucht es Menschen im Umfeld, die feine Signale als Form des Ausdrucks wahrnehmen können.

Basale Stimulation®

Basale Stimulation® ist ein pädagogisches Konzept von Prof. Andreas Fröhlich, das in den 1970er Jahren ursprünglich für schwerstbehinderte Kinder entwickelt und in den 1980er Jahren zusammen mit Christel Bienstein in die Pflege übertragen wurde. Es ging um Menschen, die durch Wachkoma, Koma, gerontopsychiatrische Erkrankungen oder aber in Todesnähe mit ähnlichen Schwierigkeiten wie schwerstbehinderte Kinder konfrontiert

[39] https://www.kommunikation-ohne-worte.de/

sind und dadurch vergleichbare Bedürfnisse haben. Alle benötigen durch ihre beeinträchtigte Wahrnehmung viel körperliche Nähe, um direkte Erfahrungen zu machen, ihre Umgebung wahrzunehmen und Menschen auch ohne Sprache zu verstehen und zuverlässig versorgt zu werden.

Mit der Basalen Stimulation® wird die Wahrnehmung aktiviert und die Sinne angeregt. Das kann auf unterschiedlichste Weise erfolgen, z. B. mit Musik, Singen, Summen oder durch Berührungen, also nonverbal. Sie kann Menschen mit Demenz Orientierung und Wohlbefinden geben, Angst, Unruhe und Stress reduzieren. Es ist ein ganzheitlicher Ansatz, bei dem die Pflegenden aufgefordert sind, sich dem Körper, Geist und der Seele des anderen zuzuwenden und den Fokus nicht auf die Krankheit zu legen. Es gilt, die Biografie und die Gewohnheiten, Vorlieben, Ängste und Erfahrungen einzubeziehen: *»Je weniger jemand vermeintlich mitbekommt, umso höher qualifiziert sollte die ausführende Pflegekraft sein.«*[40] Das gilt für alle Lebensbereiche und Tätigkeiten, seien sie auch scheinbar banal. Voraussetzung dafür ist eine Offenheit, Achtsamkeit, Kontinuität und Achtung für diese Menschen. Das schließt auch einen achtsamen und respektvollen Umgang mit sich selbst ein. Denn nur dann können Sie auf Augenhöhe mit Ihrem Gegenüber umgehen. Hierzu gehören auch die Selbstreflexion und Achtsamkeit der eigenen Grenzen von Belastung, so kann ein Gefühl der Erschöpfung wahrgenommen und ernst genommen werden, bevor es zu einem Burnout führt.

Basale Stimulation® kann anregende oder beruhigende Wirkung haben und je nach Wunsch entsprechend eingesetzt werden. Sie kann in alltägliche Handlungen einfließen, wie z. B. beim Waschen, Anziehen oder Essenreichen. Wird der Mensch so berührt, dass er bei den Pflegeverrichtungen seine eigenen Bewegungen und seinen persönlichen Rhythmus spürt, trägt das zum Wohlbefinden bei. Bei Menschen mit Demenz können Sie immer wieder Abwehrbewegungen beobachten, wenn dieser individuelle Rhythmus nicht aufgenommen wird oder gar gestört wird. Dann macht sich diese Person ganz steif, dreht sich weg, verspannt sich, atmet vertieft und zeigt deutlich, dass diese Handlung gerade nicht erwünscht ist.

---

[40] Buchholz T, Schürenberg A (2009): Basale Stimulation in der Pflege alter Menschen. Huber, Bern

Sowohl im häuslichen Bereich wie auch in Altenheimen haben hochaltrige, an Demenz erkrankte Menschen meist nur wenig Ansprache. Teilweise sind die einzige Ansprache und Zuwendung am Tag verbunden mit der Körperpflege und weiteren alltäglichen Verrichtungen. Diese sind häufig geprägt von Zeitdruck und Funktionalität, weniger von achtsamer Berührungsqualität. Wenn nun Sprache in dieser Lebensphase nicht mehr wie gewohnt als Kommunikationsmittel zur Verfügung steht, werden Blickkontakt, Mimik und Gestik bedeutsamer. Diese können jedoch wegen der fortgeschrittenen Erkrankung deutlich eingeschränkt sein. Manchmal gelingt es den Betroffenen dann, sich über Lautäußerungen, Atmung, Abwehr, Abwenden, Schließen der Augen, Schwitzen, Schreien oder Wegziehen von einzelnen Körperteilen mitzuteilen. Was dies im Einzelnen dann bedeutet, was die Person Ihnen mitteilen möchte, ist damit noch unklar. Es kann heißen »jetzt nicht« – »so nicht« – »nicht in diesem Tempo« – »nicht von dir.« Das in dem Moment dann ernst zu nehmen, innezuhalten und es nicht zu übergehen, kann der Beginn einer Kommunikation im Sinne der wertschätzenden Basalen Stimulation® sein.

Hier sind genaue Beobachtung gefordert, behutsame Annäherung, Wahrnehmung von Abwehr oder Zustimmung. Es geht darum, dass der Mensch mit Demenz Selbstwirksamkeit erfährt und das Gefühl hat, verstanden zu werden. Das ist ein wesentlicher Beitrag zur Lebensqualität. Die Kommunikation geht in diesem Fall über den Austausch von Worten hinaus auf die Körperebene – durch Bewegung und Berührung. Alle Angebote sollten so gemacht werden, dass sie wahrgenommen, verstanden, angenommen oder abgelehnt werden dürfen. Basal stimulierende Pflege und Versorgung soll die Orientierung fördern oder wiederherstellen und Wohlbefinden auslösen.

Die Qualität von Berührungen kann sehr unterschiedlich sein. Sind Ihre Hände warm, entspannt, ruhig, wohlwollend oder kalt, unruhig oder grob? Was teilen sie dem Menschen mit Demenz mit? Welche Qualität hat die Berührung in diesem Moment? Wie reagiert Ihr Gegenüber auf Ihre Hände?

Berührung ist immer auch eine Form der Begegnung, gerade bei Menschen mit fortgeschrittener Demenz ist sie eine ausgesprochen wichtige Verbindung zwischen zwei Personen. Vorsicht vor zu viel Routine, oberflächlichen Berührungen, die für Demenzerkrankte eher zur Verwirrung beitragen. Diese Menschen brauchen Ihre eindeutigen, mit angenehmem Druck verbundenen Berührungen als klare Informationen. Hilfreich ist es, wenn spürbar ist, wann die Berührung startet und wann sie endet. Hierzu eignet sich die sogenannte »Initialberührung«, z. B. an der Schulter mit der ganzen Handfläche. Die Initialberührung sollten alle im Team einschließlich der Angehörigen jedes Mal zu Beginn und am Ende einer Begegnung oder Tätigkeit durchführen. So erschrickt die Person nicht, sondern weiß, »jetzt kommt etwas« und kann sich darauf einstellen.

Info

Elemente Basalen Berührens:

- Sich selbst auf den Kontakt einstimmen und sich ankündigen,
- Sich annähern an der akzeptierten Kontaktstelle,
- eindeutige, wiedererkennbare, möglichst großflächige Berührung für die Begrüßung – Inititalberührung,
- Im Kontakt bleiben, mit einer Hand, einem Bein, einem Körperteil,
- eindeutige Berührungen, einfach nachvollziehbare, regelmäßig wiederkehrende Bewegungen, dabei auf Richtung, Druck, Dauer und Rhythmus achten
- deutlicher Abschluss der Handlung mit der »Initialberührung« – sich entfernen.*

* vgl. Buchholz 2009

Basale Stimulation® kann in alltäglichen Verrichtungen, z. B. in Form einer beruhigenden oder belebenden Ganzkörperwaschung, einer atemstimulierenden Einreibung oder einer umgrenzenden Lagerung, eine sogenannte Nestlagerung, einfließen. Sie entscheiden zusammen mit dem Betroffenen, ob und wie sehr er sich einbringen kann. Durch Ihr Wissen um die Bedeutung der Sinne lassen Sie Gerüche, Töne oder Musik, Essen und Trinken oder Mundpflege, Gegenstände für den Tast- und Greifsinn sinnvoll in Ihre Tätigkeit einfließen. Ihre Überlegung sollte sein: Wer braucht heute was aus diesem großen Angebot der Basalen Stimulation®?

Grundvoraussetzung ist immer, herauszufinden, welche Berührung jemand mag und wo er sich gern berühren lässt – und wo das nicht der Fall ist. Welche Lage wird bevorzugt, welche Geräusche und Musik sind besonders beliebt oder sehr störend, welche Gerüche, welcher Geschmack wird geliebt oder verabscheut? Gibt es Dinge oder Menschen, die gerne gesehen werden? Ihre Haltung der Offenheit, Neugier, des Annehmens und der Wertschätzung für Menschen mit Demenz bleibt die Grundlage im Umgang und der Begleitung bis zum Tod. Die Initialberührung kann – so lange es möglich ist – die Begrüßung mit Handschlag sein. Im fortgeschrittenen Stadium der Demenz ist die Berührung mit einem eindeutigen Druck z. B. an der Schulter das Zeichen für die Begrüßung und Verabschiedung. Laut Kitwood ist bei stark zentralisierten Menschen eine Berührung nahe am Körperstamm möglicherweise besser wahrnehmbar. Hilfreich ist es, wenn dies alle im Team und in der Begleitung Beteiligten auf ähnliche Weise tun. Das ist dann das Zeichen für den Menschen mit Demenz, dass jetzt etwas Gemeinsames beginnt/endet. Alles, was regelmäßig und wiederkehrend ist, schafft Sicherheit und Vertrauen.

3.3.5 Kommunikation heißt auch Entscheiden

Ein Einzug ins Altenheim ist eine Umbruchsituation. Nur wenige möchten ins Altenheim. Meist gibt es aber keine andere und bessere Alternative dazu. Wer ins Altenheim einzieht, ahnt, dass er bis zum Tod dort bleiben wird. Ein (gemeinsamer) Lebensabschnitt geht zu Ende. Was bedeutet es wohl, sein geliebtes Zuhause zu verlassen und in ein kleines Zimmer mit wenigen eigenen Möbelstücken zu ziehen? Konnte diese Entscheidung noch mitbeeinflusst werden? Ist es ein Umzug direkt aus dem Krankenhaus ohne Abschied von zuhause? Startet er mit dem Versprechen, es ging »nur für drei Wochen in Kurzzeitpflege« und bedeutet dann doch für immer? Durfte noch mitentschieden werden? Diese Entscheidungsfreiheit kann grundlegend für eine Zustimmung sein. Sie wird aber nicht in allen Fällen eingeräumt.

Maßnahmen beim Heimeinzug

Der Einzug kann beim Betroffenen einen Trauerprozess und Abwehr bis hin zu Angst auslösen. Der Verlust des früheren Lebensmittelpunktes will gewürdigt, darf betrauert werden. Er braucht Raum, Zeit und empathische Menschen. Fragen müssen beantwortet werden:

- Wie kann die Würdigung des Trauerns im Alltag nach dem Einzug gelingen?
- Welche Strukturen und Voraussetzungen braucht es auf dem Wohnbereich und innerhalb des Teams?
- Ist allen Beteiligten überhaupt bewusst, was für ein Einschnitt im Leben dieser Einzug ins Heim bedeuten kann? Ist es für diesen besonderen Menschen bewusst?

Hier beginnt die palliative Versorgung – direkt beim ersten Kennenlernen und im gemeinsamen Aushalten dieses Schmerzes.

So kann von Anfang an eine Vertrauensbasis entstehen. Den Schmerz können Sie dem Betroffenen nicht abnehmen, aber Sie können ihn sehen, wahrnehmen, würdigen und mit aushalten. So kann ein gemeinsamer Beginn eines neuen Lebensabschnitts gut gestaltet werden. Vielleicht kann das innerhalb des Teams und von Ehrenamtlichen in der Anfangszeit unterstützt werden. Die Sorge, dass der Bewohner noch trauriger wird, je mehr Sie ihm diese Traurigkeit lassen, ist unbegründet. Eine gesunde Mischung von Ablenken und Zulassen ist hier sicher angebracht. Aber es geht eben nicht nur ums Ablenken. Wiederum stellen sich Fragen:

- Wo bleibt die Individualität der Menschen mit Demenz?
- Kann die Persönlichkeit und alles, was die Person ein Leben lang ausgemacht hat, im neuen Umfeld gelebt und gewürdigt werden?
- Wie reagieren Verwandte, Freunde und Bekannte? Werden sie weiter zu Besuch kommen?

Das soziale Umfeld ändert sich meist im Laufe der Erkrankung und mit einem Heimeinzug. Kontakte gehen verloren, Besuche werden kürzer oder hören ganz auf. Eine soziale Isolation kann die Trauer um das verlorene Zuhause verstärken. Der Mensch mit Demenz fragt sich vielleicht, ob er noch gebraucht wird, ob er noch eine Aufgabe hat, wie er sich einbringen, seine Fähigkeiten noch einsetzen kann. Immer wieder taucht die Frage oder das Lebensgefühl auf: »Wozu denn noch?« – »Ich will gar nicht hier sein.« – »Wer hat mich hierhergebracht?« Mit diesen oder anderen Fragen kann ein Einzug ins Altenheim einhergehen. Gleichzeitig wird erwartet, dass sich der Mensch mit Demenz in Ruhe und womöglich noch mit Freude an die neue Situation gewöhnt und sich möglichst schnell einlebt. Das erwartet das orientierte Umfeld von einer nicht mehr immer oder vollständig orientierten Person, die sich sehr schwer tut mit Veränderungen, die sich womöglich jeden Morgen nach dem Aufwachen aufs Neue fragt, wo sie sich eigentlich befindet. Sich dies bewusst zu machen ist von grundlegender Bedeutung für die Eingewöhnungszeit.

Eine aufmerksame Begleitung von Anfang an, das Ernstnehmen und Zulassen von Trauer trägt dazu bei, dass sich erste Ängste auflösen können. Sie als Mitarbeitende wissen, dass jeder Mensch seine eigene Geschichte mitbringt. Es geht beim Kennenlernen nun darum, Vertrauen aufzubauen, die Vorlieben kennenzulernen, eine angenehme Atmosphäre für diesen Menschen zu schaffen, damit er sich wohl und gut aufgehoben fühlen kann – trotz seiner momentanen Niedergeschlagenheit. Hierbei ist wieder eine gelingende Kommunikation von großer Bedeutung. Ebenso wichtig ist der Kontakt zu den Angehörigen. Auch hier gilt es, von Anfang an Vertrauen aufzubauen und Angehörige als Partner zu gewinnen. Sie sind die Experten für den Menschen mit Demenz. Sie kennen ihn seit Jahren und wissen um Gewohnheiten und Vorlieben. Gleichzeitig wissen Sie natürlich, dass alle Erzählungen der Angehörigen deren Sichtweise tragen. Sie müssen also selbst beobachten und herausfinden, ob Gewohnheiten immer noch aktuell sind. Wenn Sie eines lernen können von Menschen mit Demenz, dann ist es, im Moment zu sein und zu schauen, was jetzt wichtig ist.

In der Sonnweid, einem Altenheim für Menschen mit Demenz bei Zürich in der Schweiz, werden die Erstgespräche immer allein mit den Angehörigen geführt, da der an Demenz Erkrankte dem Gespräch oft schon sehr früh in seiner Erkrankung nicht mehr gänzlich folgen kann. Das führt dazu, dass er schweigt und seine Angehörigen für sich sprechen lässt. Prüfen Sie die Vorgehensweise Ihrer Einrichtung genau: Wie kann diese erste Begegnung so gestaltet werden, dass sie gelingt? Ein Gespräch zwischen Bewohner, Angehörigen und Heimleitung oder Pflegefachkraft geht meist am Bewohner vorbei und überfordert ihn. Bestenfalls macht er dies deutlich, indem er fragt, ob er gehen darf oder dies einfach tut. Vielleicht verstummt er auch resigniert. Das sollte nicht passieren. Das wäre kein gelungener Start.

Wie können Sie diese heikle Situation, diesen schweren Schritt für alle Beteiligten gut gestalten, dass sich alle wohl und sicher fühlen? Räumen Sie als Leitung der Situation genug Zeit ein oder muss das im Dienst so nebenbei gehen? Es kann nicht nebenbei geschehen, auch wenn dies in vielen Altenheimen geschieht, aber es wird der Komplexität der Situation überhaupt nicht gerecht. Die Zeit, die Sie hier sinnvoll einplanen und einsetzen, sparen Sie in vielen Situationen der kommenden Tage wieder ein. Es geht darum, Vertrauen zu gewinnen, vom ersten Augenblick an. Zu sagen, dafür sei keine Zeit, wird der Situation und den Betroffenen nicht gerecht. Es muss Zeit fürs Kennenlernen da sein. Das ist eine Frage der Organisation innerhalb einer Institution.
Als Pflegefachkraft muss Ihnen bewusst sein, was es für den neuen Bewohner bedeutet, hier einzuziehen; was es für die Angehörige bedeutet und mit welchen Emotionen sie jetzt kommen; wie es Ihnen als Pflegefachkraft in dieser Situation geht. Der Mensch mit Demenz und seine Angehörigen kommen mit Unsicherheit, Angst, Gefühlen des Versagens (bei Angehörigen) und Unverständnis (bei dem Menschen mit Demenz). Sie selbst gehen als Fachkraft eventuell auch angespannt in diese Situation hinein. Das sind keine optimalen Bedingungen für ein entspanntes Miteinander. Es ist gut, wenn Sie darum wissen, und sich das bewusst machen. Das allein hilft schon weiter. Bleiben Sie empathisch für Ihr Gegenüber. Entlasten Sie sie mit einem Satz wie »das ist ein schwerer Moment für Sie, das geht fast allen anderen auch so« o. ä. Und das lässt sich organisieren, wenn Sie die richtigen Fragen stellen und im Team beantworten:

- Haben wir die Zeit, uns in Ruhe zu kümmern?
- Sprechen wir mit dem Bewohner?
- Haben wir im Vorfeld allein und ausgiebig mit der Angehörigen gesprochen?

- Gibt es eine weitere Person, die uns bei der Aufnahme unterstützt, damit sich jeweils eine Person um den Bewohner und eine weitere Person um die Angehörige kümmern kann?
- Welche Formalitäten können zuvor oder danach geklärt werden und gehören nicht zu einem ersten Kennenlernen?

Wenn Sie der Aufnahme ins Altenheim einen guten, entspannten Rahmen geben, schaffen Sie die besten Voraussetzungen für ein gutes Gelingen. Alle Beteiligten werden davon profitieren, denn so stehen sie während der Aufnahme nicht ständig unter Zeitdruck. Im Krankenhaus ist es ebenso wichtig, in noch kürzerer Zeit ein Vertrauen aufzubauen. Auch hier gelten diese Hinweise, diese vollkommende Zuwendung zum Patienten und dann in zweiter Linie auch zu den Angehörigen.

Kommunikation zu den Angehörigen

Angehörige sind in der Regel die wichtigsten Bezugspersonen gewesen. Das Vertrauen, das Sie hier von Anfang an aufbauen, ist für die gesamte Begleitung und den Sterbeprozess von großer Bedeutung. Angehörige sind meist die stellvertretenden Entscheider und dadurch bei allen wichtigen Entscheidungen direkte Ansprechpartner. In der Definition der WHO zu Palliative Care werden seit 2002 explizit nicht nur die Schwerkranken genannt, sondern auch die Begleitung der Angehörigen und somit um deren Lebensqualität. Deshalb gilt es, sie gut einzubinden – bis zuletzt im Sterbeprozess. Sie kennen die Vorlieben, Gewohnheiten, Abneigungen, Lieblingskleidung, Lieblingsgetränke, Lieblingsspeisen und haben vielleicht Antworten, wenn es um das Verstehen von auffälligem Verhalten geht.

Wenn Angehörige zuhause die Pflege übernehmen, bedeutet dies eine beträchtliche Veränderung ihres Alltags und ihrer Beziehung. Immer wieder geht es ums Annehmen und Verabschieden. Annehmen der Tatsache, dass der Angehörige an Demenz erkrankt ist und Verabschieden der Fähigkeiten, die im Verlauf verlorengehen. Vielleicht müssen neue, unvertraute Rollen und Aufgaben übernommen werden. Entscheidungen müssen künftig allein getroffen werden. Angehörige fragen sich immer wieder, wie lange das gehen wird und ob sie die Kraft und die Nerven dafür haben werden. Gleichzeitig richten sie den Blick auf alles, was noch möglich ist, geben Zuversicht und Freude am gemeinsamen Leben. Das ist eine große Herausforderung. Vielleicht führt die neue Situation in manchen Fällen zu größerer Nähe, Versöhnung und innerfamiliärem Zusammenhalt. Es gibt Angehörige, die erst in der Pflegesituation ihre eigene Stärke kennenlernen, über sich hinauswachsen und aus Liebe und Zuneigung pflegen, den Eltern etwas zurückgeben, was man als Kind selbst erfahren durfte.

Die Persönlichkeitsveränderung bei manchen Menschen mit Demenz und die damit verbundenen Konflikte und Kränkungen können jedoch sehr belastend sein. Es werden viele gemeinsam erlebte Erinnerungen an Urlaube und wichtige Momente im gemeinsamen Leben einfach vergessen. Vielleicht werden Angehörige nicht mehr als Partner oder Kind erkannt, auch das ist ein schmerzlicher Moment. Manchmal schämen sich Angehörige auch für das Verhalten des Betroffenen oder für ihr eigenes Unvermögen, geduldig zu bleiben. Teilweise kommen noch finanzielle Sorgen hinzu und der Blick auf den kommenden Sterbeprozess. Das alles sind Themen, die viele Angehörige erst einmal mit sich allein ausmachen. Gut ist es in dieser emotional aufgeladenen Situation, wenn sie auf verständnisvolle Menschen treffen, die wahrnehmen, wie sie sich gerade fühlen. Das können der Hausarzt, die Beratungsstelle oder die Mitarbeiter*innen des ambulanten Pflegedienstes oder des Altenheimes sein, die Ihnen bestätigen, dass es vielen anderen Angehörigen ähnlich ergeht. Wohltuend ist es sicher in diesem Moment, wenn anerkannt wird, wie viel sie bis dahin schon geleistet haben – meist allein.

Die Pflege zuhause bringt Angehörige teilweise an ihre Belastungsgrenze, viele Jahre des Kümmerns, des Verzichts; eine schleichende Verschlechterung mit immer mehr geistigen und körperlichen Einschränkungen, die kompensiert werden müssen; Nächte, die immer wieder wenig bis gar nicht erholsam sind; gefährliche Situationen, wie z. B. ein angelassener Herd oder wenn die Person allein das Haus verlässt; Freunde, die sich zunehmend zurückziehen. Das kann durchaus zur eigenen Erkrankung und Erschöpfung führen. Pflegende Angehörige sind häufig noch berufstätig, haben einen eigenen Haushalt, Familie, Partner, Kinder oder sind im selben Alter wie der Betroffene und nicht mehr so belastbar. Die andauernde Zuständigkeit für alle Belange kann zur Überforderung werden. Schnell wird man ungeduldig, ungehalten und reagiert nicht empathisch, ohne dies zu beabsichtigen. Selbst mit einem ambulanten Pflegedienst und Tagespflege können Angehörige an den Punkt gelangen, wo es einfach ihre Kräfte und Möglichkeiten der Begleitung und täglichen Rund-um-die-Uhr-Pflege übersteigt. Das wird häufig als Versagen erlebt, obwohl zuvor jahrelang Unglaubliches geleistet wurde.

Wenn der Einzug ins Altenheim für den Betroffenen eine Herausforderung ist, so gilt das nicht minder für Angehörige. Der Eintritt ins Altenheim befreit sie aber auch von Zwängen. Je nachdem, wie sich die Situation zuhause zuletzt gestaltet hat. Vielleicht war die Situation zuhause schon geprägt von Überforderung durch unruhige Nächte verbunden mit einer gereizten und ungeduldigen oder gar aggressiven Stimmung in manchen Momenten. Der Einzug ins Altenheim scheint immer unvermeidbarer zu werden. Wann ist der richtige Zeitpunkt? Jetzt, in 4 Wochen, in 2 Monaten? »Spätestens wenn man sich wünscht, der andere möge endlich sterben, ist er gekommen.«[41] Gibt es einen richtigen Zeitpunkt? Eventuell war der Einzug ins Altenheim mit Konflikten verbunden im Vorfeld. In manchen Fällen ist es eine Mischung aus Entlastung und Schuldgefühl. Angehörige fragen sich, ob Sie richtig entschieden haben, ob es nicht doch noch zuhause gegangen wäre, sie erinnern sich vielleicht an eine gemachte Zusage, ihren Partner, den Vater, ihre Mutter oder Tante nicht ins Altenheim zu bringen. Jetzt ist es doch so gekommen. Vielleicht spüren sie sogar Druck aus der Familie, Nachbarschaft von Freunden und Bekannten, die alle dachten, dass Sie das auch weiterhin schaffen.

In der Regel sind Angehörige erst einmal in Sorge. In Sorge und mit Fragen im Hinterkopf: Wird er/sie sich wohl fühlen in der neuen Umgebung? Gelingt das Einleben? Wie gelingt der Abschied am Ende meines Besuches? Wird es Tränen geben und will er/sie mit nach Hause? Was sage ich dann? Wie geht es mir jetzt zuhause mit der veränderten Situation? Darf ich es genießen? Plagt mich mein schlechtes Gewissen? Wird er mich noch kennen? Werde ich an Bedeutung verlieren? Wie fülle ich diese Lücke zuhause? Sie bringen Ihren Angehörigen ins Altenheim, ohne dies wirklich zu wollen und

[41] Schmieder M (2019): Dement aber nicht bescheuert. 4. Auflage, Ullstein, Berlin, S. 15

womöglich gegen den Wunsch und ein Versprechen. Schmieder, Leiter der Sonnweid möchte gezielt keine »Vorberichte« und »Krankenakten«[42], sondern sich selbst ein Bild machen und durch dieses erste Gespräch nur mit den Angehörigen, für das er sich ein bis zwei Stunden Zeit nimmt, Vertrauen aufbauen. Hierbei können sich Angehörige auch schon im Erzählen entlasten und all ihre Befürchtungen, Sorgen, Nöte, Ängste, Schuldgefühle ihren Ärger und ihre Wut äußern. So ergibt sich ein erstes Bild vom Ausmaß der Erkrankung, dem Umgang in der Familie damit und vom familiären Hintergrund. Es zeigen sich auch die weniger repräsentativen Seiten auf, alte Verletzungen und Kränkungen. Dabei geht es um ein Kennenlernen ohne Wertung. Angehörige wollen ernst genommen werden und nicht beurteilt oder gar verurteilt werden.

Nun beginnt für Beide ein Abschied. Ein Abschied von Gewohnheiten im Alltag, morgens nebeneinander aufzuwachen, gemeinsam zu frühstücken, den Alltag miteinander zu gestalten und zu verbringen. Das wird nun nicht mehr so sein. Der andere ist nicht gestorben, aber ein endgültiger Abschied von zuhause bringt eine große Veränderung im Alltag der Angehörigen mit sich. Dies kann belastend und erleichternd zugleich sein. Angehörige können von Schuldgefühlen geplagt werden und immer wieder voller Zweifel überlegen, ob es die richtige Entscheidung war. Sie wissen genau, dass Sie zuhause den ganzen Tag um den Demenzkranken waren und alle Fragen beantworten und Bedürfnisse großenteils erfüllen konnten. Im Altenheim hingegen ist das Personal für viele weitere Menschen und Aufgaben gleichzeitig zuständig und diese intensive Betreuung wie es zuhause möglich war, kann nicht gewährleistet werden. Das sehen Sie bei jedem Ihrer Besuche. Auch das schmerzt und kann Schuldgefühle hinterlassen. Vielleicht sind Angehörige nach ein paar Tagen oder Wochen schon wieder etwas ausgeruht, erleichtert und entlastet und können zu schönen Besuchen und entspannten Spaziergängen mit Kaffee und Kuchen ins Altenheim gehen und die gemeinsame Zeit mit schönen Dingen füllen und genießen. Ein neuer Abschnitt, eine neue Form der Begegnung. Kraft schöpfen, für das, was noch kommt.

---

[42] Ebd.

Sie werden nun zunehmend mit dem Sterben Ihres Angehörigen und eventuell auch mit ihrer eigenen Endlichkeit konfrontiert. Vielleicht spüren Sie, dass es immer mehr auf den Tod zugeht, ohne dass er schon sichtbar ist. Das ist eine weitere Herausforderung, die ungefragt hinzukommt. Suchen Sie sich als Angehörige auch hier Unterstützung. Gibt es einen Hospizdienst vor Ort, eine gute Freundin, einen vertrauten Seelsorger oder die Pflegekraft, der Sie sich anvertrauen möchten? Es tauchen Ängste auf vor dem Ungewissen – was kommt auf mich zu? Bin ich dem gewachsen? Wird er/sie leiden müssen? Wie kann ein Leben ohne diese geliebte Person aussehen? Womöglich schwingt das unausgesprochen mit, wenn Angehörige sich das nicht bewusst machen und kommt in Form von Sorge, Misstrauen oder Vorwürfen zur Sprache.

Info

Unterstützung der Angehörigen

Als Pflegekraft können Sie Angehörigen sicherlich auch zur Seite stehen. Doch es gibt eine Reihe von Hilfen, die Sie ihnen zusätzlich anbieten sollten:

- Frühzeitige Beratung und Information an einer Gerontopsychiatrischen Beratungsstelle vor Ort (Leistungsansprüche, Vorsorgepapiere, ...)
- Eine Gelingende Kommunikation führt zu mehr Wohlbefinden auf beiden Seiten, dazu gibt es Beratung und Schulung auch für Angehörige
- Der Hausarzt ist für die Fragen und Befürchtungen als kontinuierlichen Ansprechpartner hilfreich
- Selbsthilfegruppen dienen dem Erfahrungsaustausch mit anderen pflegenden Angehörigen
- Sich regelmäßig um sich selbst kümmern, sonst führt es zu Energielosigkeit, Angst, Sorgen, Schlaflosigkeit oder Krankheit
- Pflegedienste, Betreuungsgruppen und Kurzzeitpflege für eigene Auszeiten einbinden um Kraft zu schöpfen
- Regionale Hilfs- und Unterstützungsangebote
- Information und Hotline der Alzheimergesellschaft

Angehörige werden von Pflegenden und Betreuungskräften immer wieder als »schwierig«, »anstrengend« oder »fordernd« bezeichnet. Tatsächlich haben sie über Jahre die Pflege geleistet – bis an die Grenze des Machbaren. Das sollten Sie als Pflege- bzw. Betreuungskraft immer im Hinterkopf haben. Seien Sie nachsichtig, wenn sich Angehörige manchmal im Ton vergreifen, Vorwürfe machen oder den Mitarbeiter*innen misstrauen. Selten sind Sie als Mitarbeitende persönlich gemeint, Sie sind einfach gerade im Dienst und vertreten Ihre Berufsgruppe. Bleiben Sie freundlich und zugewandt: »Sie machen sich große Sorgen um Ihre Mutter, nicht wahr?« – »Sie fürchten, wir kümmern uns zu wenig um sie?« Mit solchen einleitenden Bemerkungen nehmen Sie einer Kritik die Spitze, weil Sie den Kritiker ernst nehmen. Berichten Sie dann noch, was im Verlauf des Tages alles für die Mutter und mit ihr gemacht wurde. Erzählen Sie davon, was die Mutter in Gesellschaft und einzeln erlebt hat. Das gilt umso mehr, wenn die Angehörige immer erst am Abend kommt, wenn die Mutter schon wieder sehr müde ist und keine Aktivitäten mehr wünscht. In diesem Fall könnten Sie vorschlagen, lieber am Vormittag zu Besuch zu kommen, wenn die Mutter wacher ist. Versuchen Sie das Vertrauen der Angehörigen zu gewinnen, beziehen Sie sie mit ein, fragen Sie nach dem jahrelangen Erfahrungsschatz in Bezug auf diese eine Person. Das verbindet und schafft Vertrauen und erleichtert durch hilfreiche Hinweise auch Ihre Arbeit. Das ist besonders im Krankenhaus wichtig, denn dort kennen Pflegekräfte die Vorlieben der Patient*innen natürlich nicht. Nützlich und für die Gesamtsituation sehr entspannend kann es sein, wenn Angehörige im Zimmer übernachten können. Das kann viel Ruhe in den Krankenhausaufenthalt bringen. Eine vertraute Person ist in der neuen Umgebung mit dabei und Gewohnheiten können berücksichtigt werden. Gleichzeitig ist ein Ansprechpartner für alle Beteiligten vor Ort.

Im häuslichen Bereich sind Sie als Pflegekraft meist die einzige orientierte Ansprechpartnerin am Tag und deshalb weichen Ihnen Angehörige teilweise nicht von der Seite, während Sie Ihre Arbeit verrichten. Wenn genug Vertrauen da ist, kann eine Aufforderung von Ihnen ermutigend sein: »Sie dürfen gern etwas für sich machen, solange ich hier bin. Ich rufe sie dann, wenn ich Sie benötige.« Sollte es jedoch um das Bedürfnis der Kommunikation gehen, wird die Angehörige dabeibleiben und das für sich nutzen und genießen. Wenn Sie das beeinträchtigt oder bei der Pflege stört, müssen Sie das klar kommunizieren und vielleicht einen Kompromiss finden. Wichtig dabei ist für Sie, dass Sie versuchen zu verstehen, was dahinterstecken könnte. Angehörige werden selten gelobt, auch das können Sie in allen Settings ganz einfach tun. Es gibt immer einen Grund für ein Lob: »Wie Sie das Tag und Nacht schaffen, was wir in drei Schichten aufteilen - ich bewundere Sie dafür.« – »Welche Geduld Sie für Ihren Mann aufbringen – unglaublich!« – »Wie wunderbar Sie sich kümmern.« – »Sie kommen trotz Ihrer vielen Verpflichtungen jede Woche zu Ihrer Mutter ins Heim.«

Wenn Sie es sich vornehmen, fällt Ihnen immer etwas ein und die Atmosphäre verändert sich spürbar. Angehörige werden oft übersehen, der Mensch mit Demenz steht meist im Mittelpunkt. Zudem ist Pflege und sich kümmern gerade bei Frauen selbstverständlich und Angehörige erhalten nur sehr selten ein Lob und Anerkennung. Es geht darum, Vertrauen zu gewinnen, weil gerade beim Krankheitsbild der Demenz der Angehörige und der Demenzkranke eine Einheit bilden. Sobald es aufs Sterben zugeht, ist es sehr hilfreich und eine gute Basis, wenn gegenseitiges Vertrauen vorhanden ist. Es müssen mehr Gespräche geführt werden, es geht um Entscheidungen und dabei ist es für alle leichter, wenn Vertrauen herrscht. Über das bevorstehende Lebensende zu sprechen gelingt besser, wenn alle sich gegenseitig vertrauen.

In der palliativen Begleitung werden die Angehörigen mit in den Blick genommen und in ihren psychosozialen und spirituellen Bedürfnissen unterstützt. Auch das beginnt bei der ersten Begegnung. Dies ist sowohl im ambulanten Bereich als auch im Altenheim und im Krankenhaus von Bedeutung. Leider wird der Angehörigenbegleitung jenseits von Palliativstationen und Hospizen noch nicht das gleiche Gewicht beigemessen. Auch hier gilt: Nutzen Sie Ihre Spielräume und setzen Sie es um, so gut es momentan möglich ist, bis sich strukturell etwas verändert.

4 Pflegerischer Umgang mit besonderen Symptomen

Der Mensch mit Demenz verbindet mit einem bestimmten Verhalten gar nicht die Absicht, herausfordernd zu sein. Natürlich fordert Sie ein demenzbedingtes Verhalten immer wieder heraus, das geht allen Beteiligten, Angehörigen, Betreuungskräften, Ehrenamtlichen, Pflegenden, Therapeut*innen und Ärzt*innen ähnlich. V. a. wenn es um die Ablehnung von aus Ihrer Sicht sinnvollen, hilfreichen und angemessenen Angeboten geht. Sich dies bewusst zu machen, ist schon der erste wichtige Schritt in die Empathie trotz der belastenden Situation. Unsere Erwartungen an Menschen mit Demenz sind nicht immer realistisch. Da wird erwartet, dass sie ausgeglichen, ruhig und zufrieden sind. Diese Momente gibt es auch und es sollte auch ein Ziel sein, viele dieser schönen Momente zu kreieren. Tatsache ist aber auch, dass Demenz eine Krankheit ist, die phasenweise viel Unruhe und auch herausfordernde Verhaltensweisen mit sich bringt.

4.1 Unruhe

Unruhe kann sich auf ganz unterschiedliche Art und Weise zeigen und es ist hilfreich, wenn Sie bereits die frühen Anzeichen wahrnehmen, bevor es »eskaliert«. Das können ein unruhiger Blick sein oder ein Nesteln an der Bettdecke, unruhige Bewegungen der Finger, Zerkleinern einer Papierserviette, Scharren mit den Füßen etc. Jetzt gilt es, mit Aufmerksamkeit und Zuwendung zu reagieren und gemeinsam nach einer Entlastung zu suchen. Sonst wird die Unruhe noch stärker und kann in ein »herausforderndes« Verhalten übergehen.

Info

Jedes Verhalten und jede Unruhe hat einen guten Grund, auch wenn Sie ihn nicht immer (gleich) sehen. Mit dieser Haltung bleiben Sie bei der Not des Betroffenen in seiner aktuellen Situation und suchen nach den guten Gründen für sein Verhalten. Es ist zu einfach, wenn Unruhe als ein Symptom der Demenz gesehen wird. Damit ist dem Menschen in seiner Not nicht geholfen. Meist handelt er in einer Weise, die momentan die einzige und beste ihm zur Verfügung stehende ist.

4.1.1 Die Ursachenforschung

Was können gute Gründe für ein herausforderndes Verhalten oder Unruhe sein? Das gilt es, durch genaues Beobachten, biografisches Wissen, Intuition, im Teamgespräch, zusammen mit den Angehörigen und allen Beteiligten, herauszufinden. Ist es möglich, dass Sie zu laut, zu schnell, zu überraschend, zu grob waren und damit den Menschen erschreckt, gestresst, verunsichert, überfordert oder unbeabsichtigt geängstigt haben? Fragen sie sich: Was habe ich dazu beigetragen, dass sich mein Gegenüber gerade so verhält? Das kann schon helfen. Sie kennen sicherlich die Situation, dass Sie ans Bett treten, die Bewohnerin noch vor sich hinträumt und in ihrer eigenen Welt offensichtlich sehr zufrieden ist. Da nehmen Sie ihr – aus ihrer Sicht – urplötzlich die Bettdecke weg, um mit dem Waschen zu beginnen oder die Vorlage zu kontrollieren. Die erschreckte Bewohnerin beginnt zu schreien, will die Decke wieder über ihren Körper ziehen, verzieht das Gesicht oder zeigt mit der Hand, dass sie das momentan nicht wünscht. Es kann sein, dass dies bei Ihnen als Schlag gegen Ihren Arm ankommt und Sie sofort mutmaßen, die Bewohnerin sei aggressiv. Aber womöglich hat sie nur adäquat reagiert, als eine ihr fremde Person plötzlich an ihr Bett trat, die Decke zurückriss, um sie in einem intimen Körperbereich anzufassen.

Meist sind wir einfach zu schnell und haben unsere Handlung verbal zwar angekündigt, aber nicht abgewartet, ob das überhaupt beim anderen angekommen ist. Es bedarf im Sinne der achtsamen Berührung der Basalen Stimulation® erst einmal eines Körperkontakts in Form einer Initialberührung, eines Blickkontakts, eines Lächelns, einer Begrüßung und eines Wartens auf Einwilligung. Dies erfordert Zeit. Wenn Sie sich diese Zeit in dieser Situation nicht nehmen können, laufen Sie Gefahr, dass es eskaliert – Das kostet dann auch Zeit. Zudem und das ist das Entscheidende, ist es ein Vertrauensbruch zwischen dem Menschen mit Demenz und Ihnen, also für die weitere Zusammenarbeit nicht hilfreich und für den Menschen mit Demenz sehr verwirrend und beängstigend. Wichtig ist es, in diesem Zusammenhang nicht von »schwierigen Verhaltensweisen« oder »Aggression« zu sprechen, sondern das genaue Verhalten in dieser Situation zu beschreiben. Das Bewerten der Situation hindert Sie eher daran, herauszufinden und zu verstehen, was der Auslöser oder die Ursache sein könnte. Meist kommen Sie auf die Ursache, indem Sie genau überlegen, wie die Situation entstanden ist. Was ist kurz zuvor geschehen, bevor der Mensch mit Demenz so reagiert hat? Wenn Sie das konsequent einüben, werden Sie immer besser im Beobachten.

Wichtig **Unruhe hat viele Ursachen**

Grundsätzlich können hinter sog. Verhaltensauffälligkeiten und Unruhe auch körperliche Ursachen stehen, z. B. Schmerzen, Harndrang, Übelkeit, Hunger und Durst, Atemnot, Exsikkose, Herzrhythmusstörungen, Vitalzeichenveränderungen, ein beginnender Infekt, Fieber, Obstipation, schlechte Lagerung, eine nasse Einlage, Juckreiz, Nebenwirkungen von Medikamenten oder ein zu niedriger/hoher Blutdruck. Unruhe ist auch ein Warnsymptom schwerer Erkrankungen, wie z. B. drohender Darmverschluss, Infarkt, Halluzinationen, beginnendes Delir, Nieren- oder Leberversagen etc.

Auch psychosoziale und spirituelle Ursachen können zu Unruhe und Verhaltensauffälligkeiten führen, z. B. Einsamkeit, Gefühl der Verlassenheit, demenzbedingte Realitätsverkennung und Fehleinschätzungen, Trauer,

Scham, Angst, ständige Unsicherheit: Wo bin ich? Was kommt als nächstes?, Reizüberflutung in Gemeinschaftsräumen, durch Lärm, Radio oder Fernseher, fehlende sinnvolle Beschäftigung, mangelnde Zuwendung und mangelnder positiver Körperkontakt, Missverstehen der Absichten ihres Gegenübers, Unverständnis darüber, warum bestimmte Dinge nicht erlaubt sind, Sehnsucht nach Zuhause/Bezugspersonen, verschlossene Türen oder auch das Unvermögen, sich mit seinen Wünschen auszudrücken bzw. verstanden zu werden: »Ich will hier nicht sein!« – »Ich kenne mich nicht aus.« – »Ich weiß nicht, was ich tun soll.« – »Komm zu mir.«[43] Manche Menschen mit Demenz werden in den frühen Abendstunden (Sundowning-Phänomen) sehr unruhig. Kitwood meinte dazu, hier läge eine Störung des »inneren Rhythmus« zu Grunde. Er nannte mangelnde Lichtaufnahme, zu wenig Bewegung und fehlende Tagesstruktur als Einflussfaktoren. Im Zusammenhang mit dem Thema Unruhe ist es wichtig, das Krankheitsbild Demenz zu verstehen. So kann es gelingen, Verhaltensweisen der demenzbedingten Veränderung zuzuordnen, z. B.:

- Das veränderte Kurzzeitgedächtnis kann zur Folge haben, dass alltägliche Handlungen wie z. B. An- und Ausziehen, Suchen von Gegenständen oder Personen vielfach wiederholt werden.
- Orientierungsstörung erschweren eine Anpassung an eine neue Umgebung, an neue Situationen, Personen oder Wechsel in ein Krankenhaus. Hier entsteht der Wunsch »nach Hause«, in eine gewohnte bekannte Umgebung zu gehen.
- Körperliche Befindlichkeiten wie z. B. Schmerzen oder Hunger können nicht mehr richtig gedeutet und verbalisiert werden.
- Der gewohnte oder neu entstandene Bewegungsdrang kann nicht ausgelebt werden.
- Alte Aufgaben und Pflichten wie z. B. am Morgen zur Arbeit zu gehen oder die Familie zu bekochen, sich um die Kinder zu sorgen, werden erinnert und wollen ausgelebt werden.
- Angenehme und unangenehme Erinnerungen tauchen auf und fühlen sich real an.

[43] Vgl. Kojer M, Schmidl M: Demenz und Palliative Geriatrie in der Praxis. Springer, Heidelberg, S. 28

Wenn Sie eine oder mehrere Ursachen finden, können Sie sie beheben und so zum Wohlbefinden beitragen. Wenn Sie annehmen, das Verhalten und die Unruhe gehören zum Krankheitsbild der Demenz, gibt es keinen Bedarf zu handeln und die Situation hält für den Menschen mit Demenz weiter an, wird eventuell noch bedrohlicher und das kann sich wiederum in seinem Verhalten ausdrücken. Aus dieser Spirale müssen Sie den Menschen heraushelfen, die das nicht mehr allein können. Ruhe und Sicherheit zu vermitteln ist Ihre Aufgabe. Entspannung tritt erst ein, wenn Sie den Menschen mit Demenz als Menschen annehmen und ernst nehmen, was ihn gerade bedrückt oder beschäftigt. Das allein kann schon helfen, auch wenn Sie die Ursache der aktuellen Unruhe (noch) nicht finden.

4.1.2 Maßnahmen gegen Unruhe

Es kommen in diesen Phasen der Unruhe und des herausfordernden Verhaltens immer wieder auch Medikamente zur Beruhigung zum Einsatz, was meist nicht zufriedenstellend ist. Es gelingt nicht immer, genau die Dosierung zu finden, bei der die Person noch wach genug ist, um am Leben teilzunehmen, ohne zu stürzen, und gleichzeitig nicht mehr unter der Unruhe leidet. Medikamente können eine eingeschränkte Mobilität verbunden mit einer erhöhten Sturzgefahr verursachen, Antriebslosigkeit, verringerte Konzentrations- und Kommunikationsfähigkeit bis hin zu Schläfrigkeit auslösen. Die Nebenwirkungen sind zahlreich und die Auswirkung auf den ganzen Menschen nicht immer zu seinem Vorteil. In der Regel werden gegen Angst, ängstliche Unruhe und akute Verwirrtheit Haloperidol, Quetiapin, Risperidon, Midazolam oder Lorazepam eingesetzt. Hier muss der Hausarzt zusammen mit allen Beteiligten regelmäßig prüfen, ob die Medikation noch sinnvoll, richtig dosiert ist oder abgesetzt werden kann. Hier gilt es gut abzuwägen und zuvor alle nicht-medikamentösen Möglichkeiten auszuschöpfen. Grundsätzlich ist es hilfreich, einen geregelten, beruhigenden, angenehmen Rahmen zu schaffen. Weitere Anregungen, die Sie mit Ihrer Kreativität und Empathie füllen und erweitern können:

- Alle Grundbedürfnisse täglich wiederkehrend erfüllen,
- sämtliche Verrichtungen in langsamen Schritten und mit Erklärungen angehen,

- beruhigende Ganzkörperwaschung (10–15 Minuten) im Sinne der Basalen Stimulation®,
- vertraute Zuwendung (z. B. Beine ausstreichen, Hände eincremen oder massieren, Kopf halten, streicheln, Hand halten, Unterarmkontakt),
- Essen und Trinken bereitstellen oder in Ruhe eingeben, hierbei Vorlieben und Gewohnheiten beachten, gern auch vertraute Hausmittel einsetzen,
- für körperliches Wohlbefinden sorgen, das schließt z. B. Kleidung, bequemes Sitzen, angenehmes Liegen, angemessene Temperatur, Ausscheidungen, Schmerzfreiheit, Beschwerdefreiheit etc. ein,
- bei notwendigem Umgebungswechsel möglichst viel Vertrautes mitgeben,
- auf Licht und Geräusche achten und für eine angenehme Umgebung sorgen, z. B. eine Salzkristalllampe,
- vertraute, entspannende Düfte wie z. B. Melisse, Vanille, Lavendel etc. bei bekannter Verträglichkeit einsetzen,
- Singen, entspannende Musik hören, Vorlesen,
- Nestlagerung,
- Wickel, Auflagen, Einreibungen mit beruhigenden ätherischen Ölen, Hand- oder Fußbad,
- dabeibleiben, die Situation gemeinsam aushalten,
- Ruhe und Sicherheit ausstrahlen: »Ich bin da, du bist jetzt nicht allein.«

Unruhe und herausforderndes Verhalten bis hin zur Aggression werden sich dennoch nicht immer vermeiden lassen und bleiben eine große Herausforderung für die Pflege und Betreuung. Das Wissen darum und der angemessene Umgang damit werden die Situationen jedoch deeskalieren. Es ist viel Geduld, Empathie und Nachsicht erforderlich. Wichtig ist für Sie, dass Sie gut für sich selbst sorgen, um genug Kraft und eigene innere Ruhe zu haben, um Phasen der Unruhe beim Menschen mit Demenz zu begleiten. Suchen Sie sich Unterstützung im Team, in anderen Disziplinen, von Ehrenamtlichen, Hospizdiensten, Angehörigen und Freunden der Familie. Wenn das Lebensende näher rückt, kann sich die Unruhe verstärken. Sie kann sich aber auch auflösen, sodass der Sterbende ruhig und entspannt wird, was er zuvor vielleicht schon lange nicht mehr war. Grundlegend erforderlich bleibt weiterhin eine gute Linderung aller Beschwerden.

4.1.3 Nicht-medikamentöse Maßnahmen bei Unruhe

Hier nun praktische Beispiele, die Sie sehr einfach ohne viel zusätzlichen Zeitaufwand in Ihre Arbeit oder Begleitung einfließen lassen können.

Naturparfüm »Geborgenheit«
»Benzoe Siam, Iris, Jasmin, Lemongras, Melisse, Orange, Vanille-Naturparfüm in Jojobawachs

Ein blumiger, samtig einhüllender und lieblicher Duft lässt die beruhigende Wirkung dieser Ölmischung sofort erahnen. Sie vermittelt Schutz und wie der Name sagt Geborgenheit. Der Duft entspannt und gleicht aus, wenn der Betroffene unruhig und ängstlich ist.«[44]

Ausstreichen der Beine
Das Ausstreichen der Beine kann auch sehr gut über der Kleidung durchgeführt werden. Es dient der Entspannung und kann in allen Settings durchgeführt werden. Als Durchführende sollten Sie entspannt und ruhig, gut geerdet und für diese Minuten auch nicht abgelenkt sein. Ihre ganze Aufmerksamkeit ist bei Ihrem Gegenüber.

Die Person liegt im Bett, Pflegestuhl oder sitzt bequem. Sie erklären kurz, was Sie vorhaben und holen sich das Einverständnis Ihres Gegenübers. Reiben Sie zur Vorbereitung kurz Ihre Handflächen aneinander und legen Sie Ihre warmen, energiegeladenen Hände im Sinne der Basalen Stimulation® an ein Bein. Beginnen Sie die ausstreichende Bewegung direkt unterhalb des Knies mit umschließenden, flächig aufgelegten Händen mit deutlichem Druck bis über den Knöchel und bewegen Sie Ihre Hände bis zu den Zehen. Bleiben Sie mit einer Hand am Fuß, die andere Hand geht wieder unter das Knie, dann folgt die zweite Hand und Sie beginnen wieder in Ruhe umschließend den Unterschenkel auszustreichen. In der Regel stellt sich nach wenigen Malen schon eine Entspannung ein. Wechseln Sie nun zum anderen Bein und streichen Sie auch dieses in Ruhe in Abwärtsbewegungen aus.

---

[44] Stadelmann I (2017): Aromapflege. Praktische Aromatherapie für den Pflegealltag, Stadelmannverlag, Wiggensbach, S. 445

> Die Bewegung geschieht immer vom Knie abwärts, der Körperkontakt bleibt immer bestehen, damit die Person spürt, dass Sie noch da sind. Sollte das Ausstreichen Ihrem Gegenüber unangenehm sein und die Unruhe verstärken, beenden Sie es.

Fersenhalten

Das Fersenhalten bringt Ruhe und Geborgenheit. Dazu werden vom Fußende des Bettes aus die Fersen von unten umfasst und das Gewicht sozusagen abgenommen. Die Knie liegen auf einem Kissen und sind weich unterlagert. Hilfreich ist es, das Fersenhalten mit den Worten: »Sie dürfen loslassen« zu unterstützen. Das wird schon nach wenigen Minuten als wohltuend und entspannend empfunden. Wie immer gilt auch hier, dem Gegenüber ins Gesicht zu blicken und seine Reaktion zu beobachten. Spüren Sie Ablehnung, hören Sie bitte auf. Ansonsten kann das Fersenhalten ein paar Minuten durchgeführt werden. Es eignet sich in unruhigen Abendstunden, vor der Nacht und im Sterbeprozess. Ihre eigene innere Ruhe ist auch hier Grundvoraussetzung, ebenso Ihre vollkommene Aufmerksamkeit auf Ihr Gegenüber.[45]

Unterarmkontakt

Sie legen Ihren Arm als Angebot unter den Arm Ihres Gegenübers, sodass er jederzeit die Möglichkeit hat, seinen Arm wegzuziehen, wenn ihm die Berührung zu dicht oder unangenehm ist. Ihre Hand umgreift den Ellbogen von unten und Sie können, wenn Sie sehen, dass es gewünscht ist und beruhigend wirkt, Ihre andere Hand schützend, tröstend auf das Handgelenk des Menschen mit Demenz legen. So ist es eine umschließende, aber dennoch nicht einengende Geste. Sie sitzen am Bett, sind Ihrem Gegenüber zugewandt und lauschen oder sprechen, beten oder singen, was gerade angemessen und erwünscht ist. So kann sich die Unruhe auflösen oder gemeinsam ausgehalten werden.[46]

---

[45] Vgl. Student JC, Napiwotzky A (2007): Palliative Care, wahrnehmen – verstehen. Thieme, Stuttgart

[46] Vgl. ebd.

Nestlagerung

Die Nestlagerung kann sehr beruhigend für Menschen mit Demenz sein. Sie machen eine Initialberührung, rollen kräftig die Decke über dem Körper ab, legen die Person in einen aus einem Stillkissen oder einer Deckenrolle geformten Ring, sodass Arme und Beine gestützt werden. Sie formen aus zwei großen Kissen, die Sie in der Mitte einschlagen, ein Schiffchen und legen jeweils ein Bein hinein. So ist die Person von allen Seiten umgrenzt. Jetzt rollen Sie die Decke wieder über dem Körper ab, damit die Person sich wahrnehmen kann, und schlagen die Decke an den Seiten und am Fußende ein. Die Begrenzung kann sehr wohltuend auf einen unruhigen Menschen mit Demenz wirken. Das Gefühl der Geborgenheit kann sich durch die Begrenzung ausbreiten. Zum Abschluss streichen Sie nochmals über der Decke die Beine aus und verabschieden sich mit der Initialberührung. Auch hier müssen Sie genau beobachten, ob es auch wohltuend ist. Variation: Manchmal reicht auch eine Begrenzung rund um den Kopf mit einem Kissen.[47]

Tipp

Es gibt noch viele wunderbare Beispiele, u. a. aus der Basalen Stimulation®, die bei Unruhe hilfreich sein können. Finden Sie heraus, was zu Ihnen passt, was Sie anbieten möchten und was Ihrem Gegenüber guttut. Wenden Sie es im Alltag regelmäßig an, damit es ein Teil Ihres Alltags wird. Die Frage lautet auch hier: Wer braucht heute was von mir? Wer ist besonders unruhig oder auf dem Weg dahin, es zu werden?

[47] Vgl. ebd.

4.2 Angst

Menschen mit Demenz leiden immer wieder an Angst. Das Krankheitsbild selbst macht Betroffenen und ihren Angehörigen Angst. Darüber hinaus können körperliche Ursachen Angst auslösen, wie z. B. Schmerzen, wenn sie nicht mehr verstanden und zugeordnet werden können. Angst kann auch seelische oder psychosoziale Ursachen haben: »Warum kommt meine Tochter heute nicht?« – »Ich fühle mich allein und verlassen.« Es kann die Angst vor einer Bedrohung, vor dem Eingesperrtsein, vor Erniedrigung und vor dem Zur-Last-fallen sein. Wenn Sie sich verdeutlichen, dass Menschen mit Demenz viele Ihrer Handlungen, Reaktionen, Worte, Abläufe und Vorhaben nicht mehr auf der kognitiven Ebene vollkommen verstehen und einordnen können, können Sie leichter nachvollziehen, dass Unsicherheit bis hin zur Angst immer wieder und sehr leicht im Alltag entsteht.

Sie kennen es, dass die Person nach Ihnen ruft, sobald Sie sich aus ihrem Blickfeld entfernen, und womöglich unsicher wird, ob Sie denn auch wiederkommen, selbst wenn Sie das gerade eben erst beteuert haben. Diese Unsicherheit kann schnell in Angst übergehen, sichtbar in Form von geweiteten Augen, hochgezogenen Augenbrauen, geöffnetem Mund, starrem Blick und vielleicht auch begleitet von Lautäußerungen. In den frühen Abendstunden, wenn es dämmert, und in der Nacht kann sich dies verstärken. Hier sind Zuwendung, Beruhigung, Dasein, Ablenkung und körperliche Nähe oft hilfreich, ebenso wie individuell abgestimmte Rituale, vertraute Geräusche und Gegenstände.

Menschen mit Demenz fühlen sich meist sicherer, wenn eine weitere Person zugegen ist. Das ist zu Hause in einem Mehrpersonenhaushalt der Fall. Findet nun ein Wechsel ins Krankenhaus statt, kann das zu großen Ängsten, Verunsicherung und dem Gefühl des Verlassenseins führen. Plötzlich müssen die Betroffenen ohne ihre vertraute(n) Bezugsperson(en) auskommen, sind vielleicht sogar in einem Einzelzimmer untergebracht und fühlen sich sehr einsam. Da sie sich die Situation nicht erklären können und eventuell nicht erkennen, wo sie sich befinden, ist ihre Angst und Unsicherheit groß.

Im Altenheim sind Menschen mit Demenz ebenfalls inzwischen meist allein in einem Zimmer untergebracht. Das kann für sie sehr bedrohlich werden, und solange sie noch gehen können, kommen sie in ihrer Not auch regelmäßig aus dem Zimmer und suchen Kontakt und Zuwendung, um ihre Angst zu bewältigen. Sobald sie aber bettlägerig sind, können sie nur über Rufen oder Klingeln ihre Not und Einsamkeit zum Ausdruck bringen. Das gilt es sehr ernst zu nehmen! Sagen Sie nicht einfach: »Das macht sie immer am Abend«... Genau dann gilt es zu hinterfragen, warum sie das tut. Wenn sich jemand auch nicht mehr mit Rufen oder Klingeln bemerkbar machen kann, sind Sie wieder mit Ihrer Beobachtungsgabe und Einfühlsamkeit gefragt. Achten Sie genau auf Mimik, Gestik, Körperhaltung und Atmung. Daran erkennen Sie u. a., ob Ihr Gegenüber unter Angst und Einsamkeit leidet. Das ist im Sinne einer palliativen Begleitung ein gleichwertiger Teil Ihrer täglichen Arbeit und Begleitung. Wenn wir für Lebensqualität bis zuletzt sorgen möchten, gehört dies dazu – so schwierig und uneindeutig es auch immer wieder sein mag.

4.2.1 Maßnahmen gegen Angst

Was können Sie tun, damit sich Menschen mit Demenz nicht einsam, verlassen und ängstlich fühlen? Es ist offensichtlich, dass es in erster Linie nicht um eine Medikamentengabe geht. Zuerst sollten Sie eine Form der Zuwendung einsetzen und abwarten, ob sich die Person entspannt. Das kann eine Nachtwache, die allein auf Station im Krankenhaus oder im Wohnbereich im Altenheim arbeitet, nur bedingt leisten. Aber sie kann es einfordern, also im Team besprechen und sich Unterstützung holen. Auch im häuslichen Umfeld ist eine Begleitung nicht jeden Abend, jede Nacht leistbar, je nach Dauer und Intensität. Überlegen Sie deshalb, wer noch hinzugezogen werden kann, damit eine längere und intensivere Begleitung möglich wird. Vielleicht gibt es Ehrenamtliche, Hospizdienste, Freunde, Nachbar*innen oder die erweiterte Familie, die Unterstützung bieten. Das kann nicht eine Person, eine Berufsgruppe allein leisten, denn die Begleitung sollte gerade im Zusammenhang mit Angst in Ruhe und Geduld und voller Zuwendung geschehen können. Um dem Bedürfnis nach Zuwendung und Nähe gerecht zu werden, können bekannte und geliebte Musik, Vorlesen oder Berührungen im Sinne der Basalen Stimulation® je nach Vorlieben hilfreich sein und bei Angst die Anspannung verringern. »Ich lass dich in deiner Not nicht allein« – das sollte durch Ihre Präsenz und Handlung beim Gegenüber ankommen und beruhigend wirken. Eine weitere Möglichkeit ist eine Salzkristalllampe im Zimmer, deren warmes und beruhigendes Licht zur Entspannung beiträgt. Vielleicht kann eine vertraute Person im Zimmer übernachten oder den Menschen mit Demenz in den Abendstunden begleiten. Das kann v. a. bei einem Krankenhausaufenthalt sehr relevant sein, damit die Situation nicht in einem Delir mündet. 4

Erst wenn alle entspannenden Maßnahmen keine ausreichende Entlastung bieten, sollte eine medikamentöse Therapie angeregt werden. Die gerade vorgestellten Maßnahmen können weiterhin eingesetzt werden, um den medikamentösen Prozess zu unterstützen. Bei Angst ist ein Medikament allein selten die Lösung.

4.3 Delir

Menschen mit Demenz haben ein erhöhtes Risiko, ein Delir zu entwickeln. Es ist das häufigste gerontopsychiatrische Krankheitsbild und bleibt in ca. 30–60 Prozent der Fälle unerkannt. 45 Prozent der Menschen mit Demenz entwickeln im Laufe ihres Krankenhausaufenthaltes ein Delir. Ein Delir kommt aber auch im häuslichen Bereich und im Altenheim vor.[48]

Das Delir ist gekennzeichnet durch ein gestörtes Bewusstsein sowie Veränderungen der Aufmerksamkeit, Wahrnehmung, des Denkens, des Gedächtnisses, der Motorik, der Emotionalität und des Schlaf-Wach-Rhythmus. Albträume, Wahngedanken und Halluzinationen, Angst und Schreckhaftigkeit können auftreten. Es gibt eine hypoaktive (wird leicht übersehen), eine

[48] Vgl. Fuchs C, Gabriel H et al. (Hrsg.) (2012): Palliative Geriatrie. Kohlhammer, Stuttgart, S. 158 f.

hyperaktive und eine Mischform des Delirs. Diese Mischform betrifft ca. die Hälfte der Fälle und ist gekennzeichnet von einem Wechsel zwischen Unruhe und Selbstgefährdung bis hin zur Bewegungsarmut und Apathie.

Das Delir tritt plötzlich auf, verschlechtert sich meist in den Abendstunden und in der Nacht und kann unterschiedlich lange anhalten, zwischen wenigen Tagen und sechs Monaten. Bekannt ist, dass ca. die Hälfte der Menschen mit Demenz nach größeren Operationen ein Delir entwickelt. Ein Delir kann lebensbedrohlich werden und erfordert eine zeitnahe Ursachensuche und Beseitigung. Sonst kann es zu weiteren Komplikationen führen und bringt lange Krankenhausaufenthalte mit sich. Dies gilt es jedoch gerade für den Menschen mit Demenz zu vermeiden. Teilweise ist die plötzliche Veränderung des Betroffenen ein Hinweis, vielleicht der einzige Hinweis, auf eine schwerwiegende körperliche Erkrankung.

Prädisposition	+	exogene Noxe →	Delir
Hohe Vulnerabilität		schwache Noxe	
Hohes Lebensalter Demenz Somatische Komorbidität Hör- und Sehbehinderung Dehydratation Anämie Malnutrition Niedriges Serumalbumin Depression, Ängstlichkeit, Alkoholismus Benzodiazepingebrauch Schmerz Leichte kognitive Störung Einsamkeit Niedrige Intelligenz		Fremde Umgebung Körperliche Beschränkung Immobilisation Störung des Biorhythmus Psychoaktive Medikamente Entzugssyndrom Elektrolytentgleisung Akute Infektion Arterielle Hypotonie Hypo- und Hyperglykämie Organversagen Re-Operation, Blutverlust Intensivpflichtigkeit Anticholinergika Chirurgischer Eingriff	
Niedrige Vulnerabilität		potente Noxe	

Abb. 3: Ursachen und Auslöser eines Delirs (in Anlehnung an Fischer & Assem-Hilger)

In dieser Abbildung (▶ Abb. 3) wird sehr deutlich, was es für einen Menschen mit fortgeschrittener Demenz, der meist eine hohe Vulnerabilität mitbringt, bedeutet, wenn ein plötzlicher Krankenhausaufenthalt (etwa wegen eines Oberschenkelhalsbruchs) mit Schmerzen, Angst und Einsamkeit in einer neuen Umgebung, verbunden mit Medikamentengabe, eintritt.

4.3.1 Die Ursachenforschung

Bei manchen Demenzerkrankten reichen schon kleine Veränderungen, ein Ortswechsel, eine neue und unruhige Umgebung im Krankenhaus, aus, um ein Delir auszulösen.

Weitere Delir-Ursachen können u. a. auch Entgleisungen der Neurotransmitter (Acetylcholin und Dopamin) sein, chronischer Stress bei Krankheit, Trauma oder schweren Infektionen, Medikamentengabe und kardiopulmonale Störungen. Eine Diagnostik bei Verdacht auf Delir ist wichtig, damit frühzeitig eine Beseitigung und Behandlung der auslösenden Faktoren eingeleitet werden kann. Menschen im Delir benötigen eine engmaschige Betreuung und Überwachung, eine ruhige, reizarme Umgebung mit wenigen Bezugspersonen und in der Akutsituation mit einer 1:1-Betreuung. Hilfreich sind hier die Angehörigen als vertraute Personen. Wichtig ist, dass ein Delir nicht übersehen wird. Jeder Krankenhausaufenthalt ist unter dem Aspekt der palliativen Begleitung gut abzuwägen und wenn möglich im Sinne des Menschen mit Demenz zu vermeiden. Erst wenn die o. g. Maßnahmen nicht ausreichen, folgt eine medikamentöse Therapie.[49]

4.3.2 Maßnahmen gegen ein Delir

Krankenhäuser können Menschen mit Demenz den Aufenthalt erleichtern, indem sie ihre Strukturen und Abläufe an deren Bedürfnisse anpassen. So lassen sich Stress und die damit verbundenen Folgen besser vermeiden,

---

[49] Vgl. Stechl S, Knüvener C et al. (2012): Praxishandbuch Demenz. Mabuse, Frankfurt am Main, S. 243 f.

Angst und Unruhe reduzieren, Gewichtsverlust, Stürze, Delir und das Auftreten von herausforderndem Verhalten reduzieren oder vermeiden. Der Krankenhausaufenthalt, wenn er denn schon nicht vermeidbar und notwendig ist, soll möglichst sicher und heilsam sein und keine zusätzlichen Verschlechterungen mit sich bringen. Dazu müssen alle Mitarbeiter*innen im Krankheitsbild Demenz, dem damit verbundenen Umgang und der Kommunikation geschult sein. Ein beispielhaftes Modellprojekt unter inzwischen bundesweit mehreren ist die Interdisziplinäre Demenzstation (IDA) der Tropenklinik Paul-Lechler Krankenhaus in Tübingen. Hier wird in einer kleinen acht Betten Einheit mit dem Einsatz von Alltagsbegleiter*innen, einer geregelten Tagesstruktur, gemeinsamen Mahlzeiten, geschütztem Innenhof mit Hochbeet, einer ruhigen Atmosphäre, eine aktivierende und therapeutische Pflege versehen mit Gruppenaktivitäten mit einem interdisziplinären Team gelebt.[50] Um Menschen mit Demenz einen Krankenhausaufenthalt zu ermöglichen, der ihnen mehr nützt als schadet, müssen sich noch weitere Krankenhäuser intensiv mit dem Thema beschäftigen und sich auf den Weg machen.

4.4 Schmerz

Schmerz kann die Lebensqualität körperlich und psychisch sehr einschränken. Schmerzerfassung, -beobachtung und -behandlung sind eine tägliche Herausforderung für das multiprofessionelle Behandlungsteam und alle Beteiligten, einschließlich der Angehörigen. Gerade Schmerz als belastendes Symptom wird in der Palliative Care-Definition der WHO hervorgehoben und seine Linderung als wesentlicher Bestandteil der palliativen Begleitung gesehen.

Der Wunsch, bei schwerer Erkrankung und am Lebensende keine Schmerzen zu haben, gilt auch für Menschen mit Demenz. Die Demenz selbst verursacht keinen körperlichen Schmerz, sehr wohl aber soziale, seelische oder auch spirituelle Schmerzen. Menschen mit Demenz leiden ebenso

[50] https://www.tropenklinik.de

unter schmerzhaften akuten oder chronischen Erkrankungen wie ihre Altersgruppe, ohne dass sie den Schmerz immer benennen können. Um die Lebensqualität zu erhalten oder zu verbessern, ist eine gute Schmerzeinstellung und damit Schmerzlinderung wesentlich. Das darf in der Begleitung bei allen anderen Herausforderungen, die die Erkrankung mit sich bringt, nicht in den Hintergrund geraten.

Weil der Betroffene oft nicht mehr den Schmerz äußern und beschreiben kann, wird ein unbemerkter Schmerz ohne die aufmerksame Beobachtung von den Begleitenden auch nicht behandelt werden. Erschwerend kommt auch z. B. eine Gedächtnisstörung hinzu, die dazu führt, dass sich der Betroffene schon kurz nach der Körperpflege nicht mehr an den Schmerz beim Drehen erinnert. Erscheint die Ärztin zur Visite und fragt nach Schmerzen, bleibt er unerwähnt, wurde einfach zwischenzeitlich vergessen. Die Einbeziehung der Angehörigen, Therapeut*innen, Pflegefachkräfte, Pflegehelfer*innen und Mitarbeiter*innen aus der Betreuung ist in diesem Fall von großer Bedeutung. Dies wird von den Autoren des Expertenstandards »Schmerzmanagement in der Pflege«[51] explizit empfohlen. Sie alle können Hinweise auf Schmerz beobachten und erkennen. Daraufhin kann eine Behandlung oder eine Erhöhung einer bestehenden Therapie durch den Haus- oder Stationsarzt in die Wege geleitet werden.

Definition **Schmerz**

Nach der Begriffserklärung der Weltschmerzorganisation 1979 (IASP = Internationale Gesellschaft zur Erforschung des Schmerzes): *»Schmerz ist ein unangenehmes Sinnes- und Gefühlserlebnis, das mit einer tatsächlichen oder drohenden Gewebeschädigung verknüpft ist oder mit Begriffen einer solchen Schädigung beschrieben wird.«*

Nach McCaffrey: *»Schmerz ist das, was der Betroffene über Schmerzen mitteilt, sie sind vorhanden, wenn der Patient mit Schmerzen sagt, dass er Schmerzen hat.«**

* McCaffrey M (1997): Schmerz. Ein Handbuch für die Pflegepraxis. Ullstein Mosby, Wiesbaden, S. 12

[51] Vgl. DNQP (2020): Schmerzmanagement in der Pflege. Osnabrück

4.4.1 Die Ursachenforschung

Schmerz ist immer subjektiv. Jeder Mensch empfindet Schmerz individuell und hat eine subjektive Schmerztoleranz. Der Mensch, der Schmerzen hat, muss ernst genommen werden. Das ist eine wichtige Grundhaltung für alle Beteiligten und kann den Betroffenen schon sehr entlasten. Selbstverständlich gehen Menschen sehr unterschiedlich um mit Schmerzen, je nach gefühlter Intensität, damit verbundenen Ängsten, je nach Erziehung, Erlerntem oder eigenen Vorstellungen, was zum Alter an Schmerz dazugehört oder was es eben auszuhalten gilt. Die Lebensumstände und die damit verbundene Unsicherheit können Schmerzen verstärken, das gilt auch für Trauer und Depression.

Schmerz ist ein komplexes Phänomen und muss immer individuell betrachtet werden. Nun kommt erschwerend hinzu, dass Menschen mit Demenz mit zunehmender Erkrankung ihr Schmerzerleben nicht mehr in gewohnter Weise äußern und meist auch nicht mehr zeigen können, wo es schmerzt. Das ist ein Grund dafür, warum nach wie vor nicht alle Menschen mit Demenz eine adäquate Schmerzbehandlung erhalten. Deshalb sind hier das begleitende Umfeld und dessen Kompetenz entscheidend. Wenn Sie als Fachkraft Schmerzen nicht erkennen, können Sie auch keine Linderung einleiten und Schmerztherapie veranlassen.
Schmerzursachen können sehr vielfältig sein. Mit zunehmendem Alter steigen bei chronischen Grunderkrankungen auch Schmerzzustände an. Gleichzeitig kommen nach Verletzungen, Stürzen, Operationen, neu auftretenden Erkrankungen, Entzündungen oder Wunden, akute Schmerzen hinzu. Stürze werden nicht immer gleich bemerkt. Eine Spontanfraktur bei Osteoporose kann eine Schmerzsituation auslösen, ohne dass es zuvor zu einem Sturz gekommen ist. Solche akuten Schmerzen sind leichter zu beobachten, können einem Ereignis zugeordnet werden und fallen schneller auf, als Schmerzen aufgrund von chronischen Grunderkrankungen. Akute Schmerzen treten plötzlich auf, können sehr stark sein und lösen sich nach der Heilung wieder auf.

Chronische Schmerzen (bestehen schon >3–6 Monate) des Bewegungsapparates wie etwa bei Arthrose, Osteoporose oder bösartigen Erkrankungen, die im höheren Alter vermehrt auftreten, können dauerhaft vorhanden sein oder immer wieder auftreten, wie z. B. bei Rheuma. Nicht selten leiden auch Menschen mit Demenz phasenweise an einer Kombination von chronischen und akuten Schmerzen. Gewiss wird in der Pflege alles versucht, dass zu den bestehenden Schmerzen keine akuten Schmerzen durch Entzündungen, Stürze, Wunden hinzukommen, aber das lässt sich nicht immer vermeiden.

Wichtig ist, dass Sie Diagnosen im Blick behalten, die potenziell mit Schmerzen verbunden sein können. Vielleicht sind diese Erkrankungen wegen der zunehmenden Demenz in den Hintergrund gerückt. Umso wichtiger ist Ihre sorgfältige Beobachtung. Im ambulanten Bereich sind Sie auch auf die Beobachtung der Angehörigen angewiesen. Sie müssen eventuell von Ihnen für das Thema Schmerz sensibilisiert werden. Ermutigen Sie Angehörige, genau zu beobachten und Ihnen wahrgenommene Veränderungen mitzuteilten. Im Krankenhaus sind Sie gleichermaßen auf die Aussagen der Angehörigen angewiesen, da Sie den Patienten noch nicht lange kennen und ihn oft in einer Ausnahmesituation antreffen. Um herauszufinden, ob ein Mensch mit Demenz an Schmerzen leidet, können Sie ihn fragen: »Haben Sie Schmerzen?« Aber diese Frage führt nicht immer zum Ziel, da der Begriff »Schmerzen« schon für orientierte Menschen nicht immer mit ihrem Schmerzempfinden in Zusammenhang gebracht wird. Hilfreich sind einfachere, vertraute Worte, wie z. B.: »Tut Ihnen etwas weh?« – »Haben Sie ein Aua?« (zumindest im Süddeutschen Raum) oder andere regional verwendete Ausdrücke für Schmerzen. Sagen Sie diese Worte mit Wertschätzung und vollem Respekt. Das ist hilfreicher, als nach dem »Schmerz« zu fragen.

Tipp

Der Expertenstandard »Schmerzmanagement in der Pflege« empfiehlt, den Betroffenen zu fragen und erst, wenn deutlich wird, dass er wegen seiner Demenz nicht mehr antworten kann, auf die sog. Fremdeinschätzung überzugehen, also Verhalten, Mimik und Gestik genau zu beobachten.

Schon kleinste Veränderungen im Verhalten können Hinweise auf Schmerzen sein. Achtsames Beobachten ist wichtig, am besten im Team und gemeinsam mit den Angehörigen. Eventuell ist auch schon anderen etwas aufgefallen. Wenn jemand in der Nacht ständig läutet, nicht schläft oder aufstehen will, herumwandert, kann das durchaus ein Hinweis auf Schmerz sein. Natürlich kann dieses Verhalten auch andere Gründe haben. In dieser Unsicherheit sollten Sie deshalb beständig eine offene Haltung beibehalten, das ist eine Herausforderung, die es anzunehmen gilt. Vergessen Sie nicht, wie wichtig Sie gerade auch in dieser Situation für den betroffenen Menschen mit Schmerzen sind, wenn Sie sich seiner annehmen. Er kann es selbst nicht mehr und ist angewiesen auf Sie und Ihre beobachtende Unterstützung.
Im Expertenstandard werden mehrere »verhaltensbezogene Schmerzindikatoren«[52] genannt. Darüber hinaus können auch vegetative Zeichen auf Schmerzen hindeuten:

- **Gesichtsausdruck**: besorgt, unsicher, angespannt, Stirnrunzeln, glasiger Blick, geschlossene oder zugekniffene Augen, weit geöffnete Augen, Grimassieren, ängstlicher Blick, starre Mimik, verkrampfte Gesichtszüge, Zähne zusammengebissen, ängstlicher Ausdruck, Tränen etc.
- **Verhalten:** lässt sich nicht mehr berühren, möchte nicht bewegt werden oder/und aufstehen, ist unruhig, wirkt ratlos, weinerlich, anhänglich, sehr abwehrend, zeigt Angst bei Pflegehandlungen und Mobilisation, ballt die Fäuste, knirscht mit den Zähnen, ist zornig, wirkt ratlos oder aufgeregt, will nicht allein sein, Nesteln, Schaukeln und Wiegen, klingelt häufiger, ist unruhig, wandert fast pausenlos umher, Schlafstörungen, ist in der Nacht unruhiger, kann in der Nacht nicht schlafen, zieht sich mehr zurück, ist stiller als gewohnt, möchte in Ruhe gelassen werden, nimmt keinen Kontakt auf, sozialer Rückzug, Niedergeschlagenheit, vermeidet gewisse Bewegungen, will nicht aufstehen oder gehen, hält die Hand an die schmerzende Stelle, klammert mit den Händen (hält eine Person fest oder das Bettgitter), agiert verlangsamt, reagiert nicht auf Ansprache, rasche Verschlechterung der Demenz, hat wenig/keinen Appetit, keine Freude am Essen mehr, Appetitlosigkeit, isst plötzlich nicht mehr, Gewichtsverlust etc.

---

[52] DNQP 2020, S. 108

- **Äußerungen:** spontane Schmerzäußerungen, Weinen, Jammern, Schluchzen, Schreien, Stöhnen, Rufen, Sprachzerfall, redet durcheinander etc.
- **Körperhaltung:** Schonhaltung, erhöhter Muskeltonus, angespannt, verändertes Gangbild, unsicherer Gang, beginnt zu hinken, kann plötzlich nicht mehr gehen etc.
- **Vegetative Zeichen**: erhöhter Puls, erhöhter Blutdruck, Blässe, Schweiß im Gesicht, Übelkeit bis zu Erbrechen, veränderte Atmung (flach, vertieft, oberflächlich)[53]

All dies **kann** ein Hinweis auf Schmerz sein. Sie sehen, wie komplex es wird, wenn sich jemand nicht mehr eindeutig verbal äußern kann. Möglicherweise gibt es bei den genannten indirekten Schmerzzeichen nur ein oder zwei Veränderungen, z. B. Unruhe und weniger Appetit als sonst. Das verbindet man nicht direkt mit dem Thema Schmerz. Leichter fällt es sicher, an Schmerz zu denken, wenn die Person beim Drehen zu weinen beginnt. Das bedeutet, dass alle Beteiligten der Begleitung um die indirekten Schmerzzeichen wissen sollten und diese auch zusammentragen. Dabei müssen insbesondere auch Pflegehelfer*innen, Betreuungskräfte, Therapeut*innen und Angehörige in allen Versorgungskontexten miteinbezogen werden. Gerade bei fortgeschrittener Demenz wird z. B. bei Schlafstörungen in erster Linie an ein Schlafmedikament gedacht und meist nicht hinterfragt, welche Gründe dahinterstecken könnten, ob eventuell ein neu aufgetretener akuter oder ein stärker gewordener chronischer Schmerz dahintersteckt. Hier ist die Ursachenforschung von Bedeutung, denn ein Schlafmittel löst bei Schmerzen nicht das Problem. Ähnlich ist es bei Verlust der Freude am Essen und es Appetits. Hier kann auch ein Schmerzgeschehen die Ursache sein, die leicht übersehen wird. Ein Mensch mit Demenz, der noch mobil ist und sehr unruhig auf- und abläuft oder ständig vom Stuhl oder Sofa wieder aufsteht, um Schmerzen in seinen unruhigen Beinen (restless legs) oder Rückenschmerzen selbst zu lindern, wird nicht immer als Schmerzpatient wahrgenommen, sondern oft als unruhig bezeichnet. Bevor nun ein beruhigendes Medikament gegeben wird, sollte nachgeforscht werden, ob nicht

[53] Stechl S Knüvener C et al. (2012): Praxishandbuch Demenz. Mabuse, Frankfurt am Main, S. 146; Vgl. Kojer M, Schmidl M (2011): Demenz und Palliative Geriatrie in der Praxis. Springer, Wien

ein Schmerzereignis die Ursache der Unruhe sein könnte. Gerade sehr ruhige Menschen mit Demenz werden oft als Schmerzpatienten übersehen.

Gleichzeitig kann ein Schmerz die Betroffenen in den Rückzug zwingen, sie nicht reagieren lassen und ihre Aufmerksamkeit deutlich reduzieren. In solchen Situationen braucht es sehr viel Achtsamkeit und eine gute und empathische Beobachtung. Sollte dies im Krankenhaus auftreten, sind die Angehörigen und das Pflegepersonal im Altenheim oder der ambulanten Pflege einzubeziehen und zu befragen: »Seit wann ist die Situation wie jetzt? Ist etwas vorgefallen? Wie war es zuvor zuhause oder im Altenheim? Könnte es Ihrer Meinung nach sein, dass Frau M. Schmerzen hat?« Ein solcher Anruf aus dem Krankenhaus kann sich sehr positiv auf die weitere Schmerztherapie auswirken.

Auch wenn es aufwändig und teilweise mühsam erscheint, ist es Ihre Aufgabe sorgfältig nachzuforschen, ob Schmerzen vorhanden sein könnten und die mögliche(n) Ursache(n) dafür zu suchen. Inzwischen gibt es mehrere Instrumente zur Verhaltensbeobachtung, die die Pflegenden dabei unterstützen.

4.4.2 Schmerzerfassung und -einschätzung

Solange es möglich ist, ist zunächst die Selbstauskunft auch bei Menschen mit Demenz einzubeziehen. Erst wenn sie sich verbal nicht mehr dazu äußern und auch mit Zeigen auf Körperstellen nicht mehr das Schmerzerleben verknüpfen können, greifen Sie zum Mittel der Fremdeinschätzung. Sie passen Ihre Frage den Fähigkeiten Ihres Gegenübers an. »Haben Sie Schmerzen?« eignet sich selbst für viele orientiert Menschen nicht und meist auch nicht für Menschen mit Demenz. Versuchen Sie es mit; »Tut Ihnen etwas weh?« – »Haben Sie ein Aua?« Manchmal kommen Sie auch mit der Frage nach dem Schlaf und Appetit auf den Schmerz.

Sollten diese Möglichkeiten nicht mehr zielführend sein, sind Sie im Team und mit den Angehörigen auf Ihre Beobachtungen angewiesen. Sie schauen genau, ob es indirekte Schmerzzeichen in den unterschiedlichen Lebenssituationen gibt, in Ruhe und Bewegung, zu unterschiedlichen Tages- und Nachtzeiten, auf Veränderungen im allgemeinen Befinden und Verhalten und tragen dies alles im Team zusammen. Als Unterstützung werden im Expertenstandard »Schmerzmanagement in der Pflege« Instrumente zur strukturierten Beobachtung empfohlen. Auch diese Instrumente (z. B. BESD, BISAD und ZOPA) geben nur einen Hinweis auf einen möglichen Schmerz und sind kein Nachweis dafür. Das sagen die Autoren ausdrücklich. Ein Beispiel für ein Schmerzerkennungsinstrument ist die BESD-Skala[54] (**Be**urteilung von **S**chmerzen bei **D**emenz). Die Skala gibt fünf Beobachtungskriterien vor: Atmung, negative Lautäußerung, Gesichtsausdruck, Körpersprache und Reaktion auf Trösten. Anhand dieser Kriterien wird der Betroffene in Ruhe oder Bewegung über zwei Minuten beobachtet und eingeschätzt. Es kann ein Wert von 0 bis 10 in Summe aller fünf Kategorien erreicht werden. Dennoch bedeutet ein Wert von 0 nicht, dass kein Schmerz vorliegen kann, ebenso wenig bedeutet ein hoher Wert eindeutig, dass ein Schmerz sicher vorliegt. Ein verändertes Verhalten kann bei einem Menschen mit Demenz auch andere Ursachen haben. Über die Stärke des Schmerzes sagt die Skala nichts aus. Wenn der BESD bei Aktivitäten höher als in Ruhe ist, kann das ein Hinweis auf Schmerzen sein. Deshalb ist es wichtig, beide Situationen abzubilden, trotz des Aufwandes. Die Autoren weisen darauf hin, dass es hilfreich sein kann, bei der Körperpflege bzw. Mobilisation eine weitere Person die Beobachtung übernehmen zu lassen. Das ist jedoch in der Praxis eine Frage der Organisation und des vorhandenen Personals. Auch wenn der BESD eine geringe Punktezahl angibt, geht es wieder um Ihre Beobachtung, ob sich z. B. das Verhalten unter einer Schmerzbehandlung verändert. Die Autoren geben an, dass ab einem Wert von 2 Punkten Schmerzen wahrscheinlich sind. Das Instrument wird immer individuell für eine Person erstellt, innerhalb einer ganzheitlichen Betrachtung der Situation und Person. Wichtig dabei ist, sich als Fachkraft darüber bewusst zu sein, dass eine Fremdeinschätzung immer subjektiv und teilweise sehr unterschiedlich ausfallen kann. Deshalb ist es

---

[54] https://www.schmerzgesellschaft.de/fileadmin/pdf/BESD_Kurzanleitung_130626.pdf

erforderlich, dass mehrere gut geschulte Mitarbeiter*innen des Teams beteiligt werden und diese sich über das eventuell nicht kongruente Ergebnis auch austauschen. Es wird ausdrücklich darauf hingewiesen, auch die Angehörigen in die Fremdeinschätzung einzubeziehen. Wie sieht die BESD-Skala aus? Die Handhabung wird von der deutschen Schmerzgesellschaft in einer Kurzanleitung[55] beschrieben.

Bei kognitiv nicht eingeschränkten Patient*innen ist das Gespräch über den Schmerz, die Schmerzanamnese, eine wesentliche Grundlage. Schmerz ist ein multidimensionales Geschehen und kann sich sehr unterschiedlich ausdrücken. Selbst bei orientierten Menschen sind eine gute Schmerzerfassung und Behandlung nicht immer einfach. Bei Menschen mit Demenz liegt eine Verminderung der Kommunikation vor und die Fremdeinschätzung bleibt das Mittel der Wahl. Dadurch bleiben sicher wichtige Details verborgen. Umso wichtiger ist es, dass Sie Personen einbeziehen, die den Menschen gut kennen und wichtige Informationen beitragen können. Es geht hier auch mit Hilfe von Skalen nicht um ein Abarbeiten eines Bogens, sondern um ein einfühlsames Gespräch, eine achtsame Beobachtung der Person mit all ihren Dimensionen.

Eine Entscheidungshilfe zur Selbst- und Fremdeinschätzung auch für Menschen mit Demenz stellt die strukturierte Entscheidungshilfe (▶ Abb. 5) dar[56]. Sie ist fürs Krankenhaus entwickelt worden, kann jedoch auch im Altenheim oder häuslichen Bereich angewandt werden und eine strukturierte Vorgehensweise unterstützen. Es werden sehr übersichtlich wichtige Elemente der Schmerzerkennung aufgezeigt. Hierbei sind für alle Kontexte die Risiken und Vorinformationen wichtig: Welche schmerzverursachenden Erkrankungen liegen vor? Ist eine chronische Schmerzsituation bekannt? Gibt es Hinweise auf akute Schmerzen durch Wunden oder eine Operation etc. Das – verbunden mit den Aussagen und Beobachtungen der Angehörigen, weiterer Mitarbeiter*innen und dem Verhalten, das die Person zeigt – lässt ein Schmerzgeschehen vermuten. Daraufhin wird eine Fremdeinschätzung mittels eines Instrumentes vorgenommen und – bei Hinweisen auf Schmerz – eine Therapie eingeleitet.

---

[55] https://www.schmerzgesellschaft.de/fileadmin/pdf/BESD_Kurzanleitung_130626.pdf

[56] DNQP (2019): Expertenstandard Beziehungsgestaltung in der Pflege von Menschen mit Demenz, Osnabrück

BESD = **BE**urteilung von **S**chmerzen bei **D**emenz

- Strukturierte Beobachtung nicht-kommunikativer Dementer zur Schmerzerfassung
- Beobachtungskategorien: Atmung, negative Lautäußerungen, Gesichtsausdruck, Körpersprache und Reaktion auf Tröstung

BEurteilung von Schmerzen bei Demenz (BESD)

Name des/der Beobachteten: ....

Beobachten Sie den Patienten/die Patientin zunächst zwei Minuten lang. Dann kreuzen Sie die beobachteten Verhaltensweisen an. Im Zweifelsfall entscheiden Sie sich für das vermeintlich beobachtete Verhalten. Setzen Sie die Kreuze in die vorgesehen Kästchen.
Mehrere positive Antworten (außer bei Trost) sind möglich.

☐ Ruhe
☐ Mobilisation und zwar durch folgender Tätigkeit: ....

Beobachter/in: ....

Atmung (unabhängig von Lautäußerung)	**nein**	**ja**	**Punkt-wert**
normal	☐	☐	0
gelegentlich angestrengt atmen	☐	☐	1
kurze Phasen von Hyperventilation (schnelle und tiefe Atemzüge)	☐	☐	
lautstark angestrengt atmen	☐	☐	2
lange Phasen von Hyperventilation (schnelle und tiefe Atemzüge)	☐	☐	
Cheyne Stoke Atmung (tiefer werdende und wieder abflachende Atemzüge mit Atempausen)	☐	☐	
Negative Lautäußerung			
keine	☐	☐	0
gelegentlich stöhnen oder ächzen	☐	☐	1
sich leise negativ oder missbilligend äußern	☐	☐	
wiederholt beunruhigt rufen	☐	☐	2
laut stöhnen oder ächzen	☐	☐	
weinen	☐	☐	

- Beobachtung des Patienten für 2 Minuten
- Ankreuzen der zutreffenden Verhaltensweisen
- Auswertung: Addition der in der rechten Spalte angegebenen Werte aller Kategorien (jeweils nur den höchsten erzielten Werte pro Kategorien berücksichtigen)
- Maximaler Gesamtwert für Schmerzen: 10 Punkte
- Behandlungsbedürftige Schmerzen: ab 6 Punkten

Name ....

Gesichtsausdruck	**nein**	**ja**	**Punkt-wert**
lächelnd oder nichts sagend	☐	☐	0
trauriger Gesichtsausdruck	☐	☐	1
ängstlicher Gesichtsausdruck	☐	☐	
sorgenvoller Blick	☐	☐	
grimassieren	☐	☐	2
Körpersprache			
entspannt	☐	☐	0
angespannte Körperhaltung	☐	☐	1
nervös hin und her gehen	☐	☐	
nesteln	☐	☐	
Körpersprache starr	☐	☐	2
geballte Fäuste	☐	☐	
angezogene Knie	☐	☐	
sich entziehen oder wegstoßen	☐	☐	
schlagen	☐	☐	
Trost			
trösten nicht notwendig	☐	☐	0
Stimmt es, dass bei oben genanntem Verhalten ablenken oder beruhigen durch Stimme oder Berührung **möglich ist**?	☐	☐	1
Stimmt es , dass bei oben genanntem Verhalten trösten, ablenken, beruhigen **nicht** möglich ist?	☐	☐	2
TOTAL / **von max.**			**__/10**

Andere Auffälligkeiten:
....
....
....
....

Abb. 4: Die BESD-Skala.

4

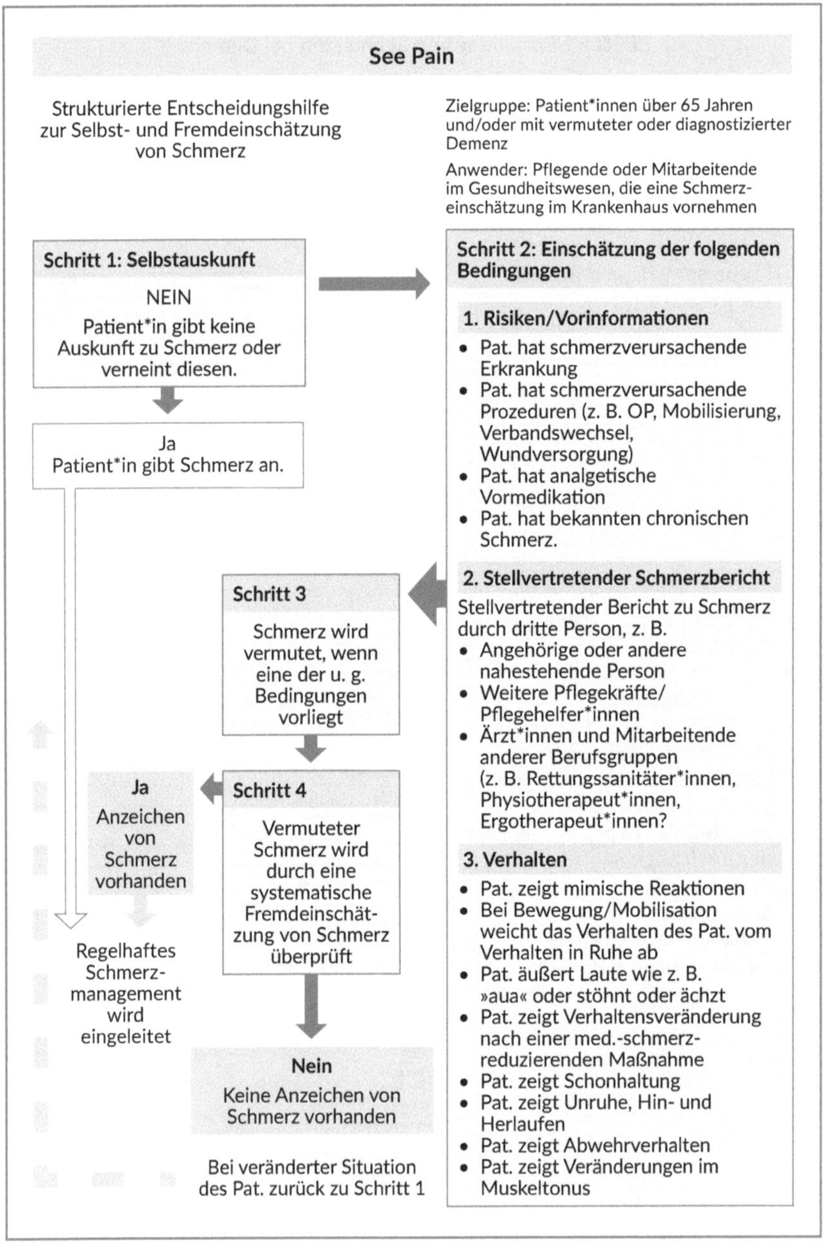

Abb. 5: Strukturierte Entscheidungshilfe zur Selbst- und Fremdeinschätzung von Schmerz.

4.4.3 Therapie und Begleitung

Ein wichtiges Anliegen der palliativen Begleitung von Menschen mit Demenz ist die Behandlung ihrer Schmerzen. Es ist eine Herausforderung, Schmerzen in ihrer Komplexität zu erkennen, erfassen und einzuschätzen, insbesondere bei Menschen mit Demenz. Ist dies nun gelungen, wird es eine anspruchsvolle Aufgabe aller Beteiligten sein, die Schmerzen adäquat zu lindern. Dazu dienen medikamentöse Therapien, therapeutische Maßnahmen, Entspannung, Zuwendung, Entlastung durch Gespräche und zahlreiche begleitende wohltuende Maßnahmen. Eine Maßnahme allein führt nur sehr selten zum Ziel der Schmerzlinderung auf ein erträgliches Maß. Schmerz ist ein multidimensionales Geschehen, dass immer den ganzen Menschen betrifft und ganzheitlich betrachtet und behandelt werden muss – ganz im Sinne der Palliativversorgung, die den Menschen in allen seinen Dimensionen schützen und stützen möchte.

Das Total Pain-Konzept

Saunders prägte in den 1960er Jahren den Begriff »Total Pain« und entwickelte ein Konzept, das sowohl die körperliche als auch die seelische, spirituelle und soziale Dimension des Schmerzes betrachtet. Ihr war es ein Anliegen, dass alle Berufsgruppen auf ihrem Fachgebiet diese unterschiedlichen Schmerzdimensionen erkennen und zu lindern versuchen. Das kann keine Disziplin allein, das geht nur im Team und gemeinsam mit den Angehörigen.

Schmerzen können neben körperlichen Ursachen auch seelische, soziale und spirituelle Ursachen haben. Der Schmerz der Einsamkeit, das Gefühl des Verlassenseins, Freundschaften, die sich auflösen, der Verlust der gewohnten Umgebung, das Verabschieden von Gewohnheiten oder bisherigen Rollen, sind nur einige Beispiele für den sozialen Schmerz. Der soziale Schmerz des Alleinseins, weil die Erinnerung an den Besuch der Tochter rasch schwindet. Zu Beginn und auch noch im mittleren Stadium einer Demenz, teilweise noch darüber hinaus, können die Frage nach dem Sinn des Lebens, nach dem Sinn der Krankheit auftauchen, die Frage, wie das weitergeht und was nach dem Tod kommt. Schuldgefühle und die Furcht vor Strafe, die Frage nach einem Leben nach dem Tod etc. können Angst, Verzweiflung und spirituelle Schmerzen auslösen. Der seelische Schmerz kann es sein, immer mehr auf die Hilfe anderer angewiesen zu sein, Fähigkeiten verabschieden zu müssen, abhängig zu werden oder schon zu sein, Traurigkeit oder ein Gefühl der Hilflosigkeit. Diese Ebenen des Schmerzes können nicht mit Medikamenten gelindert werden. Hier benötigt es Zuwendung, Trost, Empathie und Schutz von allen Beteiligten: Familie, Freunden, Alltagsbegleitern, Betreuungskräfte, Pflegenden, Ärzt*innen, Therapeut*innen und Ehrenamtlichen. Sie können dabei hilfreich unterstützen, indem sie da sind, zuhören, ernst nehmen, aushalten, ablenken, Freude schenken, angenehme geliebte Dinge tun und diese Schmerzen nicht klein reden.

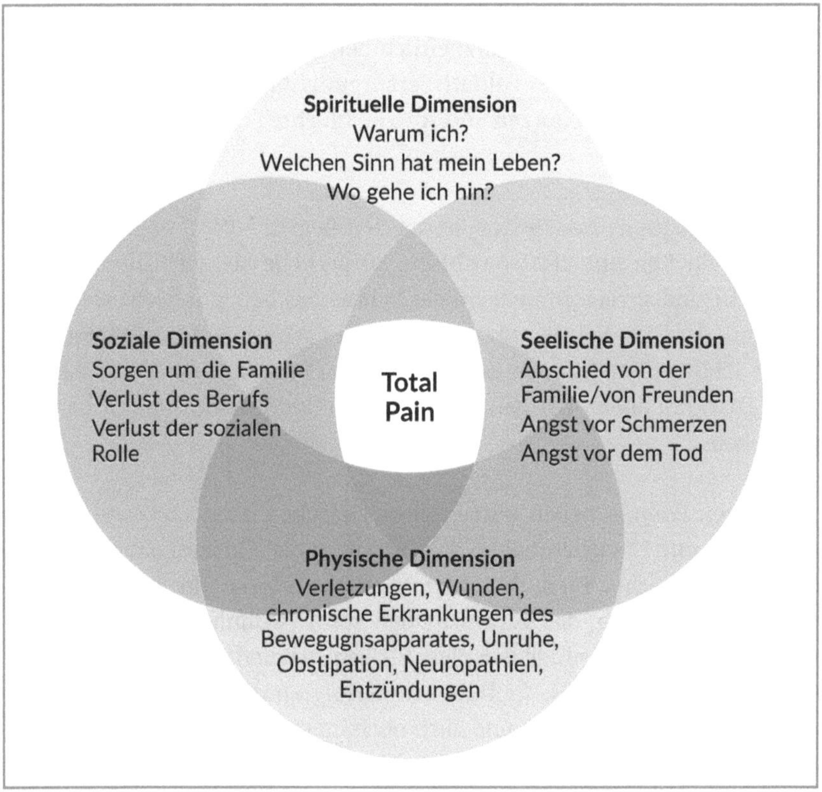

Abb. 6: Das Konzept von Total Pain.

Diese sozialen, seelischen und spirituellen Schmerzen können neben körperlichen Schmerzen oder zusätzlich zu körperlichen Schmerzen sehr belastend für die Betroffenen sein. Wichtig ist es, dass Pflegekräfte auch diese Schmerzen, neben den körperlichen, im Blick behalten. Auch hier gilt – wie beim körperlichen Schmerz –, dass Sie darum wissen müssen, um auch reagieren zu können. Das ist ein wichtiger Beitrag zur Lebensqualität. Der ganzheitliche Schmerz benötigt eine ganzheitliche Schmerzlinderung. Wer wovon wann was in welcher Intensität erhält, ist immer individuell einzuschätzen. Das ist ein sich stets verändernder Prozess bis hin zum Sterben. Er beginnt schon lange zuvor und nicht erst in der letzten Lebensphase.

Medikamentöse Schmerztherapie

Besteht ein Hinweis auf Schmerzen, muss nach Ursachen gesucht werden, die behoben werden können oder Hinweise darauf geben, welcher Art der Schmerz ist. Dazu muss der Haus- oder Klinikarzt die Patientengeschichte erheben und Untersuchungen vornehmen. Erst jetzt, zusammen mit dem formulierten Therapieziel, z. B. zur Linderung von Leiden, kann eine Schmerztherapie eingeleitet werden. Es geht um die Abwägung zusammen mit dem Betroffenen und seinen Angehörigen/Bevollmächtigten/Betreuer*innen, zu welchem Preis eine Schmerzlinderung geschieht, was mögliche Risiken sind in Bezug auf die Mobilität und Kommunikationsfähigkeit. Immer gilt es, eine Balance zwischen Nutzen und Schaden zu finden und dann einen Versuch zu wagen. Besteht Unsicherheit, ob die Person Schmerzen hat – trotz mancher Hinweise –, sollte ein Versuch der Schmerztherapie gemacht werden. Selbstverständlich ist dabei die genaue Beobachtung des Verhaltens wichtig. Im ambulanten Bereich sind die Angehörigen hier einzubeziehen und auf die zeitlich zu erwartende Schmerzlinderung hinzuweisen. Sie geben dann ihre Rückmeldung an den Hausarzt weiter. Hier müssen Sie als Pflegefachkraft die Angehörigen auf die indirekten Schmerzzeichen bei Menschen mit Demenz hinweisen. Gibt es Veränderungen in der Mimik, im Verhalten, der Unruhe, des Schlafes, des Appetits usw.?

Info

Sobald der Schmerz erkannt ist, sollte die Schmerztherapie beginnen und eine Möglichkeit dafür ist die medikamentöse Behandlung. Unabhängig von der Ursache gilt: Leichte Schmerzen brauchen leichte Schmerzmittel und starke Schmerzen brauchen auch bei Menschen mit Demenz starke Schmerzmittel. Grundsätzlich ist die Regel der Geriatrie »start low – go slow« zu beachten. Es wird mit niedrigen Dosen begonnen und langsam unter guter Beobachtung gesteigert.

Die WHO gab 1986 den Ärzten ein Stufenschema zur Behandlung von Tumorschmerzen an die Hand, verbunden mit Grundregeln, die beachtet werden müssen (▸ Abb. 7).

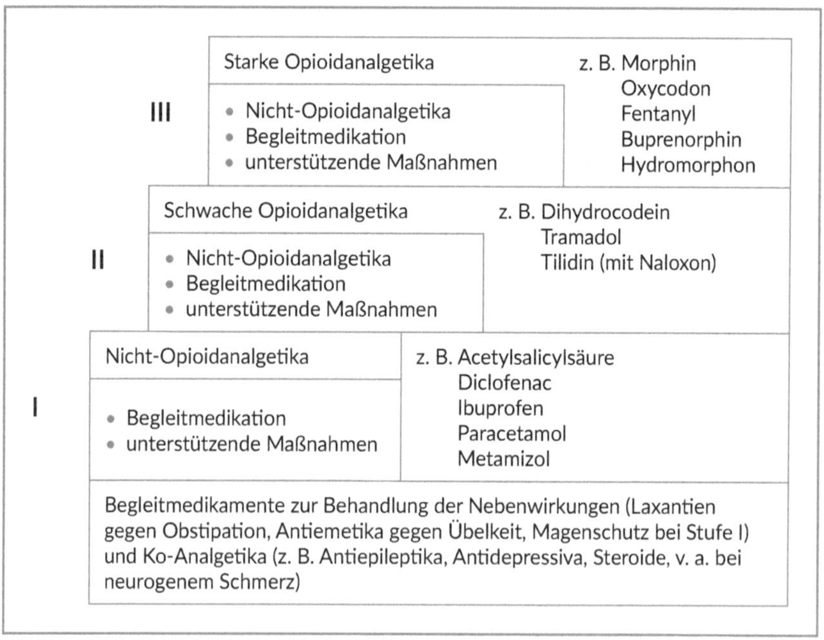

Abb. 7: WHO-Stufenschema der Schmerztherapie

Medikamente der Stufe I werden bei leichten Schmerzen und vorübergehend bei allen rheumatischen und entzündlichen Erkrankungen eingesetzt, da sie neben ihrer schmerzlindernden auch noch eine entzündungshemmende Funktion haben. Problematisch sind in dieser Gruppe der sog. NSAR (Nicht-steroidalen Antirheumatika) deren nierenschädigende Nebenwirkung. Bei allen Patient*innen mit verminderter Nierenfunktion muss der Einsatz von NSAR überprüft und abgewogen werden. Darüber hinaus kann es abhängig von der Dosis und bei längerer Einnahme zu Magenschleimhautentzündung, Magenulcera bis hin zu schweren Blutungen kommen. Deshalb verordnen Haus- und Klinikärzte präventiv einen Magenschutz zu den genannten NSAR. Es gibt noch weitere, teilweise gravierende Nebenwirkungen der genannten Medikamente, sodass der Haus- oder Klinikarzt das Risiko und Nutzen abwägen muss. Stattdessen werden in der palliativen Geriatrie vermehrt Metamizol und Paracetamol eingesetzt, wenn keine Leberschädigung vorliegt. Meist wird Stufe I aufgrund der Stärke der Schmerzen und des ungünstigen Nebenwirkungsprofils insbesondere für ältere Menschen, deren Magen, Nieren und Leber häufig nicht mehr optimal arbeiten, übersprungen oder nur in geringer Dosis über den Akutzeitraum ergänzend zu Stufe III eingesetzt. Die Medikamente wirken am Ort des Schmerzes. Metamizol macht hier eine Ausnahme und hat auch zusätzlich noch eine zentrale Wirkung.

Medikamente der Stufe II werden in der Tumortherapie für mittelstarke Schmerzen eingesetzt. Die opioidhaltigen Analgetika eignen sich für den alten Menschen jedoch meist nicht, wegen der Nebenwirkungen, die z. B. Tilidin und Tramadol aufweisen. Im Alter treten häufig Schwindel, Verwirrung und starke Übelkeit bis hin zum Erbrechen auf. Das trägt nicht zur Tolerierung einer begonnenen Schmerztherapie bei.

Medikamente der Stufe III eignen sich für starke Schmerzen und können anfangs in sehr geringer Dosis eingesetzt werden. Hier ist eine langsame und schrittweise Steigerung der wichtig, da die Verträglichkeit im Einzelfall geprüft werden muss. In der Regel wird mit einem kurzwirksamen Opioid, z. B. Morphin in Form von Tropfen, langsam begonnen und je nach weiterem Bedarf so lange gesteigert, bis die erwünschte Schmerzlinderung eingetreten ist. Dann kann die Dosis auf ein retardiertes Medikament umgestellt werden, dass z. B. nur noch zwei Mal am Tag eingenommen werden muss. Hydromorphon und Oxycodon eignen sich laut Kunz[57] bei Niereninsuffiziens und sind dem Morphin vorzuziehen.

In Stufe II und Stufe III müssen die auftretenden und anhaltenden Nebenwirkungen, wie z. B. die Obstipation, von Therapiebeginn an mitbehandelt werden. Dies ist gerade beim älteren Menschen, der häufig schon ohne Opiate unter Obstipation leidet, von besonderer Bedeutung. Müdigkeit, die erst mit der Opiodgabe entstanden ist, lässt nach einer Gewöhnungsphase wieder nach. Die zu Beginn der Therapie eventuell auftretende Übelkeit muss ebenso mitbehandelt werden. Hier bewährt sich niederdosiert Haloperidol[58] oder Metoclopramid.[59] Es ist wichtig, den Betroffenen Mut zuzusprechen und darauf hinzuweisen, dass diese Übelkeit nach einer Gewöhnungszeit von wenigen Tagen wieder vorübergeht und das Medikament gegen die Übelkeit wieder abgesetzt werden kann. Sollte es zu starkem Schwindel oder Blasenentleerungsstörungen kommen, muss ein Wechsel des Opiates vorgenommen werden.

Die Wirkung der Medikamente von Stufe II und Stufe III ist systemisch und macht die genannten systemischen Nebenwirkungen. Auch hier ist die Haltung des Umfeldes – Ärzt*innen, Pflegende, Betreuende und Angehörige – sehr wichtig. Grundsätzlich ist zu bemerken, dass die Behandlung mit Opioiden, z. B. Morphin gegen Schmerzen, in der Regel nicht zu einer psychischen Abhängigkeit führt – und bei einer angemessenen Dosierung auch nicht zu einer Atemlähmung. Diese tritt erst ein, wenn es sich um eine Überdosierung handelt und ist ein medizinischer Notfall, der umgehend behandelt werden muss. Deshalb muss eine sorgsame und langsame Dosissteigerung vorgenommen werden. Eine langfristige Therapie mit Opioiden ist beim alten Mensch gut möglich. Lässt die Wirkung in Folge einer jahrelangen Gewöhnung nach, kann das Opioid gewechselt werden. Auch alte Menschen vertragen, nach anfänglichen Nebenwirkungen, in der Regel die Therapie gut. Der Vorteil von Opioiden gerade bei alten und hochaltrigen

57 Kojer M Schmidl M (2011): Demenz und Palliative Geriatrie in der Praxis. Springer, Wien, S. 67
58 Ebd.
59 DNQP (HRSG), (2020): Expertenstandard Schmerzmanagement in der Pflege, Osnabrück

Menschen ist, dass keine Organschäden an Magen, Niere oder Leber verursacht werden. Opioide werden bei Tumorpatienten und bei chronischen Schmerzen schon früh im Krankheitsverlauf eingesetzt und nicht erst am Lebensende. Eine langfristige Therapie mit Opioiden beim Menschen mit Demenz Menschen ist gut möglich. Die optimale Dosierung zu finden, ist zwar nicht einfach, aber durchaus erreichbar.

Für den neuropathischen Schmerz werden sog. Adjuvantien oder Koanalgetika eingesetzt, z. B. Antikonvulsiva (Pregabalin, Gabapentin, Carbamazepin) und Antidepressiva (Amitryptilin).[60] Diese sind primär keine Schmerzmedikamente, ihre Wirkweise wird beim neuropathischen Schmerz als erweiterte Schmerztherapie genutzt. Grundsätzlich gilt, die Schmerztherapie solange weiterzuführen, solange der Schmerz vorhanden ist und anzupassen, wenn er schwächer oder stärker wird.

Wichtig **Grundregeln der medikamentösen Schmerztherapie**

- Medikamente gezielt einsetzen und nach dem WHO-Stufenschema steigern.
- Solange wie möglich Einnahme über den Mund.
- Wirkdauer und Wirkweise sind bekannt.
- Vorbeugung und unerwünschter Nebenwirkungen.
- Regelmäßige Gabe nach der Uhr.
- Passende Bedarfsmedikation ansetzen und einsetzen (1/6 der Tagesdosis).
- Schmerzen erfragen, indirekte Schmerzzeichen kennen.
- Beobachten, Evaluieren und Anpassen der medikamentösen Therapie.
- Retardierte Medikamente sind als Dauertherapie vorzuziehen.

[60] Ebds.

Medikamentöse Schmerztherapie

Grundsätzlich sind opioidhaltige Analgetika auch für ältere und an Demenz erkrankte Menschen geeignete Schmerzmittel.[61] Wichtig sind der niedrige Einstieg und die langsame Steigerung unter genauer Beobachtung der indirekten Schmerzzeichen und der eigenen Angaben des Betroffenen, soweit dies noch möglich ist. Im Expertenstandard weisen die Autoren explizit auf die im Alter veränderte Physiologie hin:

- Stoffwechsel ist verlangsamt, das betrifft die Verteilung im Körper, den Abbauprozess und die Ausscheidung,
- Magenentleerung und Peristaltik sind verzögert,
- Mögliche Herz-, Leber- und Nierenfunktionsveränderungen,
- Veränderter Köperfettanteil/Wasseranteil,
- Abnahme der Muskelmasse.

Einzelne Faktoren und die Kombination von mehreren Faktoren können zu einer deutlich veränderten Wirkung (Wirkdauer, Wirkungseintritt und Nebenwirkungen) der Medikamente führen. Diese werden nicht an alten, multimorbiden Menschen getestet. Deshalb wird eine langsame und niedere Dosierung angeraten. Es sollte eine zeitnahe Beobachtung der Wirkung und Nebenwirkungen durchgeführt werden.

Grundsätzlich sind die Expertenstandards für das Schmerzmanagement für alle Pflegeeinrichtungen verbindlich und werden durch den MDK kontrolliert. Sie sind inzwischen in die pflegerische Ausbildung integriert. Krankenhäuser, Altenheime und ambulante Dienste haben ihr Personal entsprechend geschult. Sie als Pflegefachkraft sind hier von großer Bedeutung, da Sie durch Ihre Fachkompetenz erkennen und weitergeben können, ob die Schmerztherapie ausreichend ist oder ob noch Anpassungsbedarf besteht. Der Betroffene ist auf Sie angewiesen, er kann sich nicht mehr direkt an den Arzt wenden. Das ist Ihre Aufgabe im Sinne der Leidenslinderung und damit Verbesserung der Lebensqualität. Alle an der Pflege Beteiligten sollten ihre Beobachtungen und Wahrnehmungen einbringen. Das ist nur als Team leistbar. Gelingt es Ihnen, für einen Menschen mit Demenz eine passende

[61] Kojer M, Schmidl M (2011): Demenz und Palliative Geriatrie in der Praxis, Springer-Verlag, Wien, S. 67

Schmerzlinderung herbeizuführen, wird er vielleicht wieder interessierter am Leben, hat Appetit, kann sich besser bewegen und nimmt Kontakt auf.

Nicht medikamentöse Schmerztherapie

Neben der medikamentösen Schmerzlinderung stellen die nicht-medikamentösen Interventionen eine wichtige Möglichkeit der Linderung dar. Es gibt zahlreiche nicht-medikamentöse Schmerztherapieverfahren, die hier nicht alle beschrieben werden. Ich verweise hier auf das Buch »Nicht-medikamentöse Interventionen bei Schmerz«[62]. Die Autoren beschreiben ausführlich und sehr anschaulich viele Möglichkeiten der nicht-medikamentösen Schmerzlinderung.

Die im Folgenden genannten Interventionen können sowohl bei akutem als auch bei chronischem Schmerz angewandt werden. Es kann nicht oft genug betont werden, dass grundsätzlich und bei Menschen mit Demenz insbesondere das intensive Eingehen auf den Betroffenen und seinen Schmerz ein Teil der Therapie ist: Das, was der Betroffene als Schmerz bezeichnet oder in seinem Verhalten in seiner Mimik zeigt, muss genau beachtet und ernst genommen werden. Dadurch vermitteln Sie in der Pflege Sicherheit und Vertrauen. Das hilft dem Betroffenen, sich zu entspannen und dem Kreislauf von Schmerz- Angst und Anspannung zu entkommen. Beim Schmerz geht es um ein sehr individuelles Erleben. Es ist wichtig, dass Sie die Schmerzverstärker beim Betroffenen kennen. Das können Angst, Traurigkeit, Trauer, Depression sein, oder Einsamkeit, Langeweile, Hoffnungslosigkeit, Schlaflosigkeit, Gefühle der Abhängigkeit, Hilflosigkeit etc. Prüfen und beobachten Sie gründlich, ob die persönliche Zuwendung in unterschiedlichster Form als entlastend und wohltuend empfunden wird. Hier können viele unterschiedliche Personen Gutes im Sinne der Schmerzlinderung leisten. Das kann nur im Team gelingen, ergänzt durch Therapeut*innen und Angehörige. Alle sollten das Konzept des Total Pains (▶ S. 103) kennen und im Blick behalten. Schmerz findet eben nicht ausschließlich auf der Körperebene statt, sondern betrifft immer den Mensch als Ganzes. Den sozialen, seelischen und spirituellen Schmerz neben den körperlichen Schmerzen zu

[62] Bogatzki U, Bogatzki A (2020): Nicht-medikamentöse Interventionen bei Schmerz. Schlütersche, Hannover

lindern, ist ein hoher Anspruch und eine große Herausforderung. Gelingt es den Beteiligten, den Schmerz auf allen Ebenen zu lindern, führt das sichtbar zur Erleichterung und einem gesteigerten Wohlbefinden beim Betroffenen. Sobald sich ein Vorgehen als hilfreich herausstellt, kann es in den Alltag integriert werden, damit eine Kontinuität und Verlässlichkeit gewährleistet sind. Prüfen Sie, was wohltuend für die betroffene Person ist und zusätzlich, was umsetzbar und leistbar für Sie in Ihrem Kontext ist.

Aromapflege

Einreibungen, Wickel und Auflagen haben in der Krankenpflege vor Jahren eine Bedeutung gespielt, sind jedoch zunehmend in Vergessenheit geraten. Umso erfreulicher, dass dieses alte Wissen nun in Form der Aromapflege wieder vermehrt zum Einsatz kommt. Es ist eine meist als wohltuend und entspannend empfundene Herangehensweise an den Schmerz und auch für Sie als Durchführende eine Wohltat und Bereicherung Ihrer Aufgaben. Die Aromapflege ist ein ganzheitlicher Ansatz der Körper, Geist und Seele miteinbezieht.

Info

*»Von Aromapflege ist die Rede, wenn medizinisches Pflegepersonal ätherische Öle und Ölmischungen entsprechend der Anordnung eines Therapeuten oder in Eigenverantwortung im pflegerischen Bereich einsetzt. Pflanzenöle können gezielt zu Harmonisierung von Befindlichkeitsstörungen und der Linderung von körperlichen Beschwerden angewendet und gezielt in die Grund- und Behandlungspflege integriert werden.«**

* Stadelmann (2017): Aromapflege, Praktische Aromatherapie für den Pflegealltag. Stadelmann Verlag, Wiggensbach, S. 17

Es gibt vielfältige Möglichkeiten, Aromamischungen sowohl im häuslichen Bereich als auch im stationären Bereich, also im Krankenhaus und Altenheim, einzusetzen. Sie können Duftlampen oder Vernebler einsetzen. Ist beides nicht möglich oder nicht zur Hand, können Sie mit Raumspray arbeiten. Vielfach kommen auch Massageöle zum Einsatz, z. B. für Hand-

und Fußmassagen und Einreibungen oder Öle, die bei einem Vollbad oder einer Teilwäsche eingesetzt werden. Hier suchen Sie das passende Öl und die passende Anwendungsform individuell aus, auf die Verträglichkeit sowohl des Öls als auch der Dosierung.

Die Verträglichkeit prüfen Sie, indem Sie einen Tropfen der Ölmischung in der Armbeuge auftragen und nach ungefähr 10 Minuten kontrollieren, ob es zu einer Reaktion wie Rötung, Schwellung oder Juckreiz gekommen ist. Wenn ja, dann ist es nicht das richtige Öl. Sie waschen die Haut ab und die Reaktion wird wieder abklingen. Kam es zu keiner Reaktion, können Sie mit der Zustimmung des Betroffenen beginnen, die Ölmischung einzusetzen. Ein Öl, das der Betroffene nicht mag, ist nicht das richtige. Wenn sich also die Person bei einer ersten Riechprobe abwendet, müssen Sie das Öl wechseln. Beobachten Sie Zustimmung und vielleicht Freude oder eine leichte Entspannung im Gesicht, liegen Sie richtig. Hier gilt es wieder sehr achtsam zu sein. Gerüche sind mit Erinnerungen und Emotionen verknüpft. Ihr Ziel ist es, möglichst positive Erinnerungen und Emotionen zu wecken. Das geht auf unterschiedliche Weise:

Duftimpulse

Mit einer Duftlampe können Sie einen zuvor gelüfteten Raum für 30–60 Minuten in den gewünschten Duft hüllen. Im häuslichen Bereich können Sie auch ein beduftetes, feuchtes Handtuch auf die Heizung legen. Dann wird eine längere Pause eingehalten, bevor Sie dies wiederholen. Sie können auch ein Raumspray, ein Riechfläschchen, ein beduftetes Taschentuch, Heilwolle oder ein Filzstück einsetzen. Dabei wird ein Tuch etc. mit der Ölmischung beträufelt und ans Kissen oder in den Ausschnitt – in Nasennähe – platziert. Wenn die Gefahr besteht, dass es in den Mund genommen wird, sollte das Dufttuch besser am Bett oder am Nachtschrank angebracht werden, sodass der Mensch mit Demenz es nicht greifen, aber gut riechen kann. Da ätherische Öle einen Alterungsprozess[63] durchlaufen, müssen sie täglich ein neues Dufttuch nehmen. Inzwischen gibt es von Primavera oder der Kemptener Apotheke sog. Roll-ons, auch Naturparfüme genannt, in unterschiedlicher

---

[63] Stadelmann (2017): Aromapflege, Praktische Aromatherapie für den Pflegealltag. Stadelmann Verlag, Wiggensbach, S. 34

Zusammensetzung. Diese werden direkt hinters Ohr oder auf den Puls aufgetragen. Dies kann auch ein geliebtes Parfüm sein. Ein Duftimpuls wirkt immer auf alle im Raum und kann die Atmosphäre in einem Zimmer sehr zum Positiven verändern.

Einreibungen

Gerade bei Schmerzen empfinden Betroffen eine Einreibung als sehr wohltuend und tröstend. Hier gibt es z. B. von WALA das Aconit-Schmerzöl© oder das Solum-Öl©, das Kemptener Öl©, das Saligen Öl© oder das Moor-Lavendel-Öl© von Dr. Hauschka. Sie wirken entspannend, teilweise auch umhüllend (Moor-Lavendel-Öl) und schmerzlindernd. Durch die Einreibung wird zusätzlich die Schmerzübertragung reduziert. Alle genannten Präparate können drei Mal täglich angewendet werden.

Menschen mit Demenz kennen meist den Duft von Rosen-, Lavendel- oder Pfefferminzöl. Rosen- und Lavendelöl haben ein weites und ausgleichendes Wirkspektrum. Das Rosenöl wirkt u. a. schmerzlindernd, entzündungshemmend und durchblutungssteigernd. Das Lavendelöl, das vielen alten Menschen sehr vertraut ist, hat neben seiner schmerzlindernden und entzündungshemmenden Wirkung noch eine harmonisierende und beruhigende Wirkung. Pfefferminzöl wird gern bei Kopfschmerzen, die wegen Verspannungen entstanden sind, eingesetzt und wirkt erfrischend. Es kann direkt an die Schläfen angebracht werden, an den Handgelenken oder auch als Raumduft. Es gibt inzwischen eine große Auswahl an qualitativ hochwertigen Fertigmischungen in unterschiedlichen Applikationsform.

Hand- oder Fußbad, Teilwäsche

Ein gut duftendes Vollbad ist sicher inzwischen nur noch in wenigen Altenheimen und zuhause möglich. Eine Teilwäsche, ein Hand- oder Fußbad mit Aromaölen hingegen können überall – auch im Krankenhaus – durchgeführt werden. Die gesamte Hautoberfläche nimmt die Wirkung der ätherischen Öle auf. So werden Sinne und Stoffwechsel angeregt oder beruhigt, je nach Öl und Anwendung. Dadurch können sich Anspannungen abbauen und ein wohltuendes Körpergefühl beim Betroffenen stellt sich ein. Im Anschluss an ein Bad kann dann eine angenehme Hand- oder Fußmassage weitere Entspannung bringen. Das ist auch bei Bettlägerigen umsetzbar und so in jeder Phase der palliativen Begleitung zur Schmerzlinderung möglich.

> Beruhigende Einreibungen und Waschungen werden immer vom Herz weg körperabwärts geführt. Anregende Einreibungen und Waschungen werden körperaufwärts in Richtung Körperstamm durchgeführt. Reine ätherische Öle dürfen nur mit geeigneten Emulgatoren ins Wasser gegeben werden: zum Beispiel Honig, Sahne, Kondensmilch oder Neutralseife.

Hand- und Fußmassage

Eine liebevolle Hand- oder Fußmassage für einen an Schmerzen leidenden Menschen mit Demenz kann eine sehr wohltuende Maßnahme sein. Die Zuwendung, der gemeinsam ausgesuchte Duft und die angenehme Berührung können Vertrauen und Zuversicht schaffen. Das Bedürfnis nach Nähe, das im Zusammenhang mit Schmerzen meist noch ausgeprägter ist, wird hier zugleich mit befriedigt. Zur Vorbereitung einer Massage sollten Sie das Einverständnis des Betreffenden einholen und gemeinsam einen Duft oder auch eine Creme auswählen. Zuvor haben Sie für Ruhe gesorgt und es eine ablenkungsfreie Umgebung. Musik ist in der Regel für einen Menschen, der mit einer Demenz lebt, eher irritierend als entspannend. Ihre Hände sind warm, sie haben den Schmuck entfernt und die Person kann entspannt sitzen oder liegen. Sie nehmen eine Hand/einen Fuß Ihres Gegenübers in Ihre Hand und betrachten sie/ihn genau. Sollte es Entzündungen, Wunden, Narben oder akute Schmerzen in/an Hand oder Fuß geben, ist das eine Kontraindikation. In diesem Fall erfolgt keine Massage.

Handmassage

- Beginnen Sie mit dem Auftragen der Creme bzw. des Öls.
- Knöchelkreise am Handgelenk (3 x).
- Mehrmals die Handinnenseite von der Handwurzel hin zu den Fingern ausstreichen.

- Mit Daumen und Zeigefinger die einzelnen Finger in Kreisen massieren und mit gleichmäßigem leichtem Druck am Ende Richtung Fingerspitze ziehen.
- Die »Schwimmhäutchen« zwischen den Fingern mit leichten kreisenden Bewegungen massieren.
- Die Hand in Ruhe umdrehen und auf dem Handrücken die Zwischenräume des Mittelhandknochens in Richtung Handgelenk ausstreichen.
- Den ganzen Unterarm einschließlich des Ellbogens abschließend mit umfassenden Bewegungen ausstreichen, bis zu den Fingerspitzen (3 x).
- Hand sacht ablegen, mit Handtuch oder einer Decke zudecken und nachspüren lassen – dann die andere Hand massieren.
- Im Anschluss eine Nachruhe von 30 Minuten gewähren.

Eine Alternative dazu kann die Fußmassage sein. Wer nicht an den Händen berührt werden kann oder möchte, genießt eventuell eine Fußmassage, vielleicht auch nach einem warmen Fußbad.

Fußmassage

- Beginnen Sie mit dem Auftragen der Creme/des Öls.
- Kreisen Sie um den Knöchel (3 x).
- Streichen Sie den Fußrücken 3 x aus.
- Massieren Sie einzelne Sehnen nach vorn in Richtung Zehen.
- Ausstreichen der Sehnen nach vorn.
- Alle Zehen einzeln massieren und leicht daran ziehen.
- An den »Schwimmhäuten« massieren und leicht ziehen.
- Mit festem Druck das Fußgewölbe massieren (kann kitzeln, wenn es zu sacht durchgeführt wird).
- Fußsohle von der Ferse bis zu den Zehen ausstreichen (3 x).
- Den ganzen Unterschenkel in Richtung Zehen ausstreichen (3 x).
- Den Fuß sacht ablegen, mit Handtuch oder einer Decke zudecken und nachspüren lassen – dann den anderen Fuß massieren.
- Nehmen Sie, nachdem Sie beide Füße massiert haben, beide Fersen in Ihre Hände und halten sie unter leichtem Zug, als wollten Sie die Beine in die Länge ziehen; das ist in der Regel sehr wohltuend.
- Im Anschluss daran ist eine Nachruhe von 30 Minuten angemessen.

Es gibt auch eine Kurzversion, die bei Zeitmangel gut eingesetzt werden:

- Beide Beine nacheinander in Ruhe und sehr langsam vom Knie abwärts ausstreichen. Eine Hand bleibt immer am Bein, während die andere Hand wieder zurück ans Knie geht.
- Nun wieder mit beiden Händen, die Finger geschlossen, in einer der Basalen Stimulation® entsprechenden umschließenden Ausstreichung beinabwärts streichen (je Bein 4 x oder häufiger).
- Beobachten Sie Ihr Gegenüber, in der Regel entspannt er sich, wenn er die Berührung und Ausstreichung als wohltuend empfindet.
- Nach der Ausstreichung können Sie nun noch beide Fersen wie oben beschrieben unter Zug halten.
- Anschließend legen Sie die Beine wieder bequem ab und wickeln eine Decke darum.
- Nachruhe für ca. 30 Minuten.

Diese Kurzversion kann auch gut vor der Nacht eingesetzt werden und die Person kann direkt danach einschlafen.

Bei den beschriebenen Massagen oder Ausstreichungen wird die Aufmerksamkeit des Betroffenen für diese Momente vom Schmerz weggehen in die Region, die gerade berührt wird. Das – in Kombination mit der angenehmen Massage, einem schönen Duft und wohltuenden Öl – schafft einen Raum für Entspannung. Diese Form der Zuwendung durch ungeteilte Aufmerksamkeit ist eine nicht zu unterschätzende schmerzlindernde Maßnahme, die in der Regel gern angenommen wird. Für Sie als Durchführende kann es auch wohltuend und beziehungsfördernd sein. Das sind wichtige Inseln in einem oft sehr vollen Alltag, bei dem es häufig um Berührung und Zuwendung geht, aber nicht immer in der Intensität, Achtsamkeit und ausschließlich positiv belegten Form. Nutzen sie Ihre Spielräume!

Wickel und Auflagen

Ein altes Hausmittel und vielen alten Menschen mit Demenz noch in Erinnerung, sind Wickel und Auflagen. Diese Generation ist sicher mit Waden-, Quark-, Kohl- und Kartoffelwickel und Zitronenscheibenauflagen aufgewachsen, weil Medikamente früher längst nicht in jedem Haushalt vorrätig waren. Wickel und Auflagen können in ganz unterschiedlichen Zusammenhängen hilfreich sein: bei Schwellungen, Fieber, Entzündungen und eben auch bei Schmerzen. Wichtig sind die vorangegangene Abklärung und das Einverständnis des Arztes, verbunden mit einer ärztlichen Verordnung. Dokumentieren Sie die Verordnung, die Durchführung und das Resultat.

Im Apothekenhandel gibt es fertige Wickel, z. B. von Wala. Grundsätzlich gilt bei Wickeln und Auflagen, dass sie im Einverständnis mit dem Betroffenen und in Ruhe angebracht werden. Ihre innere Intention sollte es sein, und das können Sie gern auch aussprechen: »Das wird Ihnen guttun, es bringt Ihnen Erleichterung, die Schmerzen werden etwas nachlassen.«

Quarkauflage
Ein gutes altbewährtes Hausmittel bei akuten und chronischen Schmerzen und Entzündungen ist der Quarkwickel. Dazu wird der zimmerwarme Quark auf ein Baumwolltuch oder Verbandsmull 0,5 cm dick aufgetragen. Das Tuch schlagen Sie an allen Seiten ein und legen es auf die betroffene Stelle. Darüber kommt eine temperaturausgleichende Heilwolle oder ein Baumwollflies. Der Wickel kann bei akut entzündlichen Prozessen 30 Minuten und sonst so lange, wie es als angenehm empfunden wird, belassen werden. Der Quark zieht Entzündungsstoffe an, der Stoffwechsel wird lokal angeregt, er wirkt entzündungshemmend und abschwellend. Kontraindiziert ist die Auflage mit Quark bei offenen Wunden und einer Milcheiweiß-Kontakt-Allergie. Die Betreffende gibt an, ob sie den Wickel als angenehm und lindernd empfindet. In einer akuten Phase kann ein Quarkwickel stündlich aufgelegt werden, später reicht es 1–2-mal täglich.

Temperierte Ölauflage mit Johanniskraut
Johanniskraut kann bei Nervenschmerzen, Verspannungsschmerzen, Ischialgie und Gürtelrose eingesetzt werden. Die Auflage erfolgt direkt über der schmerzenden Stelle. Johanniskraut wird zunächst pur auf die vorgewärmte Kompresse oder ein Leinen- oder Baumwollläppchen (ca. 10 x 20 cm, doppelt legen) aufgetragen und zum Anwärmen in eine kleine Plastiktüte geben. Sie können ein Moorkissen oder im häuslichen Bereich zwei Wärmflasche zum Anwärmen nutzen: Legen Sie die mit dem Baumwollläppchen gefüllte Plastiktüte mit dem kleinen Tuch zwischen die Wärmflaschen und umwickeln Sie es mit dem Wollschal, um alles anzuwärmen.

Nun wird die angewärmte Ölauflage auf die schmerzende Stelle gelegt, zügig das kleine vorgewärmtes Tuch (z. B. ein Tuch oder ein mit Baumwollwatte gefüllter Waschlappen) darüber- und ein größeres Handtuch oder einen Wollschal zur Wärmespeicherung auflegen. Es geht insgesamt um eine milde Wärmeanwendung. Fragen Sie bitte nach oder beobachten Sie genau, ob alles angenehm ist. Die Auflage bleibt 20 Minuten oder auch länger liegen. Wichtig ist jetzt, dass Sie für Ruhe sorgen und die Person es genießt. Die Johanniskrautölauflage kann 1–3-mal täglich angewendet werden. Nach fünf Tagen wird eine Reizpause von zwei Tagen empfohlen. Bei Johanniskraut-Öl sollte danach aufgrund der Lichtempfindlichkeit der Haut kein direktes Sonnenbad stattfinden.[64]

Ölauflagen sind aufgrund ihres ansprechenden Dufts sehr beliebt. Über den Geruchsinn, die Riechschleimhäute, gelangen die Wirkstoffe ins Stammhirn und nehmen dort u. a. Einfluss auf die Gefühle, das vegetative Nervensystem. Durch die milde Wärme der Ölauflage besteht keine Gefahr des Verbrühens. Wie immer prüfen Sie zuvor die Verträglichkeit des jeweiligen Öls und ob eine Abneigung gegen den Duft besteht. Die Ölauflage kann auch mit dem Kemptener Öl[65] oder mit Olivenöl durchgeführt werden.

Um noch weitere Anwendungsbereiche zu nennen, die auch aber nicht ausschließlich mit Schmerz zusammenhängen hier einige Anregungen:

- Lavendel-Öl-Auflagen eignen sich bei Schmerzen, Unruhe, Schlafstörungen und Husten/Bronchitis. Die Auflagestelle ist die Brust (Sternum). Lavendel hat einen entspannenden Einfluss auf die Muskulatur und wirkt zusätzlich ausgleichend auf die Seele.
- Eine Eukalyptus-Öl-Auflage wird bei Harnverhalt, Blasenentzündungen oder der Neigung zu Blasenentzündungen auf den Unterbauch angelegt.

---

[64] Sonn A (2004): Wickel und Auflagen, Alternative Pflegemethoden erfolgreich anwenden. Thieme, Stuttgart, S. 15

[65] Bahnhof Apotheke in Kempten

- Die Melissen-Öl-Auflage auf der Brust eignet sich gut bei Erkältung, Husten und Bronchitis bzw. bei Stress und Erschöpfung. Es werden 2 %–5 %-Mischungen verwendet.

Nur Johanniskraut wird, weil es ein Ölauszug ist, pur verwendet.

4.4.4 Wärme-/Kälteanwendungen

Grundsätzlich wird dem Wunsch des Betroffenen in Bezug auf eine Wärme- oder Kälteauflage auf der schmerzenden Stelle entsprochen, sofern es aus medizinischer Sicht keine Einwände gibt. Oft gibt es Vorlieben, die die Angehörigen nennen und die Sie dann ausprobieren müssen, um zu sehen, ob sie auch jetzt noch stimmig sind. Bei allen Schmerzen, die auf Verspannungen zurückzuführen sind, wird Wärme meist als angenehm und entspannend und dadurch schmerzreduzierend empfunden. Im häuslichen Bereich können Sie alte Gewohnheiten mit Wärmflasche (Vorsicht: nicht zu heiß befüllen!), ein Kirschkernkissen oder eine Moorauflage zum Auflegen einsetzen. Im Krankenhaus und Altenheim sind Wärmflaschen nicht mehr erlaubt, dort werden stattdessen Moorkissen eingesetzt. Diese gibt es in unterschiedlicher Größe. Sie sind nicht nur als Auflage geeignet und passen sich gut dem Körper an, sondern eignen sich auch zum darauf liegen. Das kann sehr angenehm im Nacken-, Schulter- und Rückenbereich sein und lässt sich gut auch in der Mittagsruhe oder zur Nacht einsetzen.

Kälte-Anwendungen können, wenn gewünscht, bei Arthritis, akuten Prellungen und stumpfen Verletzungen angewendet werden. Hier ist auf eine milde Kälte zu achten, da sonst Schäden entstehen können. Häufig lehnen ältere Menschen Kälteanwendungen eher ab. Beobachten Sie genau, ob der Kältereiz zu intensiv ist, wie die Person beim Auflegen reagiert, und schlagen Sie immer einen kleinen Kissenbezug oder ein kleines Handtuch um das Kältepack. Bei entzündlichen Prozessen mit Schwellungen, z. B. im Knie, werden oft Quarkauflagen als angenehmer empfunden.

Schmerzlinderung in Form von Ablenkung

Wenn ein Mensch mit Demenz an Schmerz leidet, ist es wichtig, dass Sie überlegen, was Sie ergänzend zur medikamentösen Therapie an Ablenkung vom Schmerzgeschehen anbieten können. Dazu müssen Sie die ganz persönlichen Vorlieben kennen und vielleicht das ein oder andere ausprobieren. Es kann vertraute Musik in sehr unterschiedlichen Variationen sein. Manche mögen es laut, manche leise, manche möchten sich dazu gern bewegen, andere nur lauschen. Der eine genießt seine schöne Musik allein, der andere lieber in Gesellschaft. Das ist sehr individuell und muss auch so gehandhabt werden. Darüber hinaus ist auch Musik nur im begrenzten Maß ein Vergnügen, also schalten Sie die Musik nach einer gewissen Zeit auch wieder aus. Beobachten Sie genau, wie lange es angenehm ist, sonst wird es eine zusätzliche Belastung. Die Aufmerksamkeitsspanne bei Menschen mit Demenz ist verkürzt und zu viele Reize können schnell von der Entspannung wieder in die Anspannung führen. Auf keinen Fall sollte eine Dauerbeschallung stattfinden. Das gilt auch für Radio und Fernsehen. Schauen Sie genau, was sich für diese Person eignet. Wer braucht wann wovon wie viel – das gilt auch hier. Das kann jeden Tag gleich sein, aber auch jeden Tag anders sein und erfordert ein achtsames Hinschauen.

4

Schmerzlinderung durch Zuwendung ist ein vertrautes Prinzip und kann sehr gut genutzt werden. Gerade ein Mensch mit Demenz, der womöglich seine Schmerzsituation nicht versteht; der nicht einordnen kann, was da gerade vor sich geht, ist dankbar über ungeteilte Aufmerksamkeit und Ablenkung. Das kann ein Besuch einer Angehörigen, einer Ehrenamtlichen, Nachbarin oder Freundin sein. Die gemeinsame Zeit kann mit Vorlesen, Erinnerungen, Fotoalben, Spaziergängen etc. genutzt werden. In diesen Momenten ist der Schmerz nicht weg, aber er steht nicht so sehr im Fokus der Aufmerksamkeit. Durch die schönen Momente kann Entspannung eintreten. Gesellschaft und Gemeinschaft bieten die Chance, Aktivität in der Gruppe zu erleben oder einfach nur still daran teilzunehmen. Prüfen Sie kritisch, ob die Person wirklich davon profitiert. Manchmal sind Gruppenaktivitäten eine wahre Reizüberflutung (Eindrücke, Geräuschpegel, Aktivitäten aller Beteiligten etc.) und Einzelbesuche geeigneter. Einige Einrichtungen bieten den Kontakt zu Tieren, die manchmal in der Einrichtung leben oder zu bestimmten Zeiten im Haus sind, was die Bewohner*innen sehr genießen. Immer mehr Altenheime arbeiten eng mit Kindergärten und Schulen zusammen, was eine willkommene Ablenkung im Alltag bedeutet und meist mit viel Freude und Lachen auf beiden Seiten verbunden ist. Gemeinsam lachen, Freude teilen schenkt Zuversicht in einer Situation, die vielleicht nicht einfach ist. Menschen mit Demenz spüren in diesen Momenten sehr gut, dass sie nicht allein sind, dass sie wahr- und ernst genommen werden. Das Dasein und gemeinsam Aushalten ist eine so wichtige und teilweise verlorengegangene Form der Ablenkung. »Ich bin da, du bist nicht allein.« Das tröstet und gibt Kraft.

Für ausreichend guten Schlaf sorgen

Gut schlafen – Das ist leichter gesagt als getan. Voraussetzung dafür, dass jemand gut schlafen kann, ist sicher, dass er möglichst schmerzarm ist. Das wird durch die medikamentöse Schmerztherapie angestrebt. Ergänzend dazu sind Abendrituale, vertraute Gegenstände und Personen wichtig. Dies ist im Krankenhaus nicht einfach, aber umso wichtiger. Gerade in einer Ausnahmesituation ist es entscheidend, dass die Person gut in den Schlaf findet, möglichst ungestört durchschläft und ausgeruht am Morgen erwacht. Es ist bekannt, dass nach einer »schlechten« Nacht, in der jemand nur wenig geschlafen hat, vorhandene Schmerzen schon während der Nacht und am nächsten Morgen stärker empfunden werden. Das gilt es zu vermeiden.

Fragen Sie die Angehörigen oder das Pflegeteam des Altenheims nach Ritualen, nach der gewohnten Schlafenszeit, nach der vertrauten Position des Bettes – und versuchen Sie diese Dinge umzusetzen. Der Zeitaufwand wird sich lohnen. Der Gewinn für den Betroffenen kann immens sein. Nehmen Sie auch die Umgebung in den Blick: Wie ist das Licht im Zimmer, ist es angenehm und beruhigend oder kalt und grell? Lässt sich das mit einer Salzkristalllampe auf dem Tisch im Zimmer verändern? Ist das Zimmer gelüftet worden, sind die Füße warm? Und achten Sie auf den Menschen mit Demenz: Gibt es ein Ritual, auf das Sie zurückgreifen können, eine schöne Einreibung, ein Gebet vor der Nacht, ein Lied, ein Duft etc.? Finden Sie es heraus und lassen Sie es alle Beteiligten im Team wissen. Manchmal helfen altbewährte Hausmittel wie eine Tasse Tee (Schlafteemischungen beinhalten meist u. a. Melisse, Baldrian, Hopfen und Lavendel). Auch ein Handbad, ein warmes Fußbad oder eine Beinausstreichung, ein vertrauter Duft, ein Lavendelsäckchen in der Nähe können ein- oder durchschlaffördernd wirken.

Lagerung

»Wie man sich bettet, so liegt man«, sagt der Volksmund. Doch wie soll man sich betten, um richtig zu liegen? Im Zusammenhang mit Schmerz geht es in erster Linie darum, diesen durch eine entlastende Lagerung zu reduzieren. Das kann eine Mikrolagerung sein, wenn die Person es kaum toleriert, mit großen Bewegungsabläufen gedreht und gewendet zu werden, und es völlig ausreicht, am Betttuch die Lage minimal zu verändern. Je nachdem, wo der Schmerz sitzt, sollte diese Region mit Kissen und einer Seitenlage unterstützt werden. Bei Bauchschmerzen kann die Seitenlage mit angezogenen Beinen die Spannung nehmen, in Rückenlage gelingt das mit einem Kissen unter beiden Knien. Es können einzelne Extremitäten, die schmerzhaft sind, mit Kissen unterlegt und gestützt werden. Es sollte für den Betroffenen bequem sein, damit er sich entspannen kann. Häufig sind es doch lange Zeiträume, in denen die Person, die sich selbst vielleicht nicht mehr selbst drehen kann, in derselben Position liegt. Daran sollten Sie immer denken, auch wenn Sie die Person vielleicht erst vor scheinbar kurzem so gelagert haben. Anderthalb Stunden können lang sein, wenn es einem nicht mehr oder nur eingeschränkt möglich ist, sich selbst zu bewegen. Wenn der Schmerz mit viel Unruhe und Angst verbunden ist, können Sie die Nestlagerung einsetzen. Das ist sowohl in der Rücken, wie auch in der Seitenlage möglich.

Info

Die Nestlagerung hat eine beruhigende und schützende Wirkung, weil die eigenen Körpergrenzen durch die Kissen, Bettdecke und Lagerungstechnik gut spürbar werden. Hier eignen sich zwei Lagerungsschlangen oder einfach zwei gerollte Bettdecken.
Für die Beine benötigen Sie zwei große Kopfkissen.
Wie sie funktioniert, zeigt Ihnen dieses Video:
https://www.youtube.com/watch?v=OCCVDps31al

Die Deckenrolle wird in umgedrehter U-Form auf das Bett aufgelegt, sodass der Betroffene mit dem Kopf darauf liegt und an seinen Seiten ihn die Deckenrolle umschließt. Er kann nun seine Arme auf die Deckenrolle an beiden Seiten ablegen. Die zweite Deckenrolle legen Sie unter die Knie im Halbkreis aus. Damit die Beine auch entspannt liegen, formen Sie die beiden großen Kissen zu einem Schiffchen und legen die Beine hinein. Auch hier umschließt das Kissen die Beine von unten und der Seite. Das wird in der Regel als sehr angenehm empfunden. Fragen Sie nach und beobachten Sie die Reaktion auf diese Lagerung. Nun decken Sie die Person zu, schlagen die Decke ein, damit rundherum das Gefühl der Sicherheit entstehen kann. Es sollte angenehm und auf keinen Fall einengend empfunden werden. Sie schließen die Zuwendung mit einer vertrauten Initialberührung ab. Eine Variante kann sein, in Rückenlage an beiden Körperseiten entlang die Deckenrolle anzulegen. Auch hier kann der Bewohner seine Arme auf die Deckenrollen ablegen. Die Beine sind weiterhin frei beweglich, wenn das noch gewünscht ist. Sonst kann ein kleines Kissen zum Schutz der Fersen unter die Unterschenkel gelegt werden.

Zur nicht-medikamentösen Schmerztherapie zählen auch Akupunktur, Akupressur, Transkutane elektrische Nervenstimulation (TENS) vor allem bei Nervenschmerzen und Entspannungstechniken wie zum Beispiel die weit verbreitete Muskelrelaxation nach Jacobsen (PMR) auf die ich im Zusammenhang mit Menschen mit Demenz hier nicht vertieft eingehen möchte. Seelsorge und Sozialarbeit können ebenso einbezogen werden zu Schmerzlinderung. Sie haben zusätzlich zur medikamentösen Schmerztherapie viele unterschiedliche Möglichkeiten, Schmerzen zu lindern und ergänzend im Sinne einer ganzheitlichen Herangehensweise des Total Pains auf den ganzen Menschen wohltuend einzuwirken. Prüfen Sie, was dem Betroffenen guttut, was er genießt, womit er in eine Entspannung kommen kann und was für Sie umsetzbar ist. Und dann setzen Sie es ein.

Behalten Sie immer das Total Pain-Konzept im Hinterkopf und überlegen Sie, welche Form des Schmerzes neben dem körperlichen kann momentan noch unerträglich sein und wie kann ich diese lindern. Ganz verkürzt gesagt, Morphin kann den seelischen, spirituellen oder sozialen Schmerz nicht lindern, sehr wohl aber den körperlichen. Ebenso ist Zuwendung oder ein Fußbad allein für ein starkes Schmerzgeschehen sicher nicht ausreichend und es bedarf einer medikamentösen Einstellung. Eine ganzheitliche Herangehensweise an ein Schmerzgeschehen ist immer angemessen.

4.4.5 Schmerz und Lebensende

Die Schmerztherapie muss so lange erfolgen, solange der Schmerz besteht. Am Lebensende kann der Schmerzmittelbedarf gleichbleibend sein, sich verringern oder steigern. Das muss in jedem Einzelfall genau beobachtet und angepasst werden. Wichtig ist, dass alle drei Möglichkeiten in Betracht gezogen werden, denn häufig wird mit dem Lebensende auch ein vermehrter Schmerz assoziiert, was nicht immer der Fall ist. Die subkutane Schmerzmittelgabe ist am flexibelsten. Hier kann je nach Schmerz eine Schmerzmittelgabe erfolgen oder auch ausgelassen werden. Opioidpflaster eigenen sich in dieser Phase eher nicht, da sie sehr unflexibel sind. Sie erscheinen vielen als harmlos, was jedoch nicht der Fall ist: Fentanyl beispielsweise ist ca. 100-mal stärker wirksam als Morphin und selbst die Einstiegsdosen entsprechen meist 60 mg Morphin und mehr pro Tag.[66] In der Finalphase ist häufig die Körpertemperatur verändert, es besteht Fieber oder die Durchblutung hat sich schon verringert. Dadurch wird auch die Resorption des Opioids verändert und schwer einschätzbar. Bei manchen Betroffenen kommt noch Schwitzen hinzu und kann die Klebefähigkeit des Pflasters reduzieren, so dass es sich teilweise oder ganz löst. Der Wirkspiegel des Pflasters ist dadurch womöglich nicht zuverlässig, zudem ist die Anflutzeit des Fentanyls zu lange und deshalb sollte in dieser Phase auf eine Pflastertherapie als Erstverordnung verzichtet werden. Morphin subkutan Injektionen sind am flexibelsten einsetzbar. Bei einer Schmerztherapie mit Schmerzpflastern sollte eine Morphin-Bedarfsmedikation s.c. für Schmerzspitzen angeordnet werden. Bei schnell wechselnden Schmerzzuständen am Lebensende sind Pflaster meist nicht geeignet.

Morphingaben im Sterbeprozess stellen immer wieder die Assoziation beim behandelnden Team und den Angehörigen her, dass der Betroffene an der Morphingabe verstorben ist und nicht in Folge seiner Erkrankung. In der Regel sterben sehr alte, multimorbide Menschen mit Demenz an ihren Erkrankungen oder an den Folgen eines akut hinzugekommenen Geschehens. Wenn sie eine adäquate Schmerzmittelgabe erhalten, sterben sie nicht am

---

[66] Vgl. Borasio G (2012): Über das Sterben. Beck, München, S. 134

Opioid. Das geschieht nur bei einer Überdosierung, die kein therapeutisches Ziel ist. Das muss gut kommuniziert werden, auch in den Teams, denn teilweise besteht gerade unter dem Pflegefachpersonal eine unbegründete Angst vor der Gabe von Opioiden insbesondere von Morphin. Womöglich findet dadurch eine zögerliche Verabreichung einer notwendigen Schmerzmittelgabe in Form einer Morphininjektion statt. In der Regel wird bei den Betroffenen Morphin in einer sehr geringen Dosierung angeordnet. Diese geringe Dosierung führt nicht zu einem vorzeitigen Sterben.

*»Die bei manchen Ärzten vorhandene Befürchtung, dass die Gabe von Morphin oder verwandter Medikamente (sogenannte Opioide) bei Schwerkranken eine Sucht auslösen oder deren Tod beschleunigen könnte, sind längst von der Wissenschaft widerlegt…«**

* Borasio 2012, S. 68

Was Sie immer wieder beobachten werden, ist, dass sich jemand, der schließlich am Lebensende mit Schmerzmitteln eingestellt wurde, nun entspannt, zur Ruhe kommt und auch sterben kann. Hier dürfen Sie Ursache und Wirkung nicht verwechseln! Es bleibt der Auftrag der Behandelnden, bis zuletzt dafür zu sorgen, dass dieser Mensch möglichst keine oder nur ein erträgliches Maß an Schmerzen hat, sich wieder entspannen kann und in Ruhe und Frieden sein Leben zu Ende Leben kann. Hierzu gehört auch sein Sterben. Dann haben Sie wesentlich zur Verbesserung der Lebensqualität beigetragen. Die Schmerztherapie ist eine wichtige Symptomlinderung der palliativen Begleitung – neben der Linderung von Atemnot, Angst und Unruhe.

4.5 Atemnot

Die Atemnot ist, wie der Schmerz auch, ein sehr subjektives Symptom und nicht immer messbar, von außen manchmal nicht einmal wahrnehmbar. Atemnot wird häufig schon lange, bevor sie sichtbar, hörbar oder messbar ist, als solche von Betroffenen bezeichnet. Es ist neben dem Schmerz ein weiteres Symptom, das den Betroffenen am meisten belastet, gefürchtet ist und Angst auslöst. Wenn Patienten an Schmerz und Atemnot leiden und sie gefragt werden, was sie als belastender empfinden, ist es die Atemnot. Sie kann existenzielle Ängste auslösen bis hin zu Todesängsten und dadurch die Luftnot verstärken. Mit dem ersten Atemzug beginnt unser eigenständiges Leben und mit einem letzten Ein- oder Ausatemzug endet unser Leben. Atem ist Leben. Das ist unausgesprochen allen Menschen sehr bewusst, gerade, wenn das Atmen erschwert ist.

Atemnot ist eines der häufigsten Symptome am Lebensende. Nach wie vor gibt es am Lebensende in der palliativen Betreuung häufig Krankenhauseinweisungen aufgrund von Atemnot. Für Menschen mit einer demenziellen Erkrankung gilt es, wegen der hohen Belastung durch den Umgebungswechsel, eine Krankenhauseinweisung immer zu vermeiden. Demzufolge sollte die Atemnot zuhause und im Altenheim gut eingestellt werden und für mögliche Krisen vorgesorgt sein. Fragen Sie: »Bekommen Sie schlecht Luft?« statt des Fachbegriffes »Atemnot« zu verwenden, der einem Mensch mit Demenz vielleicht nicht vertraut ist. Im fortgeschrittenen Stadium der Demenz wird bei Atemnot wie auch schon beim Schmerz auf die Fremdeinschätzung zurückgegriffen. Es gilt, auf Symptome wie Unwohlsein, Schwitzen, schnelle und flache Atemzüge, Ausdruck von Unwohlsein und Anstrengung in der Mimik oder Unruhe zu achten.[67]

---

[67] DKG, Deutsche Krebshilfe, AWM (2019): Erweiterte S3-Leitlinie Palliativmedizin für Patienten mit einer nicht-heilbaren Krebserkrankung. https://www.leitlinienprogramm-onkologie.de/fileadmin/user_upload/Downloads/Leitlinien/Palliativmedizin/Version_2/LL_Palliativmedizin_2.0_Langversion.pdf, S. 137, S. 448

Die Atmung ist im gesunden Zustand ein automatischer Vorgang, den wir in der Regel nicht bewusst wahrnehmen, es sei denn, wir lenken unser Bewusstsein auf unseren Atem. Das Atemzentrum im Hirnstamm steuert je nach Sauerstoff- und Kohlendioxidgehalt den Atem. Niedere Sauerstoffsättigungen werden länger toleriert als ein Anstieg von Kohlendioxid, dieser führt zu einer ausgeprägten Atemnot. Betroffene beschreiben das Gefühl mit »nicht genug Luft bekommen«, Kurzatmigkeit bei Anstrengung und auch in Ruhe oder einem Engegefühl in der Brust. Das kann bei den Betroffenen große Angst auslösen und sich auf das begleitende Umfeld ausbreiten. Dort reagieren gerade Angehörige, teilweise aber auch das Pflegepersonal, mit Hilflosigkeit und das kann die Angst und Hilflosigkeit beim Betroffenen weiter verstärken. Dieser Kreislauf von Angst-Atemnot muss unterbrochen werden.

Durch die Atemnot, die anlassbezogen auftreten kann, z. B. bei Mobilisation oder bei der Nahrungsaufnahme, können alltägliche Verrichtungen wie Essen und Trinken sehr mühsam bis hin zu belastend werden. Ebenso kann Atemnot durchgehend vorhanden sein oder auch in Ruhe phasenweise auftreten. Auch hier ist der ganzheitliche Ansatz von Saunders, alle vier Dimensionen einzubeziehen, neben der körperlichen auch die psychische, soziale und spirituelle hilfreich und für die Begleitung bedeutsam.

4.5.1 Die Ursachenforschung

Atemnot kann organische Ursachen haben oder durch psychische Belastung (Besuch, Streit) ausgelöst werden. Die erste Assoziation ist oft die, dass eine Erkrankung der Lunge vermutet wird. Das ist in vielen Fällen auch die Ursache, daneben gibt es aber noch viele weitere. Gerade bei Menschen mit Demenz, die auf Nachfragen nicht immer klar antworten können, und bei denen eine ausgiebige Diagnostik nicht immer sinnvoll und meist auch nicht mehr gewünscht ist, kann es hilfreich sein, genau auf die Vorerkrankungen zu blicken.

Pulmonale Ursachen: Asthma, COPD (Chronisch obstruktive Lungenerkrankung), Lungenentzündung, Bronchitis, Fibrose, Lungenembolie oder Einengung durch Tumorwachstum, um nur die Wesentlichsten zu nennen. Darüber hinaus gibt es kardiale Ursachen, wie z. B. das Lungenödem und die Herzinsuffizienz (Herzschwäche), die in der Geriatrie sehr häufig die Ursachen für Atemnot sind. Zu den neuromuskulären Ursachen zählt vor allem am Ende der Demenz die Muskelschwäche bei Kachexie. Die Anämie (Blutarmut), eine eventuell zu hohe Infusionsmenge, Aszites (Wasseransammlung) im Bauchraum, Aspiration, Fieber und psychische, soziale und spirituelle Ursachen können zu Atemnot führen. Auch Einsamkeit, Angst, Trauer, Schlaflosigkeit bei Nacht und Aufregungen können Atemnot auslösen oder verstärken.

4.5.2 Maßnahmen gegen Atemnot

Ist die Atemnot erkannt, kann sie in der Regel gerade auch in einer palliativen Situation gut behandelt werden. Dazu beobachten Sie Atemfrequenz, Atemtiefe, Atemgeräusche, Zyanose, Puls und den Gesichtsausdruck. Neben der Behandlung der Ursachen sind – sofern noch möglich und gewünscht – Opioide die wirksamsten Medikamente. Der lindernde Effekt wurde in mehreren Studien nachgewiesen.[68] Opioide beruhigen die Atmung, sie wird langsamer und tiefer und so kann wieder mehr Kohlendioxid aus dem Körper abgeatmet werden. Durch schnelles Atmen konnte dies nicht mehr gelingen. Mit Lorazepam (z. B. Tavor©) 1 mg alle 6–8 Stunden kann durch die beruhigende und angstlösende Wirkung zusätzlich Einfluss auf die Atemfrequenz genommen werden.

Wenn keine Schmerztherapie mit Opioiden vorliegt, reicht meist eine geringe Menge an Morphin, um die Atemnot subjektiv deutlich zu erleichtern. So wird Morphin (oder andere Opioide) als Startdosis von 1–2,5 mg s.c. oder 2,5–5 mg oral alle vier Stunden verabreicht und je nach Bedarf auch gesteigert. Liegt eine Schmerztherapie mit Opioiden vor, wird die vorbestehende Dosis um 25 Prozent erhöht.[69] Bei einer Langzeittherapie wird für akute Atemnotsituationen, wie z. B. Lagewechsel oder Mobilisation, eine Bedarfsdosierung angegeben und dann auch 15 Minuten (subcutan) bzw. 45 Minuten (oral) vor dem belastenden Ereignis verabreicht.

---

[68] Ebd.

[69] Ebd., S. 145

Info

»Aus Angst vor einer Atemdepression gibt es nach wie vor Vorbehalte in der Verwendung von Opioiden. Keine der durchgeführten klinischen Studien konnte eine klinisch relevante Atemdepression, einen Abfall der Sauerstoffsättigung oder einen Anstieg [des Kohlendioxidpartialdrucks] pCO2 nachweisen, unabhängig von der zugrunde liegenden Erkrankung und unabhängig davon, ob die Patienten opioidnaiv oder opioidtolerant waren. Es ist eine wichtige Aufgabe, über diesen Sachverhalt ausdrücklich aufzuklären, damit diese hochwirksame Therapie Patienten mit Atemnot nicht vorenthalten wird.«

* DKG, Deutsche Krebshilfe, AWM 2019, S. 146

Eine Sauerstoffgabe ist nur bei Sauerstoffmangel sinnvoll und bringt auch nur dann die gewünschte Erleichterung der Atemnot. Sie sollte also wohl überlegt eingesetzt werden. Das kann der Betroffene selbst am besten beurteilen oder Sie beobachten eine Erleichterung. Die Nasenbrille ist der Maske vorzuziehen, da sich dadurch ein zusätzliches Gefühl der Beklemmung vermeiden lässt. Sauerstoff trocknet die Schleimhäute im Nasen- und Rachenraum zusätzlich stark aus, somit kann ein unnötiger Einsatz zusätzliche Schmerzen hervorrufen. Bei Menschen mit Demenz muss genau beobachtet werden, ob sie wirklich von einer Sauerstoffgabe, die sie in der Regel nicht verstehen, profitieren oder mehr darunter leiden. Die Sauerstoffgabe ist immer nur eine Ergänzung zu einer medikamentösen Therapie und nicht-medikamentösen Maßnahmen.

Ergänzende nicht-medikamentöse Maßnahmen bei Atemnot

Am wichtigsten für Sie ist es, selbst Ruhe zu bewahren und Ruhe und Sicherheit auszustrahlen. Das ist meist nicht so einfach, denn Atemnot verunsichert schnell auch das Umfeld, gerade auch Angehörige. Versuchen Sie sich zu erden, bewusst mit beiden Füßen gut auf dem Boden zu stehen und sich vorzustellen, Ihre Füße hätten tiefe Wurzeln in der Erde. So können Sie hilfreich sein für den Betroffenen und seine Angehörigen.

Eine beruhigende und wohltuende Berührung, eine atemerleichternde Lagerung mit z. B. erhöhtem Oberkörper und ausgebreiteten Armen, gern mit einem großen Kissen unterstützt, kann Erleichterung geben. Sorgen Sie für frische Luft im Zimmer und nutzen Sie wenn möglich einen kleinen oder größeren Ventilator. Ziehen Sie die Vorhänge zur Seite, damit ein Blick in die Ferne möglich wird. Häufig ist eine leichte statt einer schweren Bettdecke gewünscht und hilfreich. Die Kleidung sollte nicht einengend sein. Eine ruhige Atmosphäre mit Licht, Blumen, Duft und leiser Musik je nach Wunsch wirkt beruhigend.

Achten Sie selbst auf Ihre eigene Atmung und versuchen Sie, mit langsamen und tiefen Atemzügen auf Ihr Gegenüber nonverbal einzuwirken. Wie schon beim Thema Schmerz kann es bei der Atemnot hilfreich sein, den Focus weg vom Geschehen zu lenken. Dies können Sie mit einer Beinausstreichung (▶ S. 84) oder mit Fersenhalten (▶ S. 85) versuchen. Eine Berührung am Unterbauch kann indirekt dazu führen, bis in den Bauch zu atmen, was zu einer tieferen und langsameren Atmung führt. Sie können dem Betroffenen »den Rücken stärken«, indem Sie ihm eine Hand von vorn auf die Schulter und die andere Hand in Herzhöhe auf den Rücken zwischen die Schulterblätter spürbar auflegen. Sie selbst stehen dabei fest mit beiden Füßen auf dem Boden an der Seite des Betroffenen, sodass er Sie gut sehen kann, aber nicht als Bedrohung empfindet. Sie wenden sich innerlich Ihrem Gegenüber zu, atmen selbst gleichmäßig ein und aus. Das wird den anderen zur Ruhe kommen lassen, er wird sich beschützt und gehalten fühlen und sich zusehends entspannen. Auch dabei ist es wichtig, achtsam zu beobachten, ob die Berührung in diesen Augenblick gewünscht ist. Eine Auflage mit 10 %igem Lavendelöl oder eine Beinausstreichung können Entspannung bringen.

Ruhige Zuwendung ist sicher auf vielfältige Weise hilfreich, loten Sie individuell aus, was am besten hilft und kommunizieren Sie dies mit allen Beteiligten. Wenn sich die Atemnot beim Alleinsein oder in der Nacht verschlechtert, binden Sie Angehörige oder ehrenamtliche Hospizmitarbeitende. Das Ziel ist stets, den Betroffenen in seiner Not ernst zu nehmen und sein Leid bestmöglichst zu lindern. Sind Sie im häuslichen Umfeld, ziehen Sie Unterstützung hinzu und versuchen Sie, selbst so ruhig wie möglich zu bleiben. Der Betroffene ist jetzt sehr froh, dass Sie an seiner Seite sind und er nicht allein mit der Atemnot ist. Schon Ihre Anwesenheit bringt Entspannung, wenn Sie Ruhe bewahren.

4.5.3 Rasselatmung in der Sterbephase

Eine geräuschvolle Atmung in der Sterbephase, die als Rasseln bezeichnet wird, kommt häufig am Lebensende vor und belastet meist den Betroffenen selbst wenig, sehr wohl aber die Angehörigen und Betreuenden.

Info

Rasseln ist ein anhaltendes Atemgeräusch, das über Stunden andauern kann. Es entsteht, weil Speichel und Sekret aufgrund der allgemeinen Schwäche oder des eingeschränkten Schluckvermögens nicht mehr abgehustet oder geschluckt werden. Nun wird dieses Sekret bei jedem Atemzug hörbar im Rachen hin- und herbewegt.

Schauen Sie genau in das Gesicht des Sterbenden und prüfen Sie, ob er tatsächlich darunter leidet. Wenn er trotz der rasselnden Atmung ruhig im Bett liegt, können Sie davon ausgehen, dass er auch nicht leidet. Meist leidet das Umfeld und deshalb wird gerade im Krankenhaus und Altenheim gern der Ruf nach dem Absaugen laut. In der Regel gelingt damit aber keine Verbesserung. Gleichzeitig ist das Absaugen eine sehr belastende Maßnahme für den Sterbenden, die auch Verletzungen und Schmerzen verursachen kann. Mit jedem Absaugen wird ein zusätzlicher Reiz zur Schleimbildung gesetzt. Wenn die Einatmung frei ist und das Geräusch beim Ausatmen entsteht, soll nicht abgesaugt werden. Es gibt Medikamente (z. B. Butylscopolamin), die die Schleimproduktion hemmen, gleichzeitig jedoch den Mund zusätzlich austrocknen.[70] Wenn die Einatmung frei ist, sollte kein Absaugen erfolgen.

[70] Vgl. Kojer & Schmidl 2011, S. 125

Hier muss eine gute Abwägung von Nutzen und Schaden stattfinden und kein blinder Aktionismus. Es ist wichtig, Angehörige gut aufzuklären. Sie können hilfreich sein und eingebunden werden. Je nach Belastung und Dauer ist es sinnvoll, sie zu entlasten. *»Eine veränderte Atmung (z. B. vertiefte Atemzüge, Atemgeräusche, Atempausen) ist nicht immer gleichzusetzten mit Atemnot.«*[71]

Spätestens zu diesem Zeitpunkt sollte geklärt werden, welche Mengen an Infusion noch sinnvoll sind und diese zu reduzieren oder abzusetzen. Vielleicht ist der Schaden nun größer als der Nutzen. Hilfreich kann eine 30°-Seitenlagerung sein. Manchmal wird das Rasseln auf einer Seite besser.

4.6 Ablehnendes Ess- und Trinkverhalten

»Essen und Trinken hält Leib und Seele zusammen« lautet ein altes Sprichwort, das immer noch Geltung hat. Durch Essen und Trinken erhält unser Körper Energie. Wenn nicht mehr genug zugeführt wird, sind wir nicht lebensfähig. Beginnt ein Mensch mit Demenz im Laufe seiner Erkrankung, weniger zu essen und zu trinken, werden sowohl Angehörige als auch Pflegekräfte sehr aufmerksam. Verbunden mit einem Gewichtsverlust und dem Phänomen des Austrocknens, wird nach möglichen Ursachen gesucht.

Essen und Trinken ist neben der Energiegewinnung ein Leben lang auch ein geselliges Ereignis. Bei allen wichtigen Festen, Feiertagen und tagtäglich innerhalb der Familie kommt man in der Regel zu Speis und Trank zusammen, sitzt gemeinsam am Tisch, genießt die Speisen und unterhält sich, lacht, tauscht sich aus und bespricht Alltägliches und Wichtiges. Essen und Trinken ist Teilhabe am Leben, ein soziales Ereignis, ein Geschmackserlebnis und eine lebenslange Gewohnheit. Für manche verbunden mit einem Ritual, wie etwa einem Tischgebet. Für andere ist es ungewohnt, nach jahrelangem Leben allein, wieder in Gesellschaft zu essen. Sie sind es gewohnt, dass es während des Essens ruhig ist. Manche ältere Menschen berichten von der Gewohnheit, dass sie in der Kindheit zum Essen nichts zu trinken bekamen

[71] DKG, Deutsche Krebshilfe, AWM 2019, S. 448

und sich das tief eingeprägt hat. So bringt jeder seine Gewohnheiten, Einzigartigkeiten und individuellen Bedürfnisse mit an den Tisch.

Im Alter verringern sich die Geschmacksknospen und dadurch erhöht sich der Bedarf an Salz oder Zucker. Wenn diese Anpassung jedoch nicht stattfindet, schmeckt das Essen fad und die Freude am Essen geht womöglich aufgrund dieser Tatsache verloren. Die Lust an Salzigem und Süßem ist im Alter am ausgeprägtesten. Je nach Tagesform und Wohlbefinden kann Appetit da sein oder auch nicht. Viele alte Menschen essen nur sehr kleine Mengen. Wenn nun noch Schluckstörungen im Verlauf der demenziellen Erkrankung hinzukommen, kann sich das Essverhalten verändern. Das Essen bereitet vielleicht weniger Freude, wenn sich die Person häufig verschluckt, immer wieder husten muss, viel Zeit und vielleicht auch Anleitung fürs Kauen und Schlucken benötigt und gleichzeitig die Essen reichende Person Zeitdruck vermittelt. Darauf können sich Angehörige im häuslichen Umfeld einfacher einlassen, aber auch da kann eine Mahlzeit, die in Ruhe eingenommen wird, 45 Minuten dauern. Das erfordert Geduld und Zeit. Diese Zeit ist so in Altenheimen oder Krankenhäusern nicht vorgesehen und auch nicht leistbar. Das kann bedeuten, dass die Ess- und Trinkmenge geringer wird. Ablehnendes Ess- und Trinkverhalten kann in jeder Phase der Demenzerkrankung auftreten und deshalb ist es wichtig, die möglichen Ursachen zu ergründen. Da Betroffene im fortgeschrittenen Stadium keine Aussage zu den Gründen machen können, ist es die Aufgabe aller Beteiligten, in einer wertschätzenden Haltung nach möglichen Gründen zu suchen. Eine genaue Beobachtung ist hier meist zielführend.

4.6.1 Die Ursachenforschung

Es sind nicht nur körperliche oder seelische Ursachen, die zu einem ablehnenden Ess- und Trinkverhalten führen. Auch die soziale und biografische Komponente spielt eine große Rolle:

- Gewohnheiten sind nicht bekannt und werden nicht eingehalten.
- Die Vorlieben an Speisen in der richtigen Menge und Würze werden nicht angeboten.
- Es werden unbekannte Speisen (z. B. Reis, Pizza, Gnocchi) angeboten.

- Die einzelnen Teile der Mahlzeit werden miteinander vermischt und nicht ansprechend angerichtet.
- Die Umgebung während des Essens ist zu unruhig oder zu laut, die Person kann sich nicht auf das Essen konzentrieren.
- Das Essen wird zu schnell, zu heiß, zu kalt oder lieblos eingegeben.

Der Mensch mit Demenz

- fühlt sich nicht wohl, fühlt sich unverstanden.
- ist traurig oder fühlt sich einsam,
- hat Schmerzen,
- leidet unter Übelkeit, evtl. eine Nebenwirkung von Medikamenten, z. B. Opiate,
- leidet unter einer Magenerkrankung,
- leidet an Geruchs- und Geschmacksstörungen,
- leidet an Schluckstörungen,
- leidet an Verstopfung,
- leidet unter ausgeprägter Mundtrockenheit, einer Pilzinfektion (Soor) im Mundraum, Entzündungen, einer Druckstelle durch die Prothese, eine schlechtsitzende Prothese
- leidet unter Zahnproblemen,
- leidet an einer Depression,
- erhält hoch dosierte Psychopharmaka,
- leidet unter Atemnot,
- hat andere körperliche Beschwerden,
- befindet sich im Sterbeprozess.

Die Freude am Essen kann aus vielfältigen Gründen verlorengehen. Wichtig ist nun, dass Sie im Team nach Ursachen suchen und diese dann auch beheben. Dabei ist sicher die Kompetenz und Kreativität des ganzen Teams und die Einbeziehung der Angehörigen als mögliche Experten für die Gewohnheiten des Betroffenen gefragt. Ich habe es im Krankenhaus immer wieder erlebt, dass Essen abgelehnt wurde; brachte dann aber die Tochter z. B. die geliebte Suppe, wurde diese mit Genuss gegessen. Gerade im Krankenhaus ist es wegen der besonderen Umstände und der fremden Umgebung einschließlich des Personals für Menschen mit einer fortgeschrittenen Demenz nur sehr bedingt möglich, mit gewohnter Freude zu essen und ihr Gewicht zu halten. Sie sind häufig mit Fragen (»Wo bin ich hier und wer sind diese vielen unbekannten Menschen?«)

Tipp
Prüfen Sie, ob der Demenzerkrankte das Essen als solches erkennt und selbstständig noch essen kann. Wenn nicht, reichen Sie ihm in Ruhe das Essen an und lassen ihm genug Zeit zum Essen. Vielleicht können Sie die Angehörigen dabei mit einbeziehen. Wichtig ist auch, realistisch zu bleiben: Manch einer hat schon immer sehr wenig gegessen und dementsprechend auch wenig gewogen. Manch anderem schmeckt das Essen einfach nicht.

Prüfen Sie die möglichen Ursachen und beheben sie sie. Inzwischen ist in Altenheimen und im Krankenhaus der Expertenstandard »Ernährungsmanagement zur Sicherung und Förderung der oralen Ernährung in der Pflege« bekannt und wird verpflichtend umgesetzt. Im Altenheim konsequenter als im Krankenhaus. Klären Sie im Team, gemeinsam mit dem Betroffenen und seinen Angehörigen zumindest die folgenden Fragen:

- Geht es darum, das Gewicht zu halten oder ein höheres Gewicht zu erreichen?
- Was sind realisierbare Ziele? Zu welchem Preis?
- Was bedeutet Lebensqualität in diesem Zusammenhang?
- Geht es darum, die Freude am Essen und Trinken zu erhalten oder gar zu verbessern oder ums Gewicht?

Essen und Trinken sollte ein Genuss sein und keine Last. Schon gar nicht am Lebensende. Es ist inzwischen bekannt, dass sich der Stoffwechsel im Alter und beim Krankheitsbild Demenz verändert. In der fortgeschrittenen Phase der Demenz beschreiben Kojer und Schmidl nach ihren gründlichen Literaturrecherchen »eine deutlich reduzierte Stoffwechselrate.«[72] Die Autorin-

[72] Kojer & Schmidl 2011, S. 66

nen schließen aus ihrer Recherche, dass es gerechtfertigt ist, auch kleinere Mengen an Essen zu akzeptieren. Wichtig ist, dass der Mensch mit Demenz sich wohlfühlt, auch wenn sein Gewicht, aus der Sicht von Außenstehenden, zu gering ist.

4.6.2 Maßnahmen bei ablehnendem Ess- und Trinkverhalten

Gerade im Zusammenhang mit dem Thema Essen und Trinken ist es von Bedeutung, dass eine gute Beziehung zwischen Ihnen und dem Demenzerkrankten besteht. Haben Sie eine empathische, wertschätzende und vertrauensvolle Beziehung, wird Ihnen die Suche nach möglichen Ursachen und die Nahrungseingabe leichter gelingen. Der Mensch mit Demenz wird Speisen und Getränke leichter annehmen, da er Ihnen vertraut. Grundsätzlich geht es aus seiner Sicht um Freude und Genuss am Geschmack. Das ist wie immer sehr individuell und kann sich im Alter verändern. Vielleicht wird Schokolade wichtig oder Limonade, weil die Süße gut geschmeckt wird. Das muss ausprobiert werden und akzeptiert werden, ganz egal, wie die Gewohnheiten bis dahin waren. Die Menge beim Essen und Trinken sollte nicht mehr im Fokus stehen. Seien Sie flexibel:

- Bieten Sie an, was Freude bereitet, das kann ein kleiner Aperitif sein, z. B. Tomaten- oder Fruchtsaft.
- Bringen Sie Lieblingsspeisen und gewohnte Speisen und Getränke auf den Tisch, so oft es geht.
- Das Essen sollte schön angerichtet sein, damit es den Appetit anregt.
- Fragen Sie Wünsche ab, so lange es geht.
- Eine schöne Atmosphäre mit gewohnten Abläufen hilft enorm bei Appetitmangel.
- Das Essen sollte den Gewohnheiten entsprechen (frühes oder spätes Frühstück).
- Wenn jemand nur wenig essen möchte, sollten die Mengen auf dem Teller auch eher klein sein.
- Essen wird in Ruhe und ohne Zeitdruck angereicht.
- Hilfreich kann sein, zwischen den Mahlzeiten zu trinken, statt zum Essen.

- Gut würzen und/oder Kräuter einsetzen, wenn der Mensch mit Demenz über fades Essen klagt. Wenn hauptsächlich süß geschmeckt wird, kann es hilfreich sein, über das Mittagessen Zucker zu streuen, damit es einen Geschmack hat – probieren Sie es aus.
- Bevor sie zu teuren Energiedrinks greifen, die meist nicht gern getrunken werden, können Sie eine extra Portion Butter oder Sahne zu den Mahlzeiten geben. Beides ist durch den Fettgehalt auch ein Geschmacksverstärker.
- Der Geruch kann schon Lust aufs Essen oder den Kaffee machen. Lassen Sie den Menschen mit Demenz an den Speisen riechen, den Duft von Kaffee bewusst wahrnehmen.
- Setzen Sie sich zum Menschen mit Demenz dazu, wenn Sie Essen und Trinken anreichen. Trinken Sie gemeinsam (zuprosten!).
- Achten Sie darauf, dass der Mensch mit Demenz noch lange selbstständig isst, in welcher Form auch immer, evtl. auch mit Hilfe der Finger.
- Setzen Sie passende Hilfsmittel ein, z. B. weiche Löffel, kleine Löffel, Trinkbecher etc.
- Bedenken Sie, dass Menschen mit Demenz noch während des Essens vergessen, dass es sich um Lebensmittel handelt und was sie damit machen können; sie hören dann einfach auf zu essen oder benutzen die Lebensmittel zu anderen Zwecken. Hier kann es hilfreich sein, wenn mehrere Personen das Gleiche tun. Das können auch Sie sein, indem Sie mitessen.
- Bieten Sie das Essen freundlich an, laden Sie Ihr Gegenüber ein und machen Sie Lust aufs Essen, ohne ihn zum Essen zu drängen.
- Lassen Sie Ablehnung zu und suchen Sie nach möglichen Ursachen.

Die Institution oder die Umgebung muss sich an den Menschen anpassen, nicht der Mensch mit Demenz an die Abläufe des Altenheims oder Krankenhauses. Stellen Sie als Leitung sicher, dass genug Zeit und Personalkapazitäten für Essen und Trinken in Ruhe und Zugewandtheit vorhanden sind. Untersagen Sie parallele Essenseingaben bei mehreren Personen. Es geht beim Essen und Trinken auch um Lebensqualität und Lebensfreude, für manche Menschen die einzig verbliebene. Deshalb sollte alles dafür getan werden, dass diese Freude lange erhalten bleibt. Das gehört wesentlich zu einer guten ganzheitlichen palliativen Begleitung.

Im Sterbeprozess lässt das Hungergefühl zunehmend nach, die Menschen essen nur noch kleinste Mengen, manchmal reicht ein Löffel und dabei geht es mehr um das Geschmackserlebnis. Irgendwann hören Sterbende ganz auf zu essen. Dann ist es angemessen, sie nicht zum Essen zu drängen. Das gilt selbstverständlich zu allen Zeiten, nicht erst am Lebensende. Sie machen ein Angebot, gern auch freundlich mehrmals und Ihr Gegenüber darf zustimmen oder ablehnen. Hier ist eine gutgemeinte Sorge immer wieder Grund für Konflikte. Angehörige realisieren meist schmerzlich, dass es nun ans Sterben geht. Angehörige müssen nun gut in den Prozess des Sterbens und die damit verbundenen Veränderungen eingebunden werden. Hunger und Durst in der Sterbephase ist ein sehr emotionales Thema und erfordert einen neutralen Blick. Die Frage lautet häufig: »Muss mein Angehöriger jetzt verhungern und verdursten, wenn er keine Nahrung und Flüssigkeit mehr zu sich nimmt und diese nicht künstlich über eine Infusion oder Magensonde gegeben werden?« Eine andere Frage: »Hat der Sterbende noch Hunger oder Durst?« Von orientierten Sterbenden ist mittlerweile bekannt, dass sie im Sterbeprozess in der Regel weder Hunger noch Durst[73] empfinden und deshalb auch kein Bedürfnis haben, zu essen und viel zu trinken. Der Körper scheint beim Sterben beides nicht zu benötigen.

Info

Es ist inzwischen bekannt, dass künstlich zugeführte Nahrung oder Flüssigkeit den Organismus mehr belasten als ihm nützen. Die Organe stellen am Lebensende nach und nach ihre Funktion ein und so werden zugeführte Flüssigkeiten nicht mehr abtransportiert und können sich anstauen.

Das kann zu vermehrter Übelkeit, Erbrechen, Durchfall, Atemnot und Brodeln durch ein Lungenödem aufgrund von Infusionen und Zunahme an Schmerzen durch vermehrte Wasseransammlung im Gewebe führen. Hier

[73] Kojer & Schmidl 2011, S. 91

muss genau hinterfragt werden, ob der Nutzen einer Ernährung oder Infusion größer ist als der Schaden für den Sterbenden. Angehörige fordern unwissentlich immer wieder die weitere Ernährung oder eine Infusion ein und benötigen ein klärendes Gespräch mit dem Arzt und mit Ihnen als Pflegefachkraft. Sie realisieren meist nicht, dass die Person stirbt, nicht aufgrund von Nahrungs- oder Flüssigkeitsmangel, sondern weil sie an einer Erkrankung stirbt. Borasio weist darauf hin, dass »eine künstliche Gabe von Ernährung und Flüssigkeit in der Sterbephase in der Regel nicht erfolgen sollte.«[74] *»Menschen sterben nicht, weil sie nicht essen und trinken, sondern sie essen und trinken nicht, weil sie sterben«*, sagte auch Cicely Saunders. *»In der eigentlichen Sterbephase haben Patienten gewöhnlich keinen Hunger.«*[75] Das Durstgefühl hängt meist mit trockenen Mundschleimhäuten und nicht mit mangelnder Infusionsmenge zusammen. Nun ist das Trinken mit angedickter Flüssigkeit in kleinen Schlucken, vielleicht auf einem kleinen Löffel oder, wenn das auch nicht mehr möglich ist, eine gute Befeuchtung der Mundschleimhaut gegen das Durstgefühl hilfreich. So können Sie als Mitarbeiter*in und auch die von Ihnen zuvor angeleiteten Angehörigen sehr zum Wohlbefinden in dieser Lebensphase beitragen.

Mundpflege

Eine gute Mundpflege ist, lange bevor das Essen und Trinken ganz eingestellt wird, von großer Bedeutung. Das Wohlbefinden hängt sehr stark mit einem intakten und regelmäßig gut befeuchteten Mund zusammen. Im Alter und am Lebensende leiden viele Menschen unter Mundtrockenheit aufgrund von verminderter Speichelproduktion. Eine Atmung durch den geöffneten Mund verstärkt die Mundtrockenheit. Der Betroffene kann seinen Mund nicht mehr selbst befeuchten. So kann es innerhalb kürzester Zeit zu Belägen, Borkenbildung oder einer Pilzinfektion (Soor) im Mundraum kommen, die zusätzliche Schmerzen hervorruft. Das gilt es unbedingt zu vermeiden. Eine regelmäßige, gründliche, liebevoll und sehr vorsichtig durchgeführte Mundpflege ist eine der wichtigsten pflegerischen Handlung in der palliativen Pflege von Menschen mit Demenz. Der Mund ist ein sehr sensibler und persönlicher Bereich des Körpers. Hier gewähren wir in der

[74] Borasio 2012, S. 112
[75] Ebd., S. 109

Regel nur Menschen, denen wir vertrauen, Zugang. Wenn die Mundpflege grob und rücksichtlos geschieht, ist das Vertrauen verspielt und der Mund wird vorerst nicht mehr geöffnet – vielleicht sogar fest zugepresst. Eine Ablehnung der Mundpflege ist unbedingt zu respektieren, da Sie nicht wissen können, welche Vorerfahrungen der Mensch mit Demenz gemacht hat. Hinterfragen Sie Ihr eigenes Handeln:

- Waren Sie zu schnell?
- Haben Sie die Mundpflege nicht sorgsam genug angebahnt oder womöglich gar nicht?
- Sind Sie zu grob vorgegangen?
- War der falsche Geschmack im Einsatz?
- Gibt es sehr schmerzhafte Stellen, die nicht sichtbar sind und zu dieser ablehnenden Reaktion führen?

Das Vertrauen können Sie sich mit Geduld und wohlschmeckenden Angeboten wieder erarbeiten. Ihr Ziel sollte es sein, dass der Mensch mit Demenz den Mund freiwillig und gern öffnet, in freudiger Erwartung einer Erleichterung und eines guten Geschmacks. Gerade bei Menschen mit Demenz ist darauf zu achten, dass Sie die Mundpflege immer anbahnen. Die Initialberührung ist der erste Schritt, mit freundlichen erklärenden Worten begleitet und einem langsamen Herantasten im wahrsten Sinne des Wortes über den Bereich der Schulter, Dekolleté zum Gesicht. Hier streichen Sie liebevoll die Wangen und nähern sich so achtsam dem Mund. Erst wenn Sie sicher sind, dass der Mensch mit Demenz wahrnimmt, was und wo nun etwas geschehen wird, beginnen Sie die Pflege langsam und achtsam an den Lippen. Das kann mit dem geliebten Geschmack eines Getränks, eines Lippenbalsams oder Honig sein, ganz nach individueller Vorliebe. Geben Sie dem Menschen Zeit zum Wahrnehmen und Schmecken, wenn das noch möglich ist, dann wird sich der Mund wie von allein öffnen. Priorität hat hier das Vertrauen und das langsame Vorgehen. Mit einem wohlgemeinten »gesunden oder entzündungshemmende« Mundwasser oder Präparat gelingt dies meist nicht.

Tipp
Versuchen Sie selbst einmal die Produkte, die Sie anbieten und stellen Sie sich vor, dass das über den Tag verteilt eventuell der einzige Geschmacksimpuls ist, den Sie erhalten. Das aktiviert umgehend Ihre Kreativität in Bezug auf die Möglichkeiten, Mundpflege und einen guten Geschmack im Mund auszulösen.

Hier ist es wichtig, genau zu beobachten, was Ihr Gegenüber gern hat. Manchmal kann man es biografisch ableiten, dann wiederum gar nicht und es wird plötzlich Cola geliebt, die im Leben zuvor gar keine Rolle spielte. Für die Mundpflege wischen Sie zunächst die Mundhöhle, die Zunge und den Gaumen vorsichtig mit Wasser aus. Dann können Sie die Mundpflege mit allem, was die Person mag, fortführen.

Möglichkeiten der Mundbefeuchtung:

- Wechseln Sie die Lieblingsgetränke je nach Tageszeit: Kaffee am Vormittag, klare Brühe am Mittag, Säfte, Bier, Wein, Sekt am Abend.
- Wischen Sie die Mundhöhle mit einer Salami- oder Speckscheibe aus – das fettet gut und hinterlässt einen salzig deftigen Geschmack; für manche ein Genuss.
- Butter, Sahne oder Olivenöl halten die Mundhöhle lange feucht und geschmeidig. Das gilt auch für Helago®-Pflege-Öl auf Kamille- und Salbeibasis, Wala Mundbalsam.
- Geben Sie Wasser aus einem sehr fein zerstäubenden Sprühfläschchen auf Lippen und in den Mund, wenn der Mensch mit Demenz das kennt und mag und nicht erschrickt.
- Massieren der Speicheldrüsen fördert die Speichelproduktion.

Milch und sehr säurehaltige Getränke eignen sich nicht zur Mundbefeuchtung. Ebenso wird von glyzerinhaltigen Stäbchen/Lemonsticks abgeraten. Sie tragen bei längerer Anwendung zur Mundtrockenheit bei und sind sehr teuer. Eine Sauerstoffgabe trocknet zusätzlich die Mund- und Nasenschleimhäute aus und sollte wohlüberlegt eingesetzt werden.

Bei Entzündungen im Mundraum:

- Salbeitee wird eine antibakterielle und antivirale Wirkung zugeschrieben. Er sollte aber nur kurz angewendet werden, weil er auf lange Sicht die Mundschleimhäute austrocknet.
- Kamillentee und Thymiantee wirken entzündungshemmend und durchblutungsfördernd.
- Ringelblumentee wirkt desinfizierend.
- Helago®-Pflege-Öl
- Sanddornfruchtfleisch-Öl – 1 Tropfen mehrmals täglich im Mundraum zergehen lassen oder verteilen.
- Bombastus Mundwasser bei Rhagaden im Mundraum (30 Tropfen auf 100 ml Wasser), wirkt antiseptisch und erfrischend.
- Bei Zahnfleischentzündungen hilft der Zahnfleischbalsam von Wala, Sanddornfruchtfleisch-Öl oder Salbeitee.
- Bei sehr schmerzhaften Entzündungen kann ein anästhetisches Gel und bei sehr starken Schmerzen eine Morphinlösung aufgetragen werden.

Entfernen von Belägen und Borken:

- Rosenhonig,
- Öl, Sahne und Butter,
- Prickelnde Getränke z. B. Cola.

Durchführung der Mundpflege

Wichtig ist, dass Sie die Mundpflege regelmäßig, mindestens ein- bis zweimal pro Stunde durchführen. Grundlegend ist die Inspektion, mit Hilfe einer kleinen Taschenlampe, um Infektionen und kleine offene oder entzündliche Stellen zu erkennen. Zusätzlich zur anschließenden vorsichtigen Reinigung geht es danach um die Befeuchtung des Mundes je nach Vorliebe und gern im Wechsel der Getränke oder Lösungen. Damit kein Durstgefühl entsteht, ist dies in der genannten Regelmäßigkeit durchzuführen. Binden Sie hier die Angehörigen, Ehrenamtlichen, Mitarbeitenden des Hospizdienstes nach guter Schulung mit ein, damit dieses wichtige Ziel erreicht werden kann. Wie gesagt: Eine Infusion, ob intravenös oder subkutan, wird das Durstgefühl im Mund nicht löschen und ist meist in der Sterbephase nicht mehr indiziert. Da Sie nun aber viele andere aufwändige Verrichtungen eventuell nicht mehr durchführen müssen, werden Zeitressourcen für eine achtsame, empathische und kreative Mundpflege frei. Es ist eine außerordentlich wichtige Aufgabe in der palliativen Versorgung von Schwerkranken und Sterbenden. Sobald sie vernachlässigt wird, entsteht ein unangenehmes Gefühl bis hin zu Schmerzen, kurzum: ein Pflegefehler. Der Aufwand, wieder eine angenehme Situation im Mund herzustellen, ist dann sehr groß und schmerzhaft. Deshalb ist es in allen Pflegekontexten wichtig, eine gute Mundpflege durchzuführen. Das gilt insbesondere im Krankenhaus, aber auch im Altenheim und im häuslichen Bereich. Gut angeleitete Angehörige können das wunderbar unterstützen.

Benutzen Sie keine metallenen Zangen im Mundraum. Sie können mit Handschuhen und Kompressen den Mund gut auswischen, eine weiche Zahnbürste verwenden, evtl. mit Kinderzahnpasta, falls es nicht gelingt, die Zahnpasta komplett wieder zu entfernen. Es gibt inzwischen ergänzend oder statt der bislang verwendeten Wattestäbchen Mundpflegeschwämmchen aus Schaumstoff ohne Geschmack, die Sie in das Lieblingsgetränk oder in Wasser tauchen können und die sich gut vollsaugen. Damit können Sie den Mund befeuchten und auswischen. Der Betroffene kann, sofern er noch in der Lage dazu ist, am Mundpflegeschwämmchen genüßlich saugen. Das können Sie beliebig häufig wiederholen. Sie schließen die Mundpflege so ab, wie Sie begonnen haben: mit der Pflege der Lippen. Dazu verwenden Sie die gewohnten Pflegemittel. Als Alternativen bieten sich an: ein feiner Mundbalsam von Wala, panthenolhaltige Lippenpflege oder Honig. Wichtig ist, dass die Lippen geschmeidig bleiben. Nun beenden Sie die Mundpflege mit einer Verabschiedungsgeste oder der Initialberührung und blicken noch einmal in das Gesicht Ihres Gegenübers. Ist er zufrieden und entspannt? Dann haben Sie vieles richtig gemacht!

Bleiben Sie behutsam, kreativ und empathisch bei der Mundpflege. Planen Sie schon in diesem Moment die nächste Mundpflege ein und schauen Sie auf die Uhr. Eine halbe oder eine Stunde ist bei Ihrer Arbeit schnell vorüber. Leiten Sie frühzeitig Auszubildende an, damit sie dieses wichtige Detail der palliativen Pflege gut lernen. Laut Kojer gibt es mehrere Untersuchungen darüber, dass die Mundtrockenheit in der letzten Lebensphase zu den unangenehmsten Empfindungen gehört.[76] Weil die meisten Menschen am Lebensende darunter leiden, ist die Schulung in Sachen »Mundpflege« eine gute Investition, und es empfiehlt sich, hilfreiche Utensilien immer ausreichend vorrätig zu haben. Wenn Sie das Thema Verdursten bewegt, ist die Mundpflege das richtige Mittel dagegen, denn das Durstgefühl am Lebensende entsteht im Mund.

Ernährung mittels einer PEG

Im Zusammenhang mit dem Thema Essen und Trinken am Lebensende, verbunden mit der unterschwelligen oder auch spürbaren Angst des Verhungerns oder Verdurstens, steht das Thema »künstliche Ernährung«. Hierfür war viele Jahre die Ernährungssonde über die Bauchdecke (PEG[77]) eine Möglichkeit. Bei einem akuten Ereignis wie z. B. einem Schlaganfall oder in einem frühen Stadium der Demenz kann eine Magensonde für eine Ernährung, die mehrere Wochen andauern wird, hilfreich sein. Das trifft jedoch nicht bei multimorbiden Menschen mit Demenz im fortgeschrittenen Stadium und am Lebensende zu. Jahrelang erhoffte man sich von einer PEG eine grundsätzliche Verbesserung der Lebensqualität, eine Optimierung des Ernährungszustandes, die Erhaltung des Körpergewichts, eine Abnahme der Entstehung und eine Verbesserung der Abheilung von Druckgeschwüren bei Bettlägerigkeit, einen Rückgang des Verschluckens und den damit verbundenen Aspirationspneumonien, eine grundsätzliche Reduzierung der

[76] Kojer & Schmidl 2011, S. 122
[77] PEG = Perkutane endoskopische Gastrostomie

Infektanfälligkeit und eine damit verbundene längere Überlebenszeit. In der Praxis zeigte sich jedoch, dass dem in der Regel bei fortgeschritten an Demenz erkrankten, multimorbiden Betroffenen nicht so ist. Dies wurde inzwischen mit zahlreichen Studien belegt und legt Ärzt*innen deshalb nahe, genau zu prüfen, ob es eine medizinische Indikation für eine künstliche Ernährungssonde über die Bauchdecke gibt und ob der Nutzen für den Betroffenen größer ist als der Schaden. Schmidl und Kojer haben das in ihrem Buch ausführlich beschrieben und mit Studien hinterlegt.

Studien haben nachgewiesen, dass die Ernährung mittels einer Magensonde bei Menschen mit einer fortgeschrittenen Demenz nicht zu einer Verlängerung der Lebenszeit führt. Die Anlage einer Magensonde erfolgt mittels einer Magenspiegelung und eines kleinen Schnitts über die Bauchdecke in Kurznarkose, in der Regel im Krankenhaus. Dieser Eingriff kann unangenehm und belastend für den Betroffenen sein. Durch die Sondenernährung kann es zu Durchfällen, Übelkeit und Erbrechen kommen. An der Einstichstelle kann es zu Entzündungen, verbunden mit Schmerzen, kommen. Die Sonde kann verstopfen und muss im Zweifel gewechselt werden. Es besteht trotz Sonde die Gefahr der Aspiration, sowohl am eigenen Speichel und zusätzlich an der verabreichten Sondennahrung, und einer damit verbundenen Pneumonie. Es kann zu seltenen schweren medizinischen Zwischenfällen kommen, die gravierend sein können. Das Thema der Flüssigkeitsüberlastung durch regelmäßige Zufuhr von 1–1,5 l Sondennahrung plus Wasser oder Tee bei Herzkranken wurde schon im Zusammenhang mit dem Thema Atemnot beleuchtet (▸ Kap. 4.5). Immer wieder ziehen unruhige Menschen mit Demenz an der Sonde und versuchen diese zu entfernen, weil sie nicht verstehen, was dieser Schlauch im Bauch für eine Funktion hat. Das hat teilweise freiheitsentziehende Maßnahmen zur Folge.

Es gilt zu hinterfragen: Wer wünscht die Sonde aus welchem Grund und mit welchen Zielen? Sind diese erreichbar und realistisch? Die wertvolle Zuwendung durch das Anreichen von Essen und Trinken lässt meist unmittelbar mit dem Legen einer Magensonde nach. Selten werden noch zusätzliche Versuche der genussvollen Nahrungsaufnahme über den Mund unternommen. Es darf nicht sein, dass vor lauter Angst, der Mensch könnte verhungern, eine PEG gelegt wird und das zu einer Belastung für den Betroffenen wird.

Kann wirklich von einer Zunahme der Lebensqualität gesprochen werden, wenn man das gesamte Paket betrachtet? Es ist immer eine Einzelfallentscheidung, die gut abgewogen werden muss. Angehörige haben genug Zeit, sich das in Ruhe zu überlegen und darzulegen, dass der Mensch mit Demenz, der nicht mehr für sich sprechen kann, dies auch wünscht und zustimmt. Nicht alles, was medizinisch machbar ist, ist auch vom Betroffenen gewünscht. Immer häufiger ist dies schriftlich in Form einer Patientenverfügung niedergelegt und entlastet die bevollmächtigten Angehörigen oder Betreuer*innen. 4

Info

Die künstliche Ernährung am Lebensende (z. B. bei fortgeschrittener Demenzerkankung) wurde über längere Zeit heftig diskutiert und wird inzwischen nur noch in Ausnahmefällen als sinnvoll angesehen. Die PEG-Sonde kann niemals ein Ersatz für menschliche und pflegerische Zuwendung sein.* *»Dieses Ungleichgewicht zwischen Belastung und Nutzen der künstlichen Ernährung erlaubt die Empfehlung, dass künstliche Ernährung bei Patienten mit fortgeschrittener Demenz grundsätzlich nicht angewendet werden sollte.«***

* https://www.thieme.de/de/aerzte-in-weiterbildung/perkutane-endoskopische-gastrostomie86025.htm

** Borasio 2012, S. 114

Wenn es nach gründlichem Abwägen zur Anlage einer Magensonde über die Bauchdecke gekommen ist, gilt es dennoch regelmäßig zu hinterfragen, ob diese Form der Ernährung auch noch weiterhin vom Betroffenen gewünscht wird. Das wird viel zu selten getan. Eine PEG kann auch stillgelegt werden. Entsteht der Eindruck, dass der an Demenz Erkrankte die Ernährung über die Magensonde nicht länger wünscht, muss dies geprüft und eingestellt werden. Eine Sonde ist kein Selbstläufer! Es ist angebracht, dass vom Hausarzt kritisch und in regelmäßigen Abständen geprüft wird, ob es nach wie vor eine Indikation für eine weitere Ernährung gibt, im Hinblick auf die Gesamtsituation und das weitere Einverständnis des Betroffenen. In dieser sehr emotional aufgeladenen Situation sind Angehörige häufig auf Ihre pflegefachliche Unterstützung angewiesen. Sie werden Sie um Rat, sachliche Information und nach Ihren Erfahrungen fragen. Jetzt profitieren Sie von Ihrem von Beginn an aufgebauten Vertrauensverhältnis und Ihrem empathischen Blick auf die durchaus herausfordernde aktuelle Situation, in der Angehörige das Gefühl haben, dass sie über Leben und Sterben entscheiden.

Sie ersetzen kein ärztliches Beratungsgespräch, aber Ihre Erfahrungen und Einblicke in andere Situationen können Angehörige bei ihrer Entscheidung helfen. In dieser Situation brauchen Angehörige Ihr offenes, verständnisvolles Ohr für die Sorgen, Befürchtungen und die Überforderung mit einer solchen Entscheidung. Die letztliche Entscheidung können Sie den bevollmächtigten Angehörigen nicht abnehmen, aber Sie können sie auf dem Weg begleiten und für sie da sein. Vertrauen Sie darauf, dass die Angehörigen im Sinne des Betroffenen die richtige Entscheidung treffen. Wenn dem nicht so ist und begründete Zweifel daran bestehen, dass im Sinne des Betroffenen entschieden wird, äußern Sie Ihre Bedenken. Dann müssen die Beteiligten nochmal gemeinsam alle Argumente miteinander betrachten und abwägen. Dies findet in der Regel inzwischen in Form eines (ethischen) Fallgesprächs (▸ Kap. 8.1) statt.

5 Demenz und Spiritualität

In der letzten Lebensphase gewinnt die Auseinandersetzung mit der Spiritualität besonders an Bedeutung. Fragen nach dem Sinn, nach Gott oder dem Göttlichen angesichts von Leiden und dem eigenen näher rückenden Lebensende können auftauchen. »Hat mein Leben Sinn?« – »Habe ich alles richtig gemacht?« – »Was kommt danach?« In allem weiterhin Hoffnung zu haben und sich getragen zu fühlen, kann eine Kraftquelle sein. Viele Menschen, ob mit oder ohne religiöse Bindung, haben spirituelle Bedürfnisse. Diese gilt es herauszufinden und ihnen wenn möglich nachzukommen. Gerade wenn die Spiritualität immer eine Kraftquelle im Leben war, kann sie am Lebensende von Bedeutung sein. Das Gegenüber annehmen mit allen Ängsten, ungelösten Fragen und Zweifeln, aufmerksam zuhören, sprechen lassen ohne zu beschwichtigen – das ist Ihre Aufgabe bei der Begleitung. Dies sind meist kostbare und seltene Momente, in denen sich Ihnen jemand anvertraut und sein Innerstes öffnet, Ihnen zutraut, dass Sie richtig reagieren und es aushalten. Vielleicht spüren Sie nun eine besondere Verbundenheit und Nähe.

Info

Der Begriff Spiritualität leitet sich vom lateinischen Wort »spiritus« ab, was »Atem, Geist oder Hauch« bedeutet. Auf der Suche nach dem Sinn des Lebens und größeren Zusammenhängen kommen im Leben gerade in Krisen und Umbruchsituationen, insbesondere im Angesicht von Krankheit und Tod, Fragen nach dem Transzendenten auf. Wie sehr und in welcher Form sich jeder Einzelne damit befasst, ist sehr individuell. Nicht immer muss das eingebettet sein in einen religiösen Kontext. *»Spiritualität bezeichnet die ganz persönliche Beziehung eines Menschen zum tragenden Grund seines Lebens, der sein lebenspraktisches Handeln prägt und seinem Alltag Sinn verleiht.«* *

* Eglin A et al. (2009): Tragendes Entdecken. Spiritualität im Alltag von Menschen mit Demenz. TVZ, Zürich S. 11

Teilnehmer*innen in meinen Seminaren antworten auf die Frage, was für sie Spiritualität bedeutet und was sie darunter verstehen u.a. Folgendes: etwas Abstraktes, nicht Sichtbares und nicht Fassbares, Spiritualität gibt mir Kraft, Spiritus- der Geist, Rituale, Hoffnung, Vertrauen, Übergang vom Leben zum Tod, ein Geheimnis, Energien, betrifft die Seele, Fragen nach einem Leben nach dem Tod, Gebete, Singen, Kerzen, Aussegnung, über den Tod hinaus, wo gehe ich hin, wo komme ich her? Was gibt mir oder meinem Gegenüber Halt? Religion, Glaube, Gott, Gottesdienst, Dankbarkeit, Sinn, Sinnsuche, Lebenssinn, Sinnsuche im Leiden, Liebe, Natur, Meditation, Schuld und Versöhnung....

So vielfältig, unterschiedlich und sehr individuell wird dieser Begriff jeweils gefüllt. Manche Teilnehmer*innen hatten keinen Bezug zu diesem Wort, vielleicht das Wort erstmals gehört und sich nie damit beschäftigt. Anderen ist das Thema vertraut, vielleicht nicht unter diesem Begriff doch sie leben ihre spirituellen Rituale im Alltag. Nun können spirituelle Bedürfnisse ein Teil von uns Menschen, gerade angesichts von Krankheit und Tod sein und es tauchen Fragen nach dem Warum oder warum ich auf. Die Definition der WHO von Palliative Care möchte explizit, dass Sie sich neben den körperlichen und psychosozialen Beschwerden und Bedürfnissen auch um die spirituellen Bedürfnisse der Erkrankten kümmern. Es gehört alles grundlegend zusammen und fließt ineinander über- Körper, Geist und Seele. Grundlegend wichtig ist es, sich selbst Gedanken dazu zu machen. Wo stehe ich, was habe ich mit dem Thema zu tun, welche Assoziationen tauchen auf und welche Form der Ablehnung spüre ich? Im Grundsatzpapier Total Pain in der Palliativen Geriatrie heben die Autor*innen hervor, dass gerade Hochbetagte spirituellen Schmerz verstärkt erleben und ihn aber nicht immer auszudrücken vermögen. So wird er auch nicht gleich sichtbar für alle Begleitenden. Hier müssen alle den Blick schärfen. Es ist eben nicht nur die Aufgabe der Seelsorge, sondern aller bei der Begleitung Beteiligten.

Hochaltrige haben viele Verluste in unterschiedlicher Ausprägung und im Besonderen Verluste von gewohnten Fähigkeiten beim Krankheitsbild Demenz in ihr Leben zu integrieren. Dabei taucht nicht selten die Frage nach dem Sinn und der Aufgabe in dieser Lebenszeit auf. Was kann nun spirituelle Begleitung bedeuten? Beziehungen unterstützen, so dass sich jemand weiterhin auch mit seiner fortgeschrittenen Demenz wertvoll und nützlich, geborgen und aufgehoben fühlt. Es kann bedeuten, das Leiden mitzutragen und Trost zu spenden durch das Dabei bleiben und Dasein. Sie als Mitarbeiter können sich Zeit nehmen, um das ohne Worte auszudrücken, Sie sind einfach nur für Ihr Gegenüber zu hundert Prozent präsent. Das spüren auch weit fortgeschrittene Menschen mit Demenz und sind dankbar dafür. Hier kann eine tiefe Begegnung auf einer ganz anderen Ebene stattfinden. Nichts kann an der grundsätzlichen Situation verändert werden, aber eine Grundhaltung von Vertrauen, Offenheit und Hoffnung kann sich auf Ihr Gegenüber übertragen und zu einer spürbaren Anteilnahme werden. Auch hier sind wieder Ihre Empathie, Ihre Wertschätzung, Ihre Ruhe und Ihre Autentizität gefragt. Das führt vielleicht beim Betroffenen selbst zu einer Zuversicht und lässt die Situation leichter erscheinen. Vielleicht können Sie spirituelle Räume öffnen indem Sie persönliche Fotos, alte Erinnerungen, ein vertrauter und geliebter Duft, geliebte Musik, schöne Blumen, eine Kerze, ein bekanntes Gedicht oder vertraute Symbolgegenstände wie den Rosenkranz, ein Handschmeichler oder ein Kreuz mit einbinden.

Es ist wichtig, dass Sie darauf achten, auf der Suche nach der Spiritualität des an Demenz Erkrankten zu bleiben und nicht Ihre eigenen Vorstellungen davon zu übertragen. Vor allem, wenn sich die Person nicht mehr aktiv dagegen wehren kann. Dazu ist Ihre eigene Auseinandersetzung mit dem Thema Spiritualität zuvor grundlegend wichtig.

Wenn jemand nicht christlich ist, gilt es dies zu respektieren und kein Kreuz oder ein anderes christliches Symbol aufzustellen. Demenzkranke bringen ihre jahrelange eigene Erfahrung ihrer Spiritualität mit. Daran gilt es anzuknüpfen. Sie können mit Ihrem Team der Frage nach Ritualen, religiösen oder spirituellen Gewohnheiten grundsätzlich und gerade auch in Krankheit zusammen mit den Angehörigen, die vielleicht etwas dazu sagen können nachgehen. Gehen Sie behutsam und achtsam damit um. Beobachten Sie genau, ob Ihr Handeln auch richtig und gewünscht ist. Vielleicht können Sie auf Wunsch einen Seelsorger hinzuziehen. Ein allen vertrautes und gewünschtes Ritual kann für die ganze Familie heilsam und stärkend sein in dieser Situation. Das kann ein Gebet, eine Segnung, eine Krankensalbung, das können Lieder oder das Abendmahl sein. Je nach Wunsch. Spirituelle Bedürfnisse zu respektieren und auch einzuhalten ist für alle religiösen und weltanschaulichen Richtungen bedeutsam. Allen ist es gemeinsam, dass allein eine Zugehörigkeit oder auch nicht kein Hinweis auf ein gewünschtes oder gewohntes Ritual ist. Es gibt inzwischen auch viel Muslime, die ihren Glauben nie gelebt haben und dementsprechend auch keine Rituale wünschen. Fragen Sie immer den Betroffenen selbst und seine Angehörigen, wie und was sie wünschen. »Ich gehöre zwar keiner Kirche und keiner Religion an, aber ich habe trotzdem meinen Glauben.« (Aussage einer Patientin). Wichtig im Zusammenhang mit dem Thema Spiritualität ist, dass alle Beteiligten realisieren, dass es nicht gleichzusetzen ist mit Glauben und Religion, sondern dem übergeordnet ist. Angesichts der nachlassenden Zahl der Menschen, die einer der Kirchen angehören, wird es immer wichtiger darüber nachzudenken, wie ein spirituelles Angebot im Zusammenhang mit palliativer Begleitung bei Menschen mit Demenz aussehen kann. Die spirituelle Begleitung gehört zu einer palliativen Begleitung nach Wunsch dazu wie die Schmerzbehandlung und die psychosoziale Begleitung. Gerade im Zusammenhang mit dem Thema Total Pain ist es von Bedeutung zu hinterfragen, womit ein Schmerzgeschehen zusammenhängen kann.

Beispiel **Die SPIR-Methode**

Zur Erfassung der spirituellen Bedürfnisse wurde von den Theologen Fick und Roser die SPIR Methode entwickelt. 5

- Spirituelle Fragen und Glaubens- und Überzeugungsfragen: In wen oder was setzen Sie Ihre Hoffnung? Woraus schöpfen Sie Kraft?
- Platz und Einfluss, den diese Überzeugungen im Leben des Patienten einnehmen: Sind die Überzeugungen, von denen Sie gesprochen haben wichtig für Ihr Leben?
- Integration in eine spirituelle, religiöse, kirchliche Gemeinschaft oder Gruppe? Gehören Sie einer religiösen Gemeinschaft oder Gruppe an?
- Rolle des Arztes/der Pflegekraft/der Hospizbegleiterin etc. und ihre Art, mit spirituellen Erwartungen umzugehen: Wer ist Ihr wichtigster Gesprächspartner in Bezug auf spirituelle Fragen?

Diese Fragen können Sie mit fortgeschritten an Demenz erkrankten nicht direkt klären, sehr wohl aber mit Angehörigen.

6 Die Sterbephase

Wann beginnt die Sterbephase? Das fragen Angehörige immer wieder und Sie sich als Mitarbeitende sicher auch. Wie lange dauert diese Phase? »Wann stirbt unser Vater?« – »Ist es eine Krise, die vorübergeht wie die letzte oder ist es nun der Sterbeprozess?« – »Wie kann es sein, dass wir es nicht gesehen haben, dass Frau M. sterben wird?« Diese und weitere Fragen werden oft gestellt.

Sieht man den Tod kommen? Manchmal kommt er überraschend. Manchmal kündigt er sich an. Einige sehen es, andere nicht. Das gilt für Angehörige und für Sie als Mitarbeitende. Selbst innerhalb des Teams kann es sehr individuelle Wahrnehmungen geben. Den genauen Zeitpunkt, wann ein Mensch stirbt, kann niemand voraussehen. So unterschiedlich wie die Sterbenden sind, so individuell ist auch ihre letzte Wegstrecke und so einzigartig ihr Sterben. Pflegende und Ärzt*innen mit langer Berufserfahrung können manchmal sehen, dass es nun auf den Tod zugeht.

6.1 Die pflegerische Begleitung des Sterbenden und seiner Angehörigen

Ein häufiges erstes Anzeichen für den Beginn des Sterbeprozesses ist die Verschlechterung des Allgemeinzustandes. Das kann verbunden sein mit einer Lungenentzündung. Weil das Immunsystem nicht mehr so gut arbeitet, nimmt die Infektanfälligkeit zu. Es können auch Blasenentzündungen oder Bronchialinfekte mit hohem Fieber auftreten. Teilweise sterben Menschen mit Demenz an ihren Grunderkrankungen, wie einem Tumorleiden oder einer Herz-Kreislauf-Erkrankung, andere Hochaltrige sterben an Organversagen oder Altersschwäche. Wichtig ist dann, Angehörige auf den Beginn des Sterbeprozesses hinzuweisen, damit sie sich in Ruhe verabschieden und noch einmal Zeit miteinander verbringen können. Haben Sie die Angehörigen von Anfang an gut eingebunden, profitieren Sie nun sehr von dieser vertrauensvollen Beziehung. Vielleicht sind die Angehörigen nicht überrascht, haben schon damit gerechnet oder es geahnt. Aber es kann vorkommen, dass Angehörige vom Beginn des Sterbeprozesses völlig überrascht werden, obwohl sich der Gesundheitszustand des Menschen mit Demenz seit Wochen verschlechtert und Sie sie in vielen Gesprächen darüber informiert haben. Manche mögen es Ihnen nicht glauben. Jetzt ist ein großer Gesprächsbedarf, vielleicht tauchen Fragen zu dieser Lebensphase auf. »Was kommt auf uns zu?« – »Was können wir unterstützend tun?« – »Was wird noch gemacht?« – »Muss sie leiden?« – »Wird er verhungern und verdursten?« – «Wie viel Zeit bleibt noch?« – »Braucht sie Infusionen und Sauerstoff?«

Nehmen Sie sich ausreichend Zeit für diese Fragen. Das benötigt sicher mehrere Gespräche. Bedenken Sie, dass Angehörige womöglich zum ersten Mal in dieser außergewöhnlichen Situation sind. Im Gegensatz zu Ihnen sind sie emotional sehr eng mit dem Sterbenden verbunden. Im Guten wie im Schlechten kann das eine sehr intensive Situation sein. Immer wieder sind Angehörige unsicher, haben Angst, der Situation nicht gewachsen zu sein und brauchen viel Zuspruch von Ihnen. Angehörige emphatisch und gut zu begleiten, ist eine sehr wichtige Aufgabe in dieser Phase. Wenn es Ihnen gelingt, kann das für die Angehörigen sehr hilfreich sein, auch über den Tod hinaus bis in die Trauer hinein. Ein guter Abschied, was auch immer das im Einzelfall heißen mag, ist eine wichtige Grundlage für eine gelingende Trauer.

Angehörige sind häufig dankbar, wenn sie den Sterbeprozess in den letzten Wochen und Tagen begleiten können. Manchmal finden noch versöhnliche Begegnungen und Zuwendung in einer bis dahin unbekannten und ungewohnten Intensität statt. Bei allem Schweren gibt es auch Einmaliges und sehr Verbindendes, den einen oder anderen sehr intimen Moment. Angehörige benötigen eventuell dazu Ihre Ermutigung und Zusicherung, dass Sie

Ihnen zur Seite stehen. Fragen Sie, was sie gerne machen würden, ob sie übernachten möchten und wo sie Ihre Hilfe gut brauchen können.

Leiten Sie spätestens jetzt eine gute und achtsame Mundpflege an. Zeigen Sie Möglichkeiten der Berührung auf. Erwähnen Sie, dass der Hörsinn bis zuletzt vorhanden ist. So kann noch miteinander gesungen, gesprochen oder gebetet werden. »Sagen Sie ihr/ihm alles, was Ihnen wichtig ist.« Zeigen Sie das Angebot der Begleitung durch den ambulanten Hospizdienst als ergänzende Unterstützung auf. Vielleicht ist das eine Möglichkeit, sich die Begleitung aufzuteilen. Viele Angehörigen kennen den Hospizdienst vor Ort nicht. Erklären Sie den Angehörigen, warum Sie jetzt bestimmte pflegerische Maßnahmen lassen und was Sie stattdessen jetzt tun. Sonst entsteht schnell der Eindruck, dass »nichts mehr gemacht« wird.

6.2 Frühe Anzeichen des Sterbens

Häufig bemerken Sie, dass sich der Mensch mit Demenz vermehrt zurückzieht, sein Interesse an der Umwelt verliert. Das Bedürfnis nach Ruhe und Schlaf wird größer. Die wachen und aktiven Stunden werden weniger. Das Essen, wenn es noch möglich war, wird unwichtig, vielleicht sogar abgelehnt. Der Mensch mit Demenz verliert an Gewicht, seine Kraft lässt deutlich nach, alles ist anstrengender als gewohnt. Schwäche macht sich breit, die Bewegungen werden weniger – auch bei Bettlägerigen. Bei manchen Menschen mit Demenz macht sich in dieser Lebensphase eine Zufriedenheit bemerkbar, andere werden unruhiger. Manchmal verändert sich die Gesichtsfarbe, die Menschen wirken blasser oder grau im Gesicht. Die Augen sind meist geschlossen oder der Blick geht in die Weite, durch Sie hindurch. Die Atmung kann sich verändern, kann flacher, tiefer oder angestrengter werden. Je nach Erkrankung kann sich auch der Körpergeruch verändern. Urin- und Stuhlausscheidung werden weniger, die Vorlage bleibt länger trocken. Diese Anzeichen können auf den nahenden Tod hindeuten.

Tipp
Nutzen Sie die Übergaben und Teambesprechungen, um sich auszutauschen und gemeinsam diese Hinweise zu erkennen, um dann entsprechend Maßnahmen anzupassen.

Viele Angehörige erkennen in diesen Zeichen nicht zwingend den Beginn des Sterbens. Fragen Sie die Angehörigen nach einem Besuch, was sie für einen Eindruck vom Erkrankten haben. So stellen Sie schnell fest, wo die Angehörigen stehen. Wenn es noch sehr darum geht, warum jemand nicht isst, trinkt oder aufsteht, ist das ein Hinweis, dass die Angehörigen keinen Zusammenhang zwischen der aktuellen Situation und dem nahenden Sterben herstellen. Jetzt sind Angehörige besonders auf Sie und Ihre Erfahrungen angewiesen. Weil natürlich auch Sie nicht sicher wissen, wann jemand stirbt, sollten Sie mit Ihrer Wortwahl im Konjunktiv bleiben: »Das deutet darauf hin, dass Ihre Mutter, ...« – »wir vermuten, dass, ...« – »vielleicht sind das Zeichen, dass sie sich in Richtung Sterben auf den Weg macht.«

6.3 Anzeichen des einsetzenden Sterbeprozesses

Ein sehr schmales Gesicht, eine spitze Nase, blasse fahle Haut um Lippen und Nase, das sog. Nase-Mund-Dreieck, wächserne Haut, trüber Blick, tiefliegende Augen, kalte Hände und Füße oder Fieber sind Anzeichen für die letzten Tage und Stunden. Immer wieder kommt es zu einer veränderten Atmung, mal sehr flach oder sehr schnell, mal laut und vertieft. Manchmal wird der Atem sehr langsam, unregelmäßig und setzt immer wieder aus (sog. Atempausen). Diese Pausen können mehrere Sekunden bis Minuten andauern und jedes Mal kann der Eindruck entstehen, es war der letzte Atemzug. Für einen am Bett sitzenden Angehörigen kann das sehr verunsichernd sein. Er braucht wieder Ihre Erklärung, was da gerade geschieht. Vielleicht braucht er auch eine Pause oder einen Spaziergang, um diese Situation über eine längere Zeit begleiten zu können. Angehörige sind meist beruhigt, wenn sie erkennen, dass der Sterbende nicht leidet und keine Atemnot verspürt. Gehen Sie gemeinsam ans Bett und fragen Sie die Angehörigen, ob sie den Eindruck haben, dass der Sterbende angespannt wirkt und unter der Atmung leidet. Ist das Fall und auch Ihr Eindruck, muss die Atemnot gelindert werden. Ist das nicht der Fall, muss nichts unternommen werden. Auch die sog. Rasselatmung, die sehr geräuschvoll sein kann und nicht durch Absaugen, sondern manchmal durch eine Seitenlagerung verbessert werden kann, wirkt auf Angehörige in der Regel sehr belastend. Erklären Sie Ihnen, dass der angesammelte Schleim wegen der körperlichen Schwäche auch in kleinsten Mengen nicht mehr geschluckt oder abgehustet werden kann und dieses rasselnde Atemgeräusch verursacht. Es ist aber nicht zwingend ein Zeichen von Atemnot. Meist liegt der Sterbende ganz entspannt im Bett. Das würde er nicht tun, wenn er unter Atemnot leiden würde.

Die meisten Sterbenden atmen durch den geöffneten Mund und haben daher sehr trockene Mundschleimhäute. Hier ist eine regelmäßige Mundpflege unerlässlich, um das Durstgefühl zu lindern. Weitere Hinweise auf das Sterben kann Unruhe sein, die Arme sind in Bewegung, versuchen, nach etwas zu greifen. Manche Sterbenden werfen alle Kissen und Decken aus dem Bett. Doch die meiste Zeit des Tages schlafen sie und manche verlieren das Bewusstsein. Teilweise sind Beine oder Körperunterseite nicht mehr gut durchblutet und sehen bläulich marmoriert aus. Der Puls wird schwächer. Das alles sind Hinweise darauf, dass dieser Mensch in absehbarer Zeit sterben wird.

6.3.1 Die pflegerische Begleitung

In der Regel hat Ihre gute Begleitung in den Monaten zuvor den größten Einfluss auf die letzten Stunden am Lebensende. Alles, was Sie bis dahin an Zuwendung, Zeit und Fürsorge, guter Symptomlinderung und Anpassung aller Maßnahmen und Medikamente geleistet haben, wirkt sich jetzt positiv aus. Bei einer guten palliativen Begleitung kommt es beim Sterbenden selten zu einer massiven Verschlechterung der Beschwerden oder einer Krise am Lebensende.

Die Frage, die sich Ihnen nun stellt, lautet: Was können Sie tun, und v. a., was sollten Sie in der Sterbephase unterlassen? Voraussetzung ist, dass Sie sich im Team darüber austauschen und einheitlich agieren. Jeder Mensch ist einzigartig, auch in dieser Lebensphase. Es gibt aber Maßnahmen, die Sie nun grundsätzlich hinterfragen sollten, und sehr individuelle Bedürfnisse, die Sie kennen oder mit Hilfe der Angehörigen herausfinden.

Wichtig ist vor allem, beim Sterbenden zu sein, was nicht bedeutet, dies pausenlos zu sein, aber vor allem dann, wenn spürbar wird, dass er ungern allein ist. Sie merken das u. a. daran, dass er ruhiger wird, ruhiger atmet, wenn Sie in der Nähe sind. Vielleicht sehen Sie eine generelle Entspannung in Gesicht und im Körper. Wechseln Sie sich mit Angehörigen und ehrenamtlichen Hospizbegleitern ab. Nun geht es noch mehr um eine achtsame und einfühlsame Begleitung, in einem angemessenen Tempo, in Ruhe und ohne Nebengespräche, insbesondere, wenn Sie zu zweit im Zimmer tätig sind. Wenn Sie sprechen, dann sprechen Sie so, als würde alle im Zimmer, auch der Sterbende, Sie hören können.

Vielleicht können Sie eine angenehme Atmosphäre im Zimmer schaffen, damit sich der Sterbende und seine Angehörigen wohl fühlen. Das kann ein vertrauter Duft sein, das geliebte Parfüm, regelmäßiges Lüften, ein entspannendes Öl, leise, vertraute Musik für ca. eine halbe Stunde, eine Salzkristalllampe spendet angenehmes Licht und kann eine Kerze da, wo sie nicht erlaubt ist, wunderbar ersetzen. Schauen Sie, was angemessen und gewünscht ist.

Beispiel **Aromapflege**

Wohlriechende ätherische Öle für die letzte Lebensphase empfiehlt Stadelmann* bei Angst, Unruhe, Schlafstörungen, Sprachlosigkeit angesichts des Sterbens oder, wie sie ein Öl nennt, bei Trennungsschmerz. Beim ätherischen Öl Sprachlos dient es beispielsweise dem Sterbenden und Trauernden, wenn ihnen die Kraft auszugehen scheint, es ist ein einhüllender, schützender und beruhigender Duft. Das Öl Geborgenheit ist ein Duft, der entspannt und ausgleicht. Trennungsschmerz beruhigt, schenkt Geborgenheit und hilft den seelischen Schmerz, zu lindern.

* Vgl. Stadelmann 2017, S. 44 f

Jetzt sind bequeme und der Körpertemperatur angepasste Kleider wichtig, vielleicht ein schönes Halstuch, wenn das immer gern getragen wurde, um dem Bedürfnis nach schöner Kleidung nachzukommen. Welche Rituale sind jetzt wichtig und gewünscht? Sind geistliche Impulse, ein Gebet, ein bestimmtes Lied hilfreich und tröstlich? All das sollten Sie spätestens jetzt herausfinden bzw. schon lange vorher mit dem Menschen mit Demenz und seinen Angehörigen besprochen haben.

Sie werden sicher öfter ins Zimmer schauen, dabei jedes Mal eine wohltuende Mundpflege mit unterschiedlichen Säften, Wasser oder auch Wein oder Bier durchführen. Es geht darum, dass weder Durstgefühl noch Mundtrockenheit entstehen. Sie ermöglichen den Angehörigen auf Wunsch das Übernachten, sorgen auch für das leibliche Wohl und sind Ansprechpartner für alle Fragen. Im häuslichen Umfeld sind Sie nicht selten der einzige und wichtigste Ansprechpartner für die Fragen und Ängste der Angehörigen. Meist werden Sie schon sehnsüchtig erwartet, denn die Unsicherheit bei den pflegenden Angehörigen ist oft groß. Hier können Sie Mut zusprechen, loben und versichern, dass Sie jederzeit telefonisch erreichbar sind. Bei Überforderung sollten Sie nach weiteren Unterstützungsmöglichkeiten vor Ort suchen.

Eine angemessene Schmerztherapie sollte weiterlaufen. Sie beobachten genau, ob es eventuell mehr oder weniger Schmerzmedikation braucht oder alles optimal eingestellt ist. Darüber hinaus prüfen Sie, ob eine Atemnot vorliegt, und ergreifen evtl. entsprechende Maßnahmen. Das gilt für alle weiteren Beschwerden. Der Sterbende soll möglichst ohne körperliche, soziale und spirituelle Nöte sein. Im interdisziplinären Team tragen Sie alles Ihnen Mögliche dazu bei, dass der Sterbende sein Leben möglichst beschwerdefrei zu Ende leben kann. Grundsätzlich ist zu hinterfragen, was denn ein »gutes Sterben« ausmacht. Muss es ein leichtes Sterben sein? Welche Bilder haben Sie von einem sogenannten guten Sterben?

6.3.2 Die Beendigung von Maßnahmen

Es gibt nun, im Sterbeprozess, einige Maßnahmen, die nicht mehr nötig sind. Das fällt Ihnen sicher erst einmal schwer, doch es geht jetzt darum, aus der Routine herauszugehen und neu zu hinterfragen, was jetzt wichtig ist und was nicht. Essen und Trinken wird weiterhin, wenn gewünscht, angeboten, jedoch nur in kleinen Mengen bei denjenigen, die noch diesen Bedarf äußern. Nahrung hat jetzt keine Relevanz mehr, außer den sinnlichen Genuss und als kleine Freude. Meist ist das Interesse nicht mehr da, sodass schon ein winziger Teelöffel mit einem geliebten Geschmack ausreichend sein kann. Alle Mitarbeiter*innen und Angehörige sollten informiert sein, dass ein Sterbender, wenn er es nicht ausdrücklich wünscht, keine Nahrung mehr benötigt und auch kein Essen mehr eingegeben werden soll. Das kommt leider aus falsch verstandener Fürsorge immer wieder vor und ist nicht angenehm für den Sterbenden, der sich nicht mehr dagegen wehren kann.

Eine Reanimation ist nun sicher nicht mehr angemessen. Dies sollte spätestens jetzt, wenn es nicht schon lange zuvor geschehen ist, mit dem Arzt geklärt werden. Die Reanimation kommt in Altenheimen, Krankenhäusern und auch im häuslichen Umfeld leider immer noch vor. Das gehört nicht zu einem natürlichen Sterbeprozess. Es muss auch spätestens jetzt geklärt sein, ob ein Krankenhausaufenthalt gewünscht und indiziert ist. In der Regel ist er das nicht. Ausnahmen kann es geben. Die meisten Menschen möchten allerdings in ihrer gewohnten Umgebung Leben und Sterben. Klären Sie gemeinsam mit dem Arzt, welche Medikamente weiterhin sinnvoll und lindernd sind, ob die Applikationsform angepasst werden muss und lassen Sie alles andere absetzen, was nun nicht mehr von Nutzen ist. Dasselbe gilt im pflegerischen Bereich für die Prophylaxen. Hinterfragen Sie diese Routine im Team: »Was sollten wir im Sinne und den Bedürfnissen des Sterbenden nach lassen?«

Die große Körperpflege einschließlich Duschen spielt am Lebensende eine geringe Rolle. Das Nötigste, das zum Wohlbefinden beiträgt und nicht zu belastend ist, wird in Ruhe gemacht. Es geht darum, dass sich der Mensch mit Demenz frisch und wohl fühlt. Dazu reicht meist eine kleine Wäsche an den wichtigen Stellen, bei Schwitzen mehrmals am Tag, kombiniert mit einem schönen Duft (z. B. Rose oder Lavendel) und einer wohltuenden Einreibung. Auch das An- und Umkleiden wird auf ein sinnvolles Maß begrenzt, was nicht bedeutet, dass jemand ausschließlich im Nachthemd oder Flügelhemd daliegen muss. Das ist nicht gemeint. War einer Person ihr gepflegtes Äußere sehr wichtig, so überlegen Sie, was nicht zu mühsam, aber dennoch angemessen wäre. Große aufwändige Lagerungen sollten Sie vermeiden. Eine bequeme Lage ist wichtig und eine Mikrolagerung reicht meist völlig aus. Dazu braucht es teilweise nur eine Veränderung am Spannbetttuch, oder wenige, langsame und achtsame Handgriffe, die den Sterbenden nicht zu sehr belasten.

Meist ist es angenehm, wenn (Stations- oder Wohnbereichs-) Lärm vermieden werden kann. Manchem Sterbenden hilft es, wenn die Zimmertür einen Spalt geöffnet bleibt und das Treiben auf dem Flur zu hören ist. Für einen Sterbenden einer Großfamilie ist je nach Gewohnheit ein volles Zimmer mit liebem Besuch und einem angenehmen Treiben nicht unbedingt störend. Das kann sogar sehr wichtig sein, im Sinne der Eingebundenheit in die Familie, auch im Sterben. In anderen Kulturen ist es gerade bedeutsam, in Krankheit und Sterben nicht allein gelassen zu werden. Meist gibt es immer wieder auch Phasen der Ruhe, gerade am Abend und in der Nacht. Auch das ist sehr individuell. Unnötige und belastende Gespräche sollten nicht im Zimmer des Sterbenden stattfinden. Manche Angehörigen wissen nicht, dass der Sterbende alles hört, auch wenn er nicht mehr bei Bewusstsein ist oder schläft. Weisen Sie, wenn nötig, mehrfach darauf hin.

Bei allen belastenden Maßnahmen, die Sie durchführen wollen, muss eine gute Nutzen- Schaden-Nutzlosigkeits-Abwägung stattfinden. Dazu gehört auch das Abführen. Hat der Betroffene Beschwerden? Wie groß sind der Aufwand und damit die Belastung für den Sterbenden? Bedeutet es eine Entlastung für den Sterbenden? Ist Sauerstoff wirklich sinnvoll und hilfreich? Sauerstoff trocknet die schon sehr trockenen Mund- und Nasenschleimhäute zusätzlich noch aus. Ist das zielführend? Liegt überhaupt ein Sauerstoffmangel vor?

Bei der Rasselatmung ist nach wie vor noch nicht allen bekannt, dass Absaugen ein sehr belastender und selten ein wirksamer Eingriff ist. Für wen wird das durchgeführt? Wirklich für den Sterbenden? Profitiert er davon? Gehen Sie der Frage nach, wer die Infusion am Lebensende benötigt. Braucht sie der Sterbende oder der Angehörige fürs gute Gewissen, dass noch etwas gemacht wird? Verstärken Sie die Atemnot durch weitere Flüssigkeit? Wenn Angehörige den von Borasio beschriebenen Zusammenhang von Infusionsgabe und Atemnot, Sauerstoffgabe und Durst verstanden haben, werden sie beide Maßnahmen nicht mehr einfordern. Sie werden verstehen, dass der Schaden größer sein kann als der Nutzen. Es ist aber ein auf Vertrauen basierendes Gespräch mit Arzt/Ärztin und Pflegefachkraft nötig, damit das verstanden werden kann. Die Angst der Angehörigen, sie hätten nicht alles Mögliche unternommen, ist groß. Gleichzeitig ist es richtig, dass Infusionen und Sauerstoff im Leben unter bestimmten Bedingungen sehr hilfreich sind- nicht aber im Sterben. Woher sollen Angehörige dies wissen, wenn es Ihnen nicht von Fachpersonal erklärt wird? Auch unter Ärzt*innen und Pflegenden ist es nicht allgemein bekannt.

Wichtig **Infusion und Sauerstoff in der Sterbephase***

Infusionen schaden in dieser Phase, da die Niere ihre Funktion schon eingeschränkt hat und die Flüssigkeit so nicht mehr aus dem Körper transportieren kann. Bei einem schwach arbeitenden Herz ist das ebenso. So staut sich schlimmsten Falls die Flüssigkeit in der Lunge und führt zu Atemnot. Sauerstoffgabe trocknet die Schleimhäute im Nasen-, Mund- und Rachenraum zusätzlich aus, löst Durst aus und ist selten (außer bei COPD Erkrankten) angemessen. Eine flache Atmung in der Sterbephase ist kein Zeichen von Atemnot. Gut gemeint verschlechtern sich beide Symptome durch diese Maßnahmen.

* Vgl. Borasio 2012, S. 126

In den vorangegangenen Kapiteln wurde schon intensiv auf das Thema Durst, Mundtrockenheit und Mundpflege eingegangen. Die Mundpflege lindert oder verhindert ein Durstgefühl und ist unerlässlich und in sehr kurzen Abständen durchzuführen. Die Atemnot in dieser Lebensphase kann besser durch Morphingabe s.c. als durch Sauerstoff (außer bei COPD) gelindert werden. Dafür müssen Sie nun auch gegenüber den Ärzt*innen eintreten. Borasio betont, dass das Sterben wie auch die Geburt am besten ablaufen, wenn sie durch ärztliche Eingriffe möglichst wenig gestört werden. Er beschreibt, dass viele Ärzt*innen nicht darin ausgebildet werden, wie ein natürlicher Sterbeprozess abläuft und wie sie ihn hilfreich begleiten können. Im ambulanten Bereich ist dieses Wissen weit verbreiteter, insbesondere in den SAPV-Teams.

6.4 Ermöglichen Sie Wohlbefinden bis zuletzt

Grundsätzlich wichtig ist, dass Sie die Situation im Team immer wieder neu betrachten, bewerten und daraus Handlungen ableiten. Obwohl Sie von der gewohnten Routine abweichen, können Sie noch sehr viel Gutes und Wohltuendes für den Sterbenden tun. Was heute richtig und gewünscht ist, kann aber morgen schon wieder eine unerfreuliche Reaktion hervorrufen. Das erfordert eine große Achtsamkeit und Flexibilität. Wenn Sie genau hinsehen, werden Sie spüren, ob der Mensch mit Demenz Ruhe oder Zuwendung benötigt, und was wann in welchem Umfang angemessen ist. Auch jetzt kann eine Handmassage (▶ S. 115) wohltuend sein, das Fersenhalten (▶ S. 85) Entspannung bringen, das Beineausstreichen (▶ S. 84) Angst und Unruhe reduzieren oder einfach nur eine angenehme Berührung sein. Sie können sich Zeit nehmen, ans Bett setzen und ganz beim Sterbenden sein. Sie können seine Hand halten, da sein und ihn begleiten. Dies alles in der inneren Zuversicht, dass der Sterbende es gut macht und seinen Weg geht. Dafür ist Zeit, denn Sie gewinnen ja welche durch das Weglassen von Maßnahmen, die nicht mehr nötig sind.

Verabschieden Sie sich von Ihren Vorstellungen eines idealen Sterbens. Jeder stirbt seinen eigenen Tod auf seine einzigartige Weise und hat ein Recht darauf. Auch die allgemein verbreitete Ansicht des nicht Loslassen-Könnens oder Loslassens müssen möchte ich an dieser Stelle hinterfragen. Jeder Mensch braucht einfach seine Zeit. Wir wissen nicht, was genau im Sterben geschieht, was noch zu »erledigen und abzurunden« ist. Ihre Aufgabe ist es, jedes Sterben ohne Wertung zu begleiten und die Grenzen der Machbarkeit anzuerkennen. Manchmal fragen Kolleg*innen oder auch Angehörige fast verzweifelt, wann denn der Mensch endlich stirbt, so schwer auszuhalten ist die Situation im Einzelfall. Dabei ist es wieder entscheidend zu hinterfragen, wer das Problem hat und Unterstützung braucht. Der Sterbende darf in seinem Tempo sein Leben zu Ende leben und die Aufgabe der Begleitenden ist es, dieses Tempo mitzugehen. Dabei kann man im Einzelfall auch an seine Grenzen kommen. Es gilt, das empathisch aufzugreifen, die Not der Angehörigen, die dahinter steckt, ernst zu nehmen und gemeinsam zu überlegen, was zu ihrer Entlastung oder Stärkung unterstützend hilfreich sein könnte. Immer wieder gibt es innerhalb des Teams dabei Fehlinterpretationen. Oft wird den Angehörigen unterstellt, sie könnten den Tod nicht abwarten. Meist ist es jedoch die Überforderung oder auch der lange Zeitraum, den sie nicht mehr länger aushalten können.

6.5 Mit Sterbenden kommunizieren

Bei der Kommunikation mit Sterbenden müssen Sie sehr sorgsam auf Worte, auf Lautstärke und Tonfall achten. Viele Sterbende nutzen eine Symbolsprache. Vielleicht sagt Ihnen der Sterbende ganz deutlich, dass er jetzt geht, verabschiedet sich, spricht von Schlüsseln oder Schuhen, die bereitgelegt werden müssen oder einem Koffer, der gerichtet werden muss. Das nennt man Symbolsprache. Sie erleben vielleicht auch, dass sich jemand bedankt, auch das kann ein Zeichen des nahen Todes sein. Auch bei Menschen mit fortgeschrittener Demenz kann es sein, dass sie plötzlich vollkommen klar sind und ebenso klar und eindeutig sprechen. Das ist für alle Beteiligten sehr verblüffend. Ich habe das selbst schon erlebt und konnte es kaum glauben. Die Frau hatte schon seit Jahren nicht mehr gesprochen, so sagten es ihre Angehörigen, und verstarb dann auch am selben Tag.

Manche Sterbenden rufen nach ihrer Mutter oder anderen verstorbenen Angehörigen, teilweise scheint es, als könnten sie sie sehen. Manche sagen, dass schon jemand auf sie wartet. Andere sehen ein helles Licht o. ä. Das sind seltene und besondere Momente, an denen Sie teilhaben dürfen. Sie spüren vielleicht dabei auch eine sehr besondere Energie im Raum. Auch hier gilt es, Dinge weder zu bewerten noch den Sterbenden auszureden.

Verspüren Sterbende Angst, dann bleiben Sie anwesend und organisieren Sie eine Sitzwache durch ehrenamtliche Hospizbegleiter*innen und die Angehörigen. Sprechen Sie Zuversicht zu, beruhigen Sie den Sterbenden und lassen Sie ihm sein eigenes Tempo.

Wenn Sie Menschen aus anderen Kulturkreisen oder Religionszugehörigkeiten begleiten, fragen Sie immer bei den Angehörigen direkt nach, was gewünscht, erlaubt oder nicht erlaubt ist. Auch im Islam gibt es unterschiedliche Traditionen, die Sie nicht alle kennen müssen. Beziehen Sie die Familie frühzeitig mit ein.

6.6 Der Moment des Todes

Der Zauber, der am Lebensanfang zu spüren ist, kann auch am Lebensende manchmal spürbar sein. Es sind sehr besondere Momente, die uns alle als Menschen verbinden. Geboren werden und Sterben gehört zu unserem Leben. Sterben ist Leben. Und irgendwann findet ein letztes Ein- oder Ausatmen statt. Das kann nach langer Zeit der veränderten Atmung mit Atempausen sein, das kann nach kurzer Rasselatmung sein, das kann nach einer Zeit der vertieften oder Cheyne-Stokes-Atmung sein, die in Wellen mit Pausen verläuft. Der Sterbende wirkt dabei meist schon weit weg, nicht mehr richtig hier und noch nicht dort. Das habe ich mehrfach empfunden. Genauso wie ich das Sterben ganz ohne diese Vorzeichen erlebt habe.

Der Mensch verstirbt. Den Zeitpunkt wählt er selbst, mal im Beisein einer anderen Person, mal allein. Auch bei Sterbenden, die rund um die Uhr Angehörige um sich haben, kann es sein, dass sie genau in der Minute sterben, wenn gerade niemand bei ihnen ist. Das ist kein Versagen der Angehörigen, denn sie haben lange dafür gesorgt, dass der Sterbende nicht allein war. Es geht nicht um den einen Moment des Übergangs, sondern um die ganze Zeit zuvor. Hier ist es wichtig, die Angehörigen zu entlasten. Erzählen Sie, dass dies immer wieder in dieser Art geschieht.

6.7 Nach dem Tod

Der Mensch ist gestorben. Jetzt tritt eine tiefe Ruhe ein. Es scheint, als stünde die Welt eine kurze Zeit still. Es gibt jetzt nichts zu tun, halten Sie inne, geben Sie dem Verstorbenen Zeit. Wenn Sie mögen, zünden Sie eine Kerze an, sofern Sie sich in der Wohnung des Verstorbenen befinden. Vielleicht möchten Sie ein Fenster öffnen. Manche sprechen ein Gebet oder verweilen in stiller Andacht und Meditation. Alles ist erlaubt und richtig. Es kann ein besonderer und einmaliger Moment für alle sein, die dabei sein durften. Manche Angehörigen berichten, dass Sie den Verstorbenen noch spüren und noch in Zwiesprache mit ihm sind. Es kann sich ein sehr friedlicher Gesichtszug einstellen, vielleicht ein Lächeln, manche Verstorbenen sehen ein wenig erstaunt aus und manchen sieht man den mühsamen Weg noch an.

Im Krankenhaus und Altenheim wird der Arzt die Leichenschau durchführen, den Tod feststellen und den Totenschein ausfüllen. Zuhause werden Sie oder die Angehörigen den Hausarzt/die Hausärztin benachrichtigen.

Sollten die Angehörigen nicht zugegen gewesen sein, benachrichtigen Sie sie jetzt. Räumen Sie das Zimmer so auf, dass es einen schönen Anblick für alle bietet. Der Verstorbene wird gebettet, vielleicht liegt er mit der von ihm oder den Angehörigen ausgewählten Kleidung im Bett, die Hände ineinander gelegt. Sie können eine Blume in die Hände legen, einen Rosenkranz oder einen Lieblingsgegenstand. Auch das Bett kann mit Blumen geschmückt werden. Wir haben z. B. auf den weißen Leintüchern in der Klinik gern Blumen verstreut, damit es schön aussieht. Alle Pflegeutensilien können Sie wegräumen und auf dem Nachtschrank Platz schaffen für eine Salzkristalllampe, eine Kerze, ein schönes Bild, einen passenden Spruch oder ein Symbol, das zum Verstorbenen passt. Stellen Sie auch Stühle, Wasser und Gläser für die Angehörigen bereit, damit sie am Bett noch etwas verweilen und sich verabschieden können. Dieser Anblick und diese Momente prägen sich bei Angehörigen meist sehr tief ein. Wenn Sie ein »Bitte nicht stören«-Schild an der Tür anbringen, wissen alle Beteiligten, dass hier gerade jemand verstorben ist.

Bieten Sie den Angehörigen an, dass sie kommen und sich in Ruhe vom Verstorbenen verabschieden können. Viele Angehörigen sind dankbar, wenn Sie mit ihnen gemeinsam zum Verstorbenen gehen. Sie können mit dem Verstorbenen reden, ihn sanft an der Hand berühren. So ermutigen Sie Angehörige, dies auch zu tun. Das kann sehr hilfreich sein, wenn es darum geht, den Tod im Wortsinn zu begreifen. Es ist schon spürbar, dass sich die Temperatur der Hand verändert. Das sind alles kleine Hinweise, dass der Tod wirklich eingetreten ist. Fragen Sie bei den Angehörigen nach, ob sie allein sein möchten oder es ihnen lieber ist, wenn Sie dabeibleiben. Nach Absprache mit den Angehörigen, sowohl zuhause als auch in Krankenhaus und Altenheim, können Sie den Verstorbenen gemeinsam waschen, anziehen und betten. Dieses Ritual ist ein wenig verloren gegangen, weil Bestatter*innen das heutzutage übernehmen und viele Angehörige nicht wissen, dass sie das selbst auch dürfen. Die Totenstarre setzt nach rund zwei Stunden ein und löst sich wieder nach zwei bis drei Tagen. Bei Hitze kann es schneller gehen, bei Kälte langsamer.

In manchen Altenheimen wird vor dem Zimmer eine Salzkristalllampe angezündet, ein immergrüner Kranz am Namensschild oder ein Trauerflor angebracht. Die Angehörigen nehmen mit dem/der Bestatter*in ihrer Wahl Kontakt auf. Er/sie kümmert sich um alle Formalitäten und wird auf Wunsch auch den Verstorbenen waschen und kleiden.

6.7.1 Der würdevolle Umgang für alle Beteiligten

Lassen Sie Angehörigen und Freunden, Bewohner*innen und Mitarbeiter*innen Zeit, bevor Sie den Verstorbenen an den Bestatter/die Bestatterin übergeben. Angehörige sind meist nicht darüber informiert, dass der Verstorbene auch zuhause aufgebahrt werden darf. Der Bestatter/die Bestatterin wird den Verstorbenen aus dem Krankenhaus oder Altenheim nach Hause bringen. Das geht mit Kühlmöglichkeiten auch im Sommer. Je nach Bundesland ist die Aufbahrung zuhause 36–72 Stunden lang erlaubt. Braucht die Familie mehr Zeit zum Verabschieden, da eventuell noch weit entfernte wohnende Verwandte kommen möchten, kann eine Verlängerung beim Standesamt beantragt werden.

Ein wichtiger Aspekt im Zusammenhang mit Auszubildenden und Praktikant*innen ist Respekt und der würdevolle Umgang mit dem gerade Verstorbenen. Sie sind dabei ein wichtiges Vorbild. Nehmen Sie rechtzeitig gerade Auszubildende mit und zeigen Sie ihnen einen guten und wertschätzenden Umgang mit Verstorbenen. Nur so wird das Wissen an die nächste Generation weitergetragen. Im häuslichen Umfeld haben wir als Gesellschaft nur noch selten mit Sterbenden zu tun, da die meisten Menschen in Institutionen sterben. Ihre Auszubildenden müssen diese Situationen eines Tages allein meistern. Ihre eigenen Emotionen dürfen hier auch Platz haben, gerade wenn Sie einem Bewohner oder Patienten/Klienten nahestanden, kann der Tod einen überwältigen und man ist einfach traurig und die Tränen fließen. Das ist weder unprofessionell noch zu emotional, sondern zutiefst menschlich. Auch das können Auszubildende von Ihnen lernen.

6.7.2 Die Todesnachricht überbringen

Das Überbringen von schlechten Nachrichten ist in den heutigen Zeiten eine Herausforderung geworden. Im Krankenhaus ist es Aufgabe der Ärzt*innen, im Altenheim übernehmen es die Pflegefachkräfte. Inzwischen weiß man, dass die Art und Weise, wie dies geschieht, einen großen Einfluss auf die Trauer haben kann. Am Telefon fehlt die nonverbale Kommunikation. Früher hat man die Angehörigen zu Hause erreicht. Heute haben viele ein Handy und Sie wissen nicht immer, wo Sie diejenigen gerade antreffen. Das kann am Arbeitsplatz sein, beim Einkaufen oder im Auto. Klären Sie das gleich zu Beginn des Anrufs. Am besten vereinbaren Sie mit den Angehörigen schon im Vorfeld eine Vorgehensweise. Gerade bei Alleinstehenden kann es hilfreich sein, wenn eine weitere Person einbezogen wird oder diese die nächste Angehörige in einem persönlichen Gespräch informiert. Eine Notlüge ist dann erlaubt, wenn Sie Gefahr vermeiden wollen, weil Sie schon ahnen, dass die Person direkt ins Auto sitzt, unter Schock aber eventuell nicht in der Lage ist zu fahren. Dann können Sie von einer »Verschlechterung« sprechen und die Person bitten, zu kommen. Das tun Sie wirklich nur dann, wenn Sie sich große Sorgen um die Angehörige machen. Sie müssen diese Notlüge auch wieder auflösen, sonst kommt es bei der Angehörigen zu Vorwürfen, sie sei nicht schnell genug zum Sterbenden gekommen. Erklären Sie, warum Sie so gehandelt haben. Grundsätzlich wichtig ist, dass Sie sich Zeit nehmen für dieses Telefongespräch und sich zuvor sammeln. Was und mit welchen Worten wollen Sie sagen? »Guten Morgen, Frau M., hier ist Frau S. vom Altenstift. Wo sind Sie gerade? Können Sie sich setzen? Sie ahnen vielleicht schon, warum ich Sie anrufe.« Pause. Lassen Sie Zeit zu reagieren. Vielleicht sagt sie es jetzt selbst, in ihren eigenen Worten. Ansonsten fahren Sie fort: »Ich habe leider eine traurige Nachricht für Sie.« Bestätigen Sie, wenn die Angerufene etwa sagt: »Mein Mann ist gestorben.« Bleiben Sie klar, sagen Sie nicht, er sei »eingeschlafen«, »er hat es geschafft« o. ä. Zuerst einmal muss realisiert und benannt werden, dass jemand gestorben ist. Wie das geschehen ist, ob er friedlich eingeschlafen ist, kann in einem weiteren Gespräch folgen. Dann fragen Sie nach: »Ist gerade jemand bei Ihnen?« – »Wer könnte Sie jetzt unterstützen?« – »Nehmen Sie lieber ein Taxi. Sie haben genug Zeit, ihr Mann wird im Zimmer bleiben.« Das können alles hilfreiche Worte sein. Entlasten Sie sich danach kurz bei einer Kollegin, denn das ist immer wieder, auch wenn Sie es schon vielfach gemacht haben, eine Tätigkeit außerhalb der Routine und kann belastend für Sie sein. Das ist auch gut so. So bleiben Sie achtsam. Das werden Ihnen Angehörige danken und rückmelden.

Wenn keine Angehörigen beim Sterben zugegen waren, ist es meistens bedeutsam, wenn es einen Zeugen des Sterbens gab. Das können Sie gewesen sein oder Kolleg*innen. Lassen Sie sich die Stunden zuvor genau schildern, sofern bekannt, oder stellen Sie einen direkten Kontakt her, damit Angehörige erfahren können, wie die letzten Stunden ihres Verstorbenen waren. Hier geht es nicht darum, zu beschönigen, aber Sie müssen auch nicht alle Details schildern. Sie können einfach beschreiben, dass nochmal eine Unruhe aufkam, dass sie besser wurde, evtl. unter Gabe von Tavor in Kombination mit Zuwendung, Beinausstreichen u. ä.

6.7.3 Kinder und der Tod

Etwas nicht zu wissen, kann bei Angehörigen quälende Phantasien auslösen. Das ist auch bei Kindern der Fall. Deshalb ist es wichtig, dass Sie einen normalen Umgang mit Schwerkranken, Sterbenden und Verstorbenen von uns lernen. Kinder sind in der Regel sehr neugierig und je nach Alter betrachten sie mit einem »Forscherauge«, was da passiert, stellen Fragen und entfernen sich aus Situationen, die sie überfordern. Wenn man sie lässt und nicht überredet, können Kinder einen natürlichen Umgang mit den Themen am Lebensende erlernen. Erlaubt man ihnen aber den Besuch bei der Uroma, dem Opa nicht mehr, weil es aus Erwachsenensicht »nicht gut sein könnte«, fließt die Botschaft hinein, dass etwas ganz Schlimmes passiert sein muss. Nun geht die Phantasie los und die ist oft deutlich dramatischer als die Realität. Kinder dürfen bis zuletzt ans Bett der Großeltern, wenn sie das möchten. Die Alternative dazu kann sein, dass sie bis ins Erwachsenenalter keinen Sterbenden oder Verstorbenen sehen und den Tod nur aus Film und Fernsehen kennen. Der hat wenig mit dem Sterben zu tun, von dem wir hier sprechen. Ich erlebe in meinen Seminaren immer wieder, dass Teilnehmer*innen noch Jahre oder Jahrzehnte darüber unglücklich waren, dass sie als Kind nicht zum sterbenden Vater durften, die verstorbene Oma nicht sehen oder auf die Beerdigung mitgehen durften. Das kann das Verhältnis zu Sterben und Tod ein Leben lang prägen.

Jedes Kind hat seine ganz eigene Art, damit umzugehen, wenn man es nur lässt. Das eine Kind sitzt im Zimmer und malt Bilder für die Uroma, die im Bett liegt und stirbt, und beobachtet genau aus der Distanz, was geschieht und wie sich die Erwachsenen verhalten. Ein anderes Kind sitzt beim Uropa im Bett, obwohl der nicht mehr reagieren kann, und erzählt Geschichten aus dem Kindergarten. Es gibt auch Kinder, die ihr Lieblingskuscheltier bringen, ins Bett platzieren und schon sind sie wieder aus dem Zimmer und suchen Kontakt zu einer freundlichen Person auf dem Flur. Wenn man sie lässt und ihnen vertraut, sorgen sie meist gut für sich. Häufig ist die Unsicherheit und Angst der Eltern vor den Reaktionen größer, als sie dann in der Realität sind. Wenn Kinder weinen, ist das angemessen und man kann sie trösten. Kinder schenken uns teilweise sehr tiefe und spirituelle Einblicke in ihr Verständnis der Welt, von Leben und Sterben und dem, was danach kommt. Immer wieder sind sie erstaunlich klar in ihrer Sicht der Dinge. Kinder profitieren ebenso von einer klaren und eindeutigen Sprache.

In diesem Zusammenhang ist es besonders bedeutsam, genau auf seine Worte zu achten. Wenn Sie davon sprechen, dass die Uroma »eingeschlafen« ist, kann das für das Kind bedeuten, dass es jeden Abend vor dem Einschlafen Angst hat, weil es natürlich nicht sterben will. Deshalb ist es gut, wenn Sie das Sterben benennen: »Der Uropa ist tot. Er ist gestorben.« Er ist weder gegangen noch eingeschlafen. Denn wer geht oder einschläft, kommt zurück und wacht wieder auf. Darauf warten die Kinder vergeblich. Zudem denken sie konsequent weiter, dass der schlafende Opa in einen geschlossenen Sarg gelegt, begraben oder verbrannt wird. Das sind keine schönen Vorstellungen für ein Kind. Ein Kind, das verstanden hat, dass nur der tote Körper des Großvaters beerdigt wird, der auch nach drei Tagen gar nicht mehr so aussieht wie früher, kann der Beerdigung besser beiwohnen als eines, das denkt, dass der Großvater schlafend im Sarg liegt. Die umschreibende Wortwahl führt nur zu Missverständnissen. Deshalb ist es wichtig, dass alle genau auf ihre Worte achten. Gerade da suchen Erwachsene gerne nach Umschreibungen. Auch Pflegekräfte, die schon lange in diesem Bereich arbeiten. Das stelle ich in meinen Fortbildungen bei Teilnehmer*innen immer wieder fest. Es scheint für manche ein sehr starkes Bedürfnis zu sein, die Worte »sterben«, »gestorben« und »Tod« nicht zu benutzen.

7 Trauer und Abschied

Trauer ist eine natürliche Reaktion und laut Duden ein »tiefer seelischer Schmerz über einen Verlust«. Sie ist ein normaler, gesunder und in der Regel vorübergehender Bewältigungsprozess. Sie geschieht und in der Regel kann man sich ihr nicht entziehen. Trauer ist meist verbunden mit starken emotionalen Reaktionen. Trauernde schildern, dass sie wie in Wellen immer wieder kommt, abflacht, fast verschwindet, um sich dann mit voller Wucht und ohne Vorankündigung wieder aufzutürmen. Irgendwann werden die Trauerwellen kleiner und die Abstände größer. Ein Trauernder kann mit körperlichen Beschwerden reagieren, wie Appetitlosigkeit, Bauchschmerzen, Durchfällen, Infektanfälligkeit, Zerstreutheit, Konzentrationsmangel, Müdigkeit, Schlaflosigkeit. Müde und doch getrieben sein, eine körperlich spürbare Schwäche und Kraftlosigkeit, alles ist auf einmal viel mühsamer als sonst. Alles ist normal, man muss sich nicht dafür schämen oder denken, dass etwas nicht richtig ist.

Tipp
In vielen Kulturen gibt es sehr unterschiedliche Reaktionen und Rituale. Thematisieren Sie das in Ihrem Team, sicher haben Sie auch Mitarbeiter*innen aus mehreren Kulturen und gewinnen so neue Einblicke in andere Verhaltensweisen.

Manche sprechen noch viel mit dem Verstorbenen, sehen sich Fotos und Erinnerungsstücke an, behalten Lieblingsstücke in der Nähe, genießen den vertrauten Geruch oder stellen eine Kerze und ein Bild auf. Jeder macht das, was für ihn stimmig ist und das ist dann auch richtig.

Immer wieder taucht die Frage bei Trauernden oder Angehörigen und Freunden auf, wie lange die Trauer andauert. Darauf gibt es keine einheitliche Antwort. Bei manchen sind es Wochen, Monate oder Jahre. Je nachdem. Bleiben Sie geduldig. Das kann nicht verkürzt werden, es ist ein Prozess, der seine Zeit braucht. Manchmal scheint es nach Wochen schon vorbei zu sein und plötzlich kommt wieder ein Einbruch. Vielleicht haben die Trauernden bis dahin einfach funktioniert und nicht genug Raum gehabt für ihre Trauer. Das soziale Umfeld, Familie und Freunde, können hilfreich sein. In der Regel sind nur sehr wenige Menschen nicht aus eigener Kraft in der Lage, durch die Trauer zu gehen und entwickeln eine Depression. Die Natur hat uns so ausgestattet, dass wir mit Hilfe eines gesunden Umfeldes durch die Trauer hindurchgehen können.

Die Hospizdienste vor Ort bieten in der Regel alle ein Angebot für Einzelgespräche, Gruppengespräche, Trauergruppen, eine Trauerwanderung oder ein Trauer-Café an. Für Sie als Pflegekraft gilt es, in den ersten Momenten empathisch Anteil zu nehmen, ohne Worte, da sein, den Schmerz oder die Gefühle mit aushalten und nicht bewerten. »Mir fehlen die Worte.« – »Ich weiß nicht, was ich Tröstendes sagen soll.« – »Ich sehe, Sie sind sehr traurig.« Das reicht schon. Meist will der Trauernde reden. Hören Sie einfach zu.

In der Trauerforschung werden verschiedene Phasen beschrieben, die man im Verlauf der Trauer teilweise mehrmals durchläuft. Das bekannteste Modell stammt von William Worden[78], der die die Trauer in vier Phasen einteilt. Zuerst geht es darum, den Verlust als Realität zu akzeptieren, dann darum, den Schmerz zu verarbeiten, um sich dann an die Welt ohne den Verstorbenen anzupassen, und abschließend eine dauerhafte Verbindung zum Verstorbenen inmitten des Aufbruchs in ein neues Leben zu finden. Jeder macht

[78] Worden W (2017): Beratung und Therapie in Trauerfällen. Ein Handbuch. Hogrefe, Göttingen.

das in seinem Tempo, auf seine ganz eigene Weise. Ob man nun dabei in Schwarz geht oder nicht, bleibt jedem selber überlassen. Die Trauer ist nicht intensiver oder geringer, wenn man dies nicht tut. Das erste Jahr ist sicher immer wieder sehr schmerzhaft, gerade an Feiertagen und Geburtstagen und natürlich dem Todestag. Was Trauernde manchmal erstaunt ist, dass sie es geschafft haben. Das war für manche zu Beginn nicht vorstellbar. So mischt sich Zuversicht und Kraft immer wieder in diesen dynamischen Prozess.

Wie können Sie sich nun gut vom Verstorbenen verabschieden? Wie können Angehörige und Mitbewohner Abschied nehmen? Diese Fragen sind nach diesem einschneidenden Ereignis eines Todesfalls sehr wichtig. Es ist wesentlich, im Leben Dinge gut zu verabschieden, damit etwas Neues kommen kann. Dabei geht es auch um Würdigung und Wertschätzung auf mehreren Ebenen. Die Würdigung des Lebens, das beendet wurde. Die Würdigung eines Lebenskreislaufes samt seinen Beziehungen und Ereignissen, der geschlossen wurde. Die Wertschätzung der Begleitung der Angehörigen und des Teams einschließlich der Ehrenamtlichen. Am besten führen Sie ein Ritual ein, damit Sie nicht bei jedem Todesfall aus Neue überlegen müssen, wie Sie das gestalten.

Sie haben gesehen (▸ Kap. 6.7), dass direkt nach dem Versterben Momente der Ruhe und des Innehaltens wichtig sind. Für diese erste Würdigung, dass gerade etwas ganz Besonderes geschehen ist und in dieser Einzigartigkeit ein Leben zu Ende gelebt wurde, muss Zeit eingeräumt werden. Sie haben mit oder ohne die Angehörigen dafür gesorgt, dass der Verstorbene würdevoll aufgebahrt wird. Dies geschieht in Ruhe und großem Respekt, manche nennen es auch Andacht.

Jeder Mensch hat ein Recht auf einen wertschätzenden Umgang über den Tod hinaus. Achten Sie darauf, dass das alle im Team auch so handhaben und nehmen Sie die Auszubildenden mit, damit sie es ausschließlich in dieser Form lernen. Dulden Sie in dieser Sache keine Ausnahmen.

7.1 Die Angehörigen

Der Verstorbene und das Zimmer sollten schön hergerichtet sein, damit sich die Angehörigen im Schmerz und in ihrer Trauer willkommen, wahrgenommen und aufgehoben fühlen. Vielleicht haben Sie ein Licht, eine Kerze, Blumen, eine schöne Karte aufgestellt, ein passendes Symbol beigelegt, für einen angenehmen Duft im Zimmer gesorgt, Getränke und Taschentücher bereitgelegt. Es sind Bilder, die die Angehörigen oft ein Leben lang in Erinnerung behalten.

In der Regel wird in unserem Kulturkreis bei der ersten Begegnung mit den Hinterbliebenen das Beileid ausgesprochen. Manchen erscheint das wie eine formelle Floskel, aber achtsam gesprochen kann es das Gemeinte auch ohne viele Worte ausdrücken. Denn immer wieder werden Ihnen selbst die Worte fehlen. Fragen Sie die Angehörigen, ob Sie sie ins Zimmer begleiten sollen oder ob sie lieber allein hineingehen möchten. Häufig sind Angehörige dankbar, wenn Sie sie begleiten und Sie diesen ersten Moment mit dem Verstorbenen mittragen. Da bedarf es keiner Worte. Wenn Sie dabei sind, spüren Sie den Moment, wo Sie anmerken können: »Ich lass Sie jetzt allein.« Warten Sie einen Moment und Sie sehen am Blick oder Sie hören, ob das in Ordnung ist. »Lassen Sie sich gern Zeit. Sie können sich in Ruhe verabschieden.« Das können hilfreiche Hinweise für die Angehörigen sein. »Ihr Vater wird noch den ganzen Vormittag in seinem Zimmer sein.« – »Wenn Sie Fragen haben oder mit mir sprechen möchten, klingeln Sie einfach oder kommen auf mich zu. Ich nehme mir gern Zeit für Sie.« Denken Sie es nicht nur, sondern sagen Sie es auch.

Sollten Sie das Gefühl haben, dass die Angehörigen sehr aufgewühlt oder überfordert sind, kündigen Sie vor dem Gehen an, dass Sie nochmal ins Zimmer schauen werden, ob alles gut ist. Geben Sie Raum und Zeit für den persönlichen Abschied. Manche wollen ein Ritual am Bett vollziehen oder einfach noch lange Zeit am Bett sitzen. In vielen Krankenhäusern gibt es inzwischen schön gestaltete Abschiedsräume, in denen der Verstorbene aufgebahrt wird und in Ruhe Abschied genommen werden kann. Im häuslichen Umfeld ist der Faktor Zeit ein anderer, dennoch ist es wichtig, dass Sie die

Angehörigen auch zuhause darüber informieren, dass sie keine Eile haben und der Verstorbene nicht schnell an den Bestatter übergeben werden muss.

Angehörige reagieren auf eine Todesnachricht sehr unterschiedlich. Von Dankbarkeit, Erleichterung über Vorwürfe, Schock, Schuldgefühle, Erschöpfung, Einsamkeit, Ratlosigkeit, Hilflosigkeit, Weinen, Schreien, Erstarren, Emotionslosigkeit, Überraschung bis hin zu Ärger, Kraftlosigkeit oder Wut. Es gibt Angehörige, die einen abgeklärten, kühlen und gefühllosen Eindruck hinterlassen. Es gibt Angehörige, die sofort damit beginnen, alle persönlichen Dinge einzupacken und das Zimmer auszuräumen. Andere haben viele Fragen, wissen nicht, wie es jetzt weitergeht und was zu tun ist. Das gilt es erst einmal hinzunehmen und nicht zu bewerten, auch wenn das nicht immer leicht fällt. Jeder Mensch hat sein Leben lang ein individuelles Reaktionsmuster für Krisensituationen eingeübt und hat auch meist nur dieses eine zur Verfügung. In der Regel sorgen Menschen gut für sich und wählen eine Reaktion, die ihnen guttut und diese Krise überstehen lässt. Die einen sind mehr im Fühlen, sie weinen und müssen die Trauer spüren, andere sind im Vermeiden und gehen nach einem kurzen Aufenthalt beim Verstorbenen sofort aus dem Zimmer, müssen eventuell nach der Beerdigung erst einmal weit weg aus der Situation (Urlaubsreise), um Kraft zu schöpfen. Es gibt diejenigen, die sich im Denken aufhalten und viel lesen, recherchieren, und nachdenken. Andere brauchen eine körperliche Aktivität, stürzen sich in Arbeit, beginnen aufzuräumen, zu putzen, organisieren oder räumen eben schon das Zimmer leer, in dem der Verstorbene noch liegt. Andere werden passiv und können erst einmal nicht mehr arbeiten. Manche suchen Halt in der Gemeinschaft, andere wollen viel allein sein. In der Regel ist das keine böse Absicht, sondern das individuelle Reaktionsmuster, das ihnen hilft, mit der Situation zu Recht zu kommen. Vielleicht finden Sie sich auch in einem der Muster wieder, oder auch in mehreren. Solange die Person für sich ist, stellt das in der Regel kein Problem dar. Nun ist sie jedoch bei der Begegnung mit Ihnen oder später dann innerhalb der Familie sozusagen unter »Beobachtung« und wird meist eben doch bewertet. Solange es nicht pietätlos wird, kann man sie einfach machen lassen. Weisen Sie also durchaus darauf hin, dass das Zimmer nicht am selben Tag ausgeräumt werden muss.

Was ist denn eine angemessene Reaktion auf einen Todesfall? Vorwiegend denken wir, Weinen und Trauer. Das ist aber nicht für jeden eine Erleichterung und Ausdruck der ersten Trauerreaktion. Innerhalb einer Familie kann es zu Konflikten oder Vorwürfen kommen, wenn sehr unterschiedliche Reaktionsmuster auftreten und die Betroffenen die eigene Reaktion als das Richtige bewerten. »Er ist ja gar nicht traurig, er weint nicht und geht mountainbiken.« Gleichzeitig kann dieser Angehörige, der viel seine Ruhe braucht um Nachzudenken und momentan nicht reden will, es kaum ertragen, wenn seine Schwester ständig weint und permanent reden möchte. Jeder für sich kann es gut lösen, aber es passt nicht immer gut zusammen. Wenn man das versteht und akzeptiert, ist der erste Schritt getan. Jeder darf nach seiner Façon trauern.

7.2 Die Mitbewohner*innen

Wie können Verstorbene im Altenheim gut verabschiedet werden? Das ist je nach Einrichtung sehr unterschiedlich. Durch kurze Liegezeiten und einen hohen Anteil von Menschen mit Demenz kennen sich die Bewohner*innen nicht immer gut. Im ländlichen Raum gibt es dagegen zum Teil langjährige Freundschaften aus Kindertagen. Hier gibt es noch Nachbar*innen oder Kirchchorsänger*innen. Es gilt, dass Sie sehr individuell entscheiden müssen, wie die Verabschiedung vom Verstorbenen aussehen soll. Wichtig dabei ist, dass Sie eine Form finden, die die Möglichkeit bietet, sich vom Sterbenden und dann auch vom Verstorbenen zu verabschieden. Wie Sie das gestalten, können Sie als Team gemeinsam überlegen und entscheiden. Sonst entsteht der Eindruck bei den Bewohner*innen, dass man nach dem Tod einfach heimlich »weggebracht« wird. Das ist keine schöne Perspektive für die Bewohner*innen, die sehr wohl wissen oder spüren, dass sie auch nahe am Lebensende stehen.

Wie erfahren es Ihre Bewohner*innen, dass auf dem Wohnbereich oder im Haus jemand verstorben ist? Viele Einrichtungen stellen im Hauseingang für alle eine Nachricht mit Kerze und Blumen auf, mit einem Foto oder einem Spruch. Für die Bewohner*innen auf dem Wohnbereich bedarf es einer zusätzlichen Information. Es gibt auf vielen Wohnbereichen inzwischen einen kleinen Gedenktisch, auf dem ein Foto und der Name des/der Verstorbenen, ein Spruch, ein Gedicht, Blumen, eine Kerze oder Salzkristalllampe steht. Gleichzeitig ist es wichtig, dass alle Bewohner*innen zum selben Zeitpunkt informiert werden. Es gibt Einrichtungen, in denen der Tod per »Flüsterpost« im Laufe des Tages alle erreicht. Hinterfragen Sie diesen Umgang, ob es eine Würdigung und Wertschätzung dieser gerade verstorbenen Person ist, die lange in der Gemeinschaft mitgelebt hat. Mitbewohner*innen haben ein Recht darauf, zu erfahren, dass jemand aus ihrer Mitte verstorben ist.

Viele Teams sind dazu übergegangen, den Todesfall bei der nächsten Mahlzeit im Speisesaal zu verkünden und all jenen einzeln mitzuteilen, die nicht am gemeinsamen Essen teilnehmen. Wie dies geschieht, wird sehr unterschiedlich gestaltet. In der Regel wird es vor der Mahlzeit verkündet, es gibt einen Moment der Stille, vielleicht ein Gebet, vorausgesetzt es ist im Sinne des Verstorbenen. Manche geben einen kleinen Rückblick auf diesen einzigartigen Menschen und gemeinsam Erlebtes. Eine Kerze etc. und ein kleines Blümchen werden an den Sitzplatz gestellt. Die Angst, dass im Anschluss an dieses kleine Ritual keiner mehr essen möchte, ist unbegründet. In der Regel entstehen Gespräche, es wird erinnert der Alltag geht weiter. Aber alle im Raum wissen, dass auch an sie einmal erinnert werden wird. Wenn es ein schönes Ritual ist, werden sie das schon im Vorfeld schätzen. Manche Einrichtungen machen dies auch schon bei einer schweren Erkrankung so, dass Sie es kurz erwähnen: »Frau M. geht es gerade nicht gut« und schließen die Betreffenden in Gedanken, ins Gebet oder in ein Abendritual mit ein. Dann kommt die Todesnachricht nicht mehr so überraschend für die Mitbewohner*innen.

Es gibt viele Gestaltungsmöglichkeiten und alle hängen mit der palliativen Lebenskultur in der Einrichtung zusammen. In manchen Altenheimen liegt ein Erinnerungsbuch mit Namen und Fotos der Verstorbenen aus. Personal, Bewohner*innen und Angehörige können etwas hineinschreiben, ein gemeinsames Erlebnis, eine Erinnerung oder etwas, was diese Person so einzigartig für die Gemeinschaft machte. Das wird sehr geschätzt, weil es den Lebenden zeigt, dass sie nicht vergessen werden.

Im Rahmen von Betreuung und Beschäftigung können Sie z. B. anbieten, bei Kaffee und Kuchen über den Todesfall zu sprechen, im Sinne eines Leichenschmauses. Dabei entstehen teilweise tiefe Gespräche zum Thema Lebensende, Sterben und Tod und den damit verbundenen Befürchtungen und Wünschen. Am Ende kann ein sog. »Gedenkstein« beschriftet werden und im Haus oder Garten noch eine Weile einen Platz finden. Das Thema »Tod« gerade im Altenheim, wo naturgemäß gestorben wird, nicht zu verschweigen, ist ein Beitrag zur Enttabuisierung.

In konfessionellen Altenheimen gibt es meist das Ritual einer Aussegnung, das eine Pflegefachkraft, Seelsorgerin oder die Leitung übernimmt. Dazu werden Mitbewohner*innen, Angehörige und Mitarbeiter*innen eingeladen. Auch hier geht es um eine Würdigung der Verstorbenen und ein stärkendes und tröstendes Ritual in Gemeinschaft. Wichtig ist hierbei, dass dies im Sinne der Verstorbenen geschieht und nicht nur als institutionelles Ritual durchgeführt wird. Das ist gemeint, wenn vom Recht auf einen wertschätzenden Umgang über den Tod hinaus gesprochen wird. Auch Dinge, die nicht gewünscht sind zu unterlassen.

Ein weiteres Beispiel eines Abschiedsrituals schilderten mir Mitarbeiter*innen aus zwei Altenheimen. Sie schätzen es sehr, dass das Personal, die Angehörigen und Bewohner*innen Spalier am Eingang stehen, wenn der Sarg hinausgefahren wird und der/die Bewohner*in für immer das Haus verlässt. Das Verstorbene heimlich, wenn alle Bewohner*innen im Zimmer sind, durch den Hinterausgang oder Keller weggebracht werden, damit es möglichst niemand mitbekommt, wird immer seltener. Stattdessen wird in manchen Einrichtungen beim Mittagessen angekündigt, dass ein Verstorbener nach dem Essen vom Bestatter abgeholt wird. Wer das nicht erleben möchte, wird eingeladen, ins Zimmer zu gehen. Alle andere dürfen bleiben.

Viele Pflegedienstleitungen haben mir sehr eindrucksvoll geschildert, dass sie oder eine Fachkraft bei jedem Verstorbenen im Zimmer mit dem Bestatter anwesend ist, bis der Bewohner in Würde und achtsam in den Sarg umgebettet wurde. Als ein Bestatter einmal allein und mit einem Leichensack kam, wurde er weggeschickt und ihm gesagt, er könne gern mit Sarg und einem Kollegen wiederkommen, oder die Zusammenarbeit sei in ihrem

Hause nicht mehr möglich. Diese Pflegedienstleitung hat sich sehr konsequent für die Bewohner*innen über den Tod hinaus eingesetzt. Es gibt nur wenige Situationen im häuslichen Bereich, z. B. in engen Treppenhäusern ohne Aufzug, wo keine Abholung im Sarg möglich ist. In einem Krankenhaus oder Altenheim hingegen gibt es immer einen Aufzug, die Flure sind geräumig.

Kondolenzkarten eignen sich gut für ein Krankenhaus oder einen ambulanten Dienst. Auch das wird von Angehörigen sehr geschätzt. Ein weiteres Ritual, das Sie anbieten können, ist ein Gedenkgottesdienst, zu dem auch die Angehörigen eingeladen werden. In manchen Altenheimen und Krankenhäusern findet im Anschluss daran ein Beisammensein bei Kaffee und Hefezopf statt. Dabei wird noch einmal an den Verstorbenen erinnert und über die Zeit gesprochen. Das ist für Mitarbeiter*innen und Angehörige sehr wohltuend.

7.3 Die Mitarbeiter*innen

Wie können Sie sich als Team vom Verstorbenen verabschieden? In der Regel gehen die Mitarbeitenden noch einmal allein oder zu zweit ins Zimmer, halten inne, beten oder sind einfach in Gedanken bei der gerade verstorbenen Person. Es kommen Erinnerungen auf, teilweise schwierige oder auch sehr schöne, und heitere Begebenheiten. Innerhalb des Teams wird kurz darüber geredet, aber der kompakte Alltag und die immer seltener werdenden großen Übergaben und Begegnungen innerhalb eines Teams erlauben es im Krankenhaus, in Altenheimen und im ambulanten Pflegedienst meist nicht, in Ruhe gemeinsam darüber zu sprechen. Es ist aber für die Psychohygiene wichtig, dass es auch ein Ritual für Sie als Mitarbeiter*innen gibt. Sonst nehmen Sie Ihre Gedanken, Gefühle, Fragen und eventuellen Zweifel und Vorwürfe mit nach Hause. Da gehören sie aber nicht hin. Da will sie in der Regel auch niemand mehr hören, da es viel zu häufig geschieht. Die Trauer gehört in die Arbeit und ein Ritual für das Team entwickeln Sie am besten gemeinsam. Wichtig dabei ist es, dass es immer denselben Ablauf hat, und dass es in Ruhe und Achtsamkeit durchgeführt wird. Es muss nicht viel Zeit in Anspruch nehmen. Meist reichen 15 Minuten.

Das Ritual könnte so aussehen: Sie bereiten auf dem Tisch in Ihrem Dienstzimmer einen schönen Platz mit Blume und Kerze vor, warten, bis Ruhe einkehrt und alle bereit sind. Dann schlagen Sie zu Beginn die Klangschale an. Lauschen dem Ton. Verkünden den Namen der Verstorbenen und den Todestag. Dann halten Sie inne. Sie berichten aus dem Leben des Verstorbenen, können den Aufenthalt und die Begleitung skizzieren, die letzten Tage und Stunden und das Sterben. Sie können erwähnen, was gelungen bei der Begleitung war, was nicht gelungen, wo sie alle an Grenzen stießen. Dann kann das Gespräch geöffnet werden, damit alle noch etwas zum Verstorbenen sagen können. Dabei gibt es manchmal schöne und auch heitere Erinnerungen, auch Auszubildende und Praktikant*innen können sich äußern. Für sie ist es vielleicht der erste Todesfall gewesen, oder sie haben unter einer stundenlangen Rasselatmung sehr gelitten. Das darf in diesem Rahmen alles geäußert werden. Da gehört es hin. Jetzt kann noch ein Text, ein Gedicht oder ein Gebet gesprochen werden, das zum Verstorbenen passt. Die Klangschale wird wieder angeschlagen. Ein Moment der Stille. Das Ritual ist beendet und die Übergabe oder der Dienst kann beginnen.

Zu klären ist im Vorfeld und für alle transparent noch Folgendes: Wer leitet das Ritual? Wer besorgt weltliche und christliche Texte, Gedichte oder Sprüche? Wer stellt eine kleine Kiste zusammen, mit einem schönen Tuch für den Tisch, einer Kerze, einer schönen Karte und ein oder zwei Textbüchern? Das sollte im Dienstzimmer bereit sein. Wer ist alles eingeladen: das ganze Team, der Hausarzt/die Hausärztin? Das Ritual kann gern von der Schichtleitung oder einer anderen Bezugsperson durchgeführt werden. Beziehen Sie möglichst immer jemand anderen in dieses gemeinsam entwickelte Ritual ein, damit es auch von allen gelebt wird.

Dies ist nur ein Beispiel von vielen. Schauen Sie, was zu Ihnen und Ihrem Team passt. Die Hospizdienste vor Ort sind sicher auf Anfrage gern bereit, mit Ihnen ein Ritual zu entwickeln, wenn Sie das nicht allein machen möchten. Wichtig ist, dass es immer durchgeführt wird. Am besten am selben Tag. Nur in Ausnahmefällen sollte es verschoben werden. Planen Sie die Zeit in der Mittagsübergabe ein. Es ist wichtig und heilsam, damit Sie als Team gesund bleiben. Sie sind es wert! Gerade auch der Rückblick und die Selbstreflexion als Team – was ist uns gelungen, was nicht – ist stärkend und motivierend. Es ist wichtig zu sehen, dass nicht alles gelungen ist, das zu akzeptieren und zu prüfen, ob man grundsätzlich etwas anpassen kann oder ob es einmalig war, ist entlastend für die Mitarbeiter*innen. Manche fühlen ein persönliches Versagen, das der Sache womöglich nicht zu Grunde gelegen hat. Das kann in dieser Reflexion Entlastung finden. Auch als ambulanter Dienst können Sie ein zeitnahes Ritual durchführen. Vielleicht braucht es dabei ein Element, das noch ein paar Tage im Dienstzimmer stehen bleiben kann, damit auch Teilzeitkräfte und Kolleg*innen aus anderen Touren vom Todesfall erfahren. Das kann ein Zweig sein, an dem Sie schöne Bänder o. ä. anbringen; ein Buch, in das Sie während des Rituals gute Gedanken, Erinnerungen und Wünsche hineinlegen. So können die, die nicht dabei waren, im Nachhinein auch ihre guten Wünsche noch anbringen.

Symbole und Rituale können in Zeiten, die uns emotional sehr berühren und den Angehörigen teilweise den Boden unter den Füßen wegreißen, hilfreich und entlastend sein. Rituale schaffen Gemeinschaft und Sicherheit und nehmen so ein wenig Angst und Hilflosigkeit. Sie sind wie ein Geländer, an dem man Halt findet und entlanggehen kann, wenn man die Übersicht verloren hat und einem alles zu entgleiten scheint. Die Totenwache am Bett ist ein Ritual, das Waschen des Verstorbenen, das Kleiden, die Gedenkfeier, die Erinnerungsbücher, die Beerdigung und wiederkehrende Rituale innerhalb der Familien an Geburtstag, Feiertagen oder am Todestag. Diese Rituale können eine Familie miteinander verbinden, die Einzelnen sehr stärken, wenn sie in Gemeinschaft stattfinden.

Das ist auch für Menschen mit Demenz bedeutsam, die sich an alte Rituale erinnern. Denken Sie an die Liedtexte, Gebete und Psalmen, die teilweise noch sehr lange fast fehlerfrei aufgesagt werden. Bekannte Rituale können sehr hilfreich sein und gleichzeitig passen sie nicht immer, fühlen sich vielleicht sinnentleert an. Sie können ihre eigenen Rituale entwickeln, ein Ritual abwandeln und ihre Ideen und Bräuche hineinlegen.

Rituale sind immer wiederkehrende Handlungen, die mit einer hohen Achtsamkeit zelebriert werden. Das unterscheidet sie von einer Gewohnheit. Rituale brauchen einen Rahmen. Um die soziale Funktion erfüllen zu können, müssen Ort, Beginn, Dauer, Stil und Teilnehmenden festgelegt werden. Die meisten Abschiedsrituale enthalten einen Rückblick, bei dem an den Verstorbenen erinnert wird. Dann gibt es einen Wendepunkt. Das ist der Moment der konkreten Verabschiedung. Er kann symbolisch mit Worten, Gesten, Musik u. a. erfolgen. Danach wird der Blick in die Zukunft, ins Leben, gerichtet. Das kann sich auch mehrmals in einem Ritual wiederholen. Wenn Sie an eine Beerdigung oder den anschließenden Leichenschmaus denken, werden Sie Elemente davon finden. Bei aller Trauer und allem, was schwer ist, kann diese Rückanbindung ans Leben in der Gemeinschaft wichtig und heilsam sein. Sie kennen das vielleicht, wenn Sie nach einer Beerdigung, die Sie sehr aufgewühlt hat, allein nach Hause gehen. Da nehmen Sie alle Gedanken und Gefühle mit nach Hause, ohne die Möglichkeit zum Austausch. In der Regel findet im Verlauf des Gesprächs ein Austausch über die aktuelle Lebenslage statt. So ist man wieder an das Leben angebunden. Gerade in Zeiten der Trauer haben Rituale eine strukturierende Funktion, können Gefühlen Ausdruck geben, unterstützend und heilsam sein.

8 Ethische Grundsätze/ Entscheidungen

Die Ethik fragt nach dem guten und richtigen Handeln. Wann ist eine Entscheidung eine gute Entscheidung? Was ist ein gutes Leben und welches Verständnis eines guten Lebens legen wir zu Grunde?[79] Sie stellt Fragen, gibt aber keine Antworten und Handlungsanweisungen. Vielmehr lädt sie uns ein, das Bekannte, die aktuelle Moral, zu hinterfragen und gute Gründe für unsere Entscheidung und Handlungsweise zu finden. Denn Spannungen und Fragen nach dem richtigen Handeln kommen dann auf, wenn es mehr als eine mögliche Lösung oder Handlungsweise gibt und keine Eindeutigkeit darüber besteht, was nun das Beste sein mag. Manchmal sind sich die Beteiligten nicht einig und auch dadurch entstehen mehrere Optionen. Oft gibt es mehrere denkbare Möglichkeiten, die alle eine hohe Plausibilität aufweisen, aber nicht gleichzeitig realisierbar sind. So kann eine Unsicherheit entstehen, ob das Geplante gut und richtig ist. Es ist unklar, was zu tun ist, welche Entscheidung richtig sein mag und es bleibt die Frage beim Entscheider: Was soll ich tun? *»Das ethisch Richtige ergibt sich nicht aus dem technisch Möglichen.«*[80]

Manchmal gehen Beteiligte in einer Krise davon aus, dass sie übereinstimmend entscheiden und stellen dann erst fest, dass Angehörige, Haus-, Klinikarzt, Betreuer*innen und Pflegende keineswegs einer Meinung sind. Das kann mit den unterschiedlichen Fachkenntnissen, den Kenntnissen zur betroffenen Person, in deren Sinne man entscheiden möchte, oder auch mit

[79] Maio G (2012): Mittelpunkt Mensch: Ethik in der Medizin. Schattauer, Stuttgart, S. 2
[80] Marckmann G (2004): Lebensverlängerung um jeden Preis. Ärzteblatt Baden-Württemberg 9/2004, S. 89

einem unterschiedlichen Menschenbild und den individuellen Werten zu tun haben. Was leitet das Denken und Handeln? Was leitet das Denken und Handeln der anderen? Darüber reden wir in der Regel nicht.

Übung

Welche Werte leiten Sie?

»Werte drücken allgemeine Vorstellungen über das Gute aus.« Aber welche Werte leiten Sie in Ihrem Handeln? Schauen Sie sich die nachfolgenden Begriffe einmal an. Welche davon liegen Ihrem Handeln zugrunde? Achtsamkeit, Akzeptanz, Anstand, Aufgeschlossenheit, Aufmerksamkeit, Ausgeglichenheit, Ausgewogenheit, Authentizität, Begeisterung, , Besonnenheit, Dankbarkeit, Demut, Disziplin, Effektivität, Ehrlichkeit, Empathie, Fleiß, Flexibilität, Freiheit, Freude, Freundlichkeit, Frieden, Fröhlichkeit, Geduld, Gelassenheit, Gemütlichkeit, Gerechtigkeit, Gesundheit, Glaubwürdigkeit, Güte, Harmonie, Herzlichkeit, Hilfsbereitschaft, Hingabe, Hoffnung, Höflichkeit, Humor, Integrität, Interesse, Intuition, Klugheit, Kontrolle, Kreativität, Leidenschaft, Leichtigkeit, Liebenswürdigkeit, Loyalität, Mitgefühl, Mut, Nächstenliebe, Offenheit, Optimismus, Ordnungssinn, Pflichtgefühl, Respekt, Professionalität, Pragmatismus, Ruhe, Sanftmut, Sauberkeit, Selbstbestimmung, Selbstdisziplin, Selbstvertrauen, Sensibilität, Sicherheit, Solidarität, Sorgfalt, Sparsamkeit, Sympathie, Tapferkeit, Teamgeist, Toleranz, Tradition, Treue, Tüchtigkeit, Unabhängigkeit, Verantwortung, Verlässlichkeit, Vertrauen, Verzeihen, Weisheit, Weitsicht, Willenskraft, Würde, Zuneigung, Zuversicht, Zuverlässigkeit etc.

Die Orientierung an den medizinethischen Prinzipien der Medizinethiker Childress und Beauchamp – Prinzip der Fürsorge, des Nicht-Schadens, der Autonomie und der Gerechtigkeit – können eine Entscheidungsfindung strukturieren. Die Autoren stellen bewusst keines der Prinzipien über ein anderes. Beim Prinzip der Fürsorge im Sinne von Gutes tun geht es z. B. um Entscheidungen zum Wohle des Menschen mit Demenz. Im Zusammenhang mit Beschwerden körperlicher, psychosozialer oder spiritueller Art geht es um die Linderung und das Schaffen einer sicheren Umgebung.

So ist Ihre Perspektive stets die Perspektive der Begleitenden. Im Alltag kann diese immer wieder gut gemeinte Fürsorge jedoch auch auf Ablehnung stoßen und der Bewohner oder Patient lehnt eine wohlgemeinte und durchaus auch indizierte Behandlung oder Tätigkeit vehement ab. Er zeigt Ihnen deutlich, dass er im Moment nicht einverstanden ist, auch wenn es aus Ihrer Sicht vielleicht eine sinnvolle oder sogar notwendige Maßnahme ist.

Haben Menschen mit Demenz das Recht, etwas abzulehnen? Selbstverständlich! Es wird jedoch nicht immer achtsam damit umgegangen. Jeder Mensch darf Handlungen auch ablehnen. Das Selbstbestimmungsrecht schließt auch das Recht zu sterben mit ein. Bei einem alten und sehr kranken Menschen kann es durchaus ein realer Wunsch sein, zu sterben. Dies gilt es zu respektieren. Bei orientierten Menschen wird das meist respektiert, da fällt es dem Umfeld leichter, das zu akzeptieren. Bei Menschen mit Demenz jedoch wird häufig unterstellt, sie wüssten nicht, was sie tun. Das gilt es zu hinterfragen und genau zu prüfen, und zwar in einer empathischen und wohlwollenden respektvollen Haltung.

Sicher sind folgende beiden Prinzipien im Alltag am häufigsten im Konflikt: Ihre Fürsorge und die Selbstbestimmung Ihres Gegenübers. Das zeigt sich schon an Kleinigkeiten, wie z. B. das Aufstehen oder im Bett bleiben. Sie haben Ihr Fachwissen, verbunden mit möglichen Folgen vor Augen, und dem gegenüber steht z. B. die momentane Befindlichkeit von Frau B. Sie denken, dass es gut wäre, wenn Frau B. aus dem Bett mobilisiert werden würde, Frau B. ist aber gar nicht danach. Solche Spannungsfelder gibt es viele: die vorgegebene Trinkmenge, die Menge an Nahrung, die Körperpflege, die Kleidung, die passende Raumtemperatur, die Tabletteneinnahme, die Inkontinenzvorlage, Infusionen etc. Sie müssen immer wieder abwägen, schnell eine Entscheidung treffen: Wie groß ist der mögliche Schaden? Wo können Sie nachgeben? Wann müssen Sie es zu einem späteren Zeitpunkt wieder versuchen? Wann brauchen Sie Ihr Team, um sich Unterstützung zu holen und gemeinsam über das Problem nachzudenken?

Das Prinzip des Nicht-Schadens haben Sie sicherlich verinnerlicht. Sie ergreifen keine Maßnahmen, die Schaden zufügen, oder den Betroffenen dem Risiko aussetzen, Schaden zu erleiden. Sie sorgen für eine sichere Umgebung. Sie werden nutzlose Maßnahmen unterlassen. So die Theorie. Wenn Sie nun noch einmal an die Ernährungssonde denken: Wann ist das Prinzip des Nicht-Schadens verletzt? Die Angehörigen denken und wollen, dass die Ernährung weiterhin gewährleistet ist. Was will der Betroffene? Ist er vielleicht nicht eindeutig mit seinen Zeichen und Äußerungen? Wenn er eindeutig ist, existiert kein Konflikt und meist auch kein Problem bei der Entscheidung. Die Herausforderungen im Alltag sind alle uneindeutigen Situationen. Diese machen sich meist als ein ungutes Gefühl im Bauch bemerkbar, teilweise auch erst nach dem Dienst. Gehen Sie dem nach, hinterfragen Sie genau, wann das Gefühl aufgetaucht ist und versuchen Sie, die Situation zu analysieren, ohne dass Sie sich und Ihr Handeln gleich verurteilen. Meistens handeln Sie in der Fürsorge und gemäß dem Prinzip des Nicht-Schadens. Aber ist die Selbstbestimmung des Betroffenen genug gewürdigt und erhält auch der hochbetagte, an Demenz Erkrankte noch den Raum, sich zu entscheiden? Welche Wertevorstellungen liegen jeweils zugrunde? Welche Rolle spielen diese Werte für alle Beteiligten? Es lohnt sich, einmal in Ruhe darüber nachzudenken.

Es ist immer hilfreich, bei Unsicherheit und einem unguten Gefühl innezuhalten und nachzudenken. Hier ist Unsicherheit sozusagen eine Stärke, weil sie Sie vorsichtig sein lässt. Sie hilft Ihnen dabei, zu reflektieren, ob Ihr Handeln wirklich gut und richtig ist. Gerade im Zusammenhang mit Menschen mit Demenz am Lebensende ist das von großer Bedeutung. Erschwerend kommt häufig das schnelle Arbeitstempo hinzu, indem Sie handeln müssen. Hier dennoch behutsam und vorsichtig vorzugehen, abzuwarten, sorgfältig und gründlich hinzusehen und zu erkennen, wie vielschichtig viele Situationen und wie einzigartig sie jeweils sind. Und das dürfen sie auch sein und bleiben. *»Die Kultur der Geduld ist schon fast ein Störfaktor in unserer Zeit.«*[81] Es geht in der palliativen Begleitung eben nicht nur um das, was Sie tun, sondern vor allem darum, wie Sie es tun.

[81] Maio G (2020): Die Sorge als identitätsstiftendes Moment der Medizin. 14. Fachtag Palliative Care am 28. 11. 2020, Tübingen

Das Prinzip der Gerechtigkeit begegnet Ihnen täglich bei Ihrer Arbeit. Welche Ressourcen gibt es zu verteilen? Die Ressource Zeit und Sie selbst als Teil des Personals sind knapp und müssen wohlüberlegt aufgeteilt werden. Das allein führt schon in vielen Situationen Ihres Arbeitslebens zu Spannungen. Ist es gerecht, so viel Zeit mit Frau A. zu verbringen, wo doch Herr W. auch so dringend jemanden benötigt? Nach welchen Kriterien wird verteilt? Sie würden Sie sich am liebsten teilen, um bei mehreren Personen gleichzeitig sein zu können? Dilemmasituationen im Alltag erfordern einen ruhigen Blick und können nicht aus dem Alltagstempo heraus schnell gelöst werden. Sie sind nur teilweise ein Problem der Verteilungsgerechtigkeit. In jedem Fall muss genau geprüft werden, ob nicht ein organisatorisches und strukturelles Problem vorliegt. Eventuell ist der Personalschlüssel insgesamt zu knapp berechnet und es liegt nicht an der Verteilungsgerechtigkeit auf dem Wohnbereich oder auf Station.

Darüber hinaus besteht das Problem der stellvertretenden Entscheidung, gerade beim Krankheitsbild der Demenz im fortgeschrittenen Stadium. Jetzt müssen Ehepartner*innen; Kinder, Neffen und Nichten oder Betreuer*innen stellvertretend wichtige Entscheidungen treffen. Immer wieder wird dann sichtbar, dass nie oder viel zu wenig konkret über die Themen am Lebensende gesprochen wurde und die Wünsche teilweise nicht bekannt sind. Allein die Tatsache, dass es Mutter oder Vater ist, bedeutet nicht, dass Angehörige die Wünsche derselben kennen. Das macht es für die Bevollmächtigten sehr schwer, eine gute Entscheidung im Sinne des Betroffenen zu treffen. Auch hierbei wird wieder deutlich, wie wichtig diese Gespräche zu Beginn der Diagnose Demenz sind. Palliative Begleitung beginnt von der Diagnosestellung an. Hier schließt sich der Kreis.

8.1 Das ethische Fallgespräch

Das ethische Fallgespräch ist eine Form der strukturierten und moderierten Auseinandersetzung der beteiligten Personen zu einer ethischen Frage und zwischenzeitlich in fast allen Altenheimen und Krankenhäusern etabliert. Es dient zur Klärung eines unauflöslichen Widerspruchs, ist jedoch nicht zwingend lösungsorientiert.

8.1.1 Die Anlässe

Anlässe für eine ethische Fallbesprechung können unterschiedliche Anschauungen zwischen Ärzt*innen, Pflegenden, Angehörigen und Bevollmächtigten/Betreuer*innen sein. Gerade im Zusammenhang mit einer Demenz kann es um die Ermittlung des mutmaßlichen Willens gehen. Was hätte er oder sie sich in dieser Situation gewünscht? Es kann sehr konkret ein symptombezogener Anlass, z. B. eine Schmerzsituation, sein; eine Entscheidungsfindung bei Ernährung und Flüssigkeitsverabreichung (ja/nein, in welcher Menge), einer Medikation, einer Krankenhauseinweisung, oder es geht um die Frage einer Fortführung oder Durchführung einer Behandlung. Ist unser Handeln im Sinne des Betroffenen? Ist es gut? Ist es richtig? Das Wissen um eine grundsätzliche Unsicherheit ist der Beginn der ethischen Gespräche. In der Regel kann jeder der Beteiligten ein moderiertes Fallgespräch einfordern.

8.1.2 Die Voraussetzungen

Voraussetzungen für ein Gelingen sind klare und zuvor vereinbarte Kommunikationsregeln, der Verzicht auf Macht und ein festgelegter Zeitrahmen. Wichtig sind grundsätzliche Offenheit und der Respekt für die Gefühle, Meinungen und Fragen der anderen. Es geht darum, sich gegenseitig zu unterstützen, um eine angemessene Lösung zu finden und dabei nicht zu moralisieren und bewerten. Eine neutrale (nicht betroffene/involvierte) Person als Moderator*in ist sinnvoll.

8.1.3 Die Durchführung

Zu Beginn wird gemeinsam auf das Dilemma geblickt und sich gegenseitig ohne hierarchisches Denken zugehört. Das Problem wird benannt und von unterschiedlichen Seiten betrachtet. Die medizinischen, pflegerischen Fakten und Befunde, Prognosen und Behandlungen, Erfolgsaussichten, Lebensanschauungen, Wohlbefinden, Werte und Befindlichkeiten und psychosozialen Themen werden zusammengetragen. Es wird versucht, das Problem und die unterschiedlichen Betrachtungsweisen zu verstehen. Dazu gibt es verschiedene Modelle, die die Beteiligten bei der Klärung der Situation und einer möglichen Entscheidungsfindung unterstützen. Es geht um den Prozess des Umgangs mit Widersprüchen. Dabei wird der Frage nachgegangen: Was ist gutes Handeln? Was ist gut für wen? Welche medizinethischen Prinzipien liegen zugrunde?
»Bei einer guten Ethikberatung steht nicht ein Mehrheitsbeschluss in Form eines Votums, sondern eine Verbesserung des Erkennens und der Analyse ethischer Probleme sowie des ethischen Entscheidungsfindungsprozesses im Mittelpunkt.« Darauf wird in der Stellungnahme der Zentralen Ethikkommission bei der Bundesärztekammer zur Ethikberatung in der klinischen Medizin (DÄ, Heft 24/2006) ausdrücklich hingewiesen.[82] Es wird nach ethischer Betrachtung der Situation in Bezug auf die Prinzipien Selbstbestimmung und Fürsorge, Nicht-Schadens, Gerechtigkeit, unter Einbeziehung der Würde und der Lebensqualität eine Empfehlung abgegeben.

Die Frage: Wo wollen wir hin und was ist von wem zu tun? wird geklärt. Entscheiden wird am Ende der Bevollmächtigte oder der/die Betreuer*in. Die anderen Beteiligten können durch den gemeinsamen Prozess und das Einbringen unterschiedlicher Sichtweisen und Aspekte unterstützend wirken.

8

[82] Klinkhammer G (2009): Ethische Fallbesprechungen: Das Beste für den Patienten. https://www.aerzteblatt.de/archiv/66507/Ethische-Fallbesprechungen-Das-Beste-fuer-den-Patienten

8.1.4 Die Vorteile

Insgesamt lernen Teams, die regelmäßig bei Unsicherheiten ethische Fallgespräche durchführen, direkt am Beispiel. Das erhöht die Zufriedenheit, schafft Gemeinschaft, kann das Arbeitsklima verbessern und dem Einzelnen Einsichten in unterschiedliche Sichtweisen geben. Ethische Fallbesprechungen können einen Weg zu einer guten Entscheidung bahnen. Wenn möglichst viele Mitarbeiter*innen immer wieder an diesen Gesprächen beteiligt werden und ethische Fragen reflektieren, trägt das zu einer Verbesserung der Gesprächskultur bei. Allen Beteiligten wird sichtbar, dass es sehr differierende Betrachtungsweisen geben kann und es im interdisziplinären Team möglich ist, durch gemeinsames Nachdenken und Zuhören ein scheinbar unlösbares Dilemma eventuell doch noch aufzulösen. Bei einer Entscheidung, die der eigenen Meinung widerspricht, ist es hilfreich, wenn verstanden wird, wie es zu dieser Entscheidung gekommen ist. Dann kann sie leichter mitgetragen werden. Es gibt jedoch nicht immer eine gute Lösung, manchmal muss man sich für die weniger schlechte Lösung entscheiden.

9 Stellvertretung – die rechtlichen Rahmenbedingungen

Damit Entscheidungen gefällt werden können, müssen die Beteiligten die rechtlichen Rahmenbedingungen kennen. Es ist nicht kompliziert, aber für manche doch erstaunlicherweise nicht so, wie sie annehmen. Für eine stellvertretende Entscheidung in medizinischen Fragen reicht es z. B. nicht aus, Angehöriger zu sein. Das allein berechtigt nicht zu einer stellvertretenden Entscheidung, auch wenn schon viele gemeinsame Ehe- oder Lebensjahre hinter den Beteiligten liegen.

Es braucht eine schriftliche Vorsorgevollmacht oder eine Betreuungsverfügung. Diese stellt der zu Vertretende einer Person seines Vertrauens aus. Das sollte vor Beginn der Demenzerkrankung erfolgt sein oder zeitnah nach der Diagnosestellung, solange es noch möglich ist. Für die Angehörigen stellt sich eventuell die Frage, ob es ihnen als Bevollmächtigten gelingt, den Willen und die geäußerten Wünsche stellvertretend einzufordern. Vielleicht müssen sie gegen eigene Überzeugungen Entscheidungen treffen. Das sind Herausforderungen, mit denen Bevollmächtigte im Vorfeld nicht immer gerechnet haben und die sie überraschen und vielleicht auch überfordern.

Der Wunsch nach Selbstbestimmung und der damit zusammenhängenden Selbstkontrolle hat in den vergangenen Jahren zugenommen. Die Frage, ob der eigene Wille auch am Lebensende weiterhin respektiert wird, wenn man sich selbst nicht oder nicht mehr eindeutig äußern kann, bewegt viele Menschen. Sie drücken es durch Befürchtungen aus: »Ich will nicht an Schläuchen hängen.« Vielleicht steckt da die Angst dahinter, dass man länger als nötig und gewünscht am Leben erhalten wird. Was genau mit einem solchen Satz gemeint ist, muss im Einzelfall in einem vertraulichen Gespräch in Ruhe und in einem stabilen Gesundheitszustand erfragt und geklärt werden. Wenn gewünscht, kann dies dann schriftlich hinterlegt werden, in Form einer Patientenverfügung oder eines Notfallplans ergänzt durch eine Werteanamnese.

Info

Grundlage ist das 2009 in Kraft getretene sog. Patientenverfügungsgesetz (§§ 1901 1a ff BGB). Darin ist geklärt, dass es für jede ärztliche Behandlung einer medizinischen Indikation und der Einwilligung des Patienten bedarf. Das gilt auch für die weitere Behandlung. Fehlt die Einwilligungsfähigkeit, ist der Wille des Patienten durch seinen Vertreter zu ermitteln und umzusetzen. Es ist darin auch geregelt, dass Pflegekräfte verpflichtet sind, ärztliche Anordnungen zur Beendigung einer Behandlung zu befolgen.*

* Vgl. Fuchs et al. 2012, S. 247

Nur bei unterschiedlichen Meinungen im Zusammenhang mit einem Behandlungsabbruch oder Behandlungsverzicht von Arzt und Bevollmächtigten wird das Betreuungsgericht hinzugezogen (§ 1904 Abs. 4 BGB). Eine vorsätzliche Tötung eines Patienten auf Verlangen ist verboten (§ 216 StGB). Das Unterlassen oder Beenden einer lebensverlängernden Maßnahme/Behandlung ist auf Wunsch des Betroffenen erlaubt und geboten.

9.1 Die Vorsorgevollmacht

»Die Idee der Vorsorgevollmacht … ist eingebettet in die Erkenntnis, dass wir in existentiellen Situationen von Krankheit, Beeinträchtigung und des Sterbens deutlich spüren, dass wir auf andere angewiesen und verwiesen sind.«[83] Die Vorsorgevollmacht in Gesundheitsangelegenheiten ist meist ein Teil der

[83] Frank T, Mörike E (2020): Der Tübinger Notfallplan. hospiz verlag, Esslingen

Generalvollmacht, die darüber hinaus noch Geld- und Vermögensangelegenheiten und weitere Bereiche beinhaltet. Die Generalvollmacht wird in der Regel bei einem Notar oder Rechtsanwalt mit der nötigen Rechtsberatung und Prüfung gemacht.

Die Vorsorgevollmacht in Gesundheitsangelegenheiten soll dem Bevollmächtigten ermöglichen, alle rechtlichen Angelegenheiten, die mit der Gesundheit des Vollmachtgebers zusammenhängen, zu entscheiden und zu regeln. Dazu gehören u. a. Kontakte zu Pflege- und Krankenkasse, Vertragsabschlüsse, Entbindung von Ärzt*innen von der Schweigepflicht und Entscheidungen in medizinischen Fragen. Hier ist dann kein Notar oder Rechtsanwalt erforderlich. Es wird empfohlen, in der Vollmacht genau zu bezeichnen, wozu im Einzelnen ermächtigt wird. Es muss gut überlegt werden, wem man dieses Vertrauen entgegenbringt, für eine Situation, in der wichtige Angelegenheiten nicht mehr selbstverantwortlich geregelt werden können. Die bevollmächtigte Person wird nicht vom Gericht beaufsichtigt. Das ist nur dann der Fall, wenn eine Betreuungsverfügung erstellt wird. Auch hier kann der Vollmachtgeber eine Person auswählen, die die Vertretungsmacht durch eine gerichtliche Bestellung erhält. Für alle genannten Möglichkeiten der Vorsorge gibt es inzwischen viele Formulare, z. B. vom Bundesministerium für Justiz und Verbraucherschutz.[84]

Im Falle eines Missbrauchs der Vorsorgevollmacht, wenn etwa der Bevollmächtigte nach eigener Interessenslage entscheidet und nicht im Sinne des Betroffenen, muss das Betreuungsgericht einbezogen werden. Das kann sowohl eine Verweigerung als auch eine Fortführung einer Maßnahme betreffen. Wenn Sie als Mitarbeiter*in oder Arzt/Ärztin einen entsprechenden Verdacht haben, sollten Sie diesen Missstand melden und klären lassen. Der Betroffene ist selbst dazu nicht mehr in der Lage und dem Bevollmächtigten hilflos ausgeliefert. Das kommt sicher eher selten vor, darf aber nicht einfach ignoriert werden.

---

[84] https://www.bmjv.de/SharedDocs/Downloads/DE/Service/Formulare/Vorsorgevollmacht.html

Um den Willen der an Demenz erkrankten Person zu vertreten, muss der Bevollmächtigte möglichst umfangreich über deren Wünsche und Werte Bescheid wissen. Das sollte in einem direkten Gespräch und möglichst konkret hinterfragt werden: »Was sind deine Wünsche und um welche konkreten Situationen soll es gehen?« – »Was willst du auf keinen Fall?« sind nur zwei wichtige Fragen.

Bevollmächtigte sollten, wenn es die Situation und die Erkrankung möglich machen, nachfragen. Immer wieder sind auch Menschen mit einer Demenz erstaunlich klar und können durchaus noch ihre Beweggründe schildern. Ist es Ihre Motivation, möglichst keine weiteren Kosten und Anstrengungen für die Angehörigen entstehen zu lassen? Ist zunehmende Einsamkeit ein Beweggrund, alle medizinischen Maßnahmen abzulehnen? Wie kann Abhilfe geschaffen werden? Vorsicht ist geboten, wenn ein Mensch unter stark wechselnder Tagesform leidet. An schlechten Tagen kann es sein, dass der Wunsch zu sterben sehr dominant ist und an guten Tagen ist das Leben doch noch sehr lebenswert.

Wenn der Mensch mit Demenz seinen Willen nicht mehr äußern kann, auch nicht durch körperliche und indirekte Kommunikation, gilt es, gemeinsam mit den Angehörigen, Hausarzt, Pflegekräften und allen Beteiligten, den mutmaßlichen Willen herauszufinden. Das geschieht am Besten in einem ruhigen Moment und nicht in einer Krisen- oder Notfallsituation. Die Leitfrage lautet: »Was hätte er/sie sich für diese Situation gewünscht?«

Auch diese Gespräche sollten geleitet sein von Empathie, gegenseitigem Vertrauen, ohne Zeitdruck und ergebnisoffen. Das passt nicht immer in die kompakten Arbeitssituationen von medizinischem und pflegerischem Personal. Es muss aber aufgrund der Tragweite dieser Entscheidungen dringend eingefordert werden. Man kann nicht schnell mal die Wünsche und Bedürfnisse zum Leben und Sterben abfragen und in einen Fragebogen eintragen. Der Gesprächsprozess ist wichtig und erst in zweiter Linie ein Ergebnis, dass eventuell daraus folgt.

9.2 Die Patientenverfügung

Eine Patientenverfügung bildet den Willen des Verfügenden im Falle der Einwilligungsunfähigkeit ab. Solange selbst eingewilligt werden kann, wird die Patientenverfügung nicht herangezogen, sondern es gilt immer der aktuell geäußerte Wille.

Die Patientenverfügung ist ein Hilfsmittel zur Stärkung der Selbstbestimmung bei Einwilligungsunfähigkeit. In ihr sind möglichst konkrete Therapiewünsche und idealerweise auch die persönliche Einstellung zu Leben und Sterben niedergeschrieben. Auch vor dem Hintergrund der jüngsten Rechtsprechung des Bundesgerichtshofs* sollte sich aus der Patientenverfügung sowohl die konkrete Behandlungssituation (z. B. »Endstadium einer unheilbaren, tödlich verlaufenden Krankheit«) als auch die auf diese Situation bezogenen Behandlungswünsche (z. B. die Durchführung oder die Ablehnung bestimmter Maßnahmen wie die künstliche Ernährung und Flüssigkeitszufuhr) ergeben.

* Beschlüsse vom 6. Juli 2016 – XII ZB 61/16, vom 8. Februar 2017 – XII ZB 604/15 und vom 14. November 2018 – XII ZB 107/18

9

Generell regelt eine Patientenverfügung medizinische Fragen und bedarf einer ausführlichen Beratung, am besten durch den Hausarzt oder einen erfahrenen Arzt, der auch die Vorerkrankungen und aktuelle Diagnosen miteinbeziehen kann. Es geht immer um einen individuellen Menschen mit einer eigenen Lebensgeschichte und sehr persönlichen Vorlieben und Ansichten, auch zum Thema »Leben und Sterben«. Da kann der Hausarzt/die Hausärztin am besten fachlich und menschlich beratend zur Seite stehen. Es ist hilfreich für die Bevollmächtigten, wenn die niedergeschriebenen Behandlungswünsche besprochen werden. Dabei können noch offene Fragen geklärt und konkrete Beispiele benannt werden, damit sie im Falle der Umsetzung auch richtig interpretiert werden, nämlich im Sinne des Betroffenen. »So wie bei deiner Schwester will ich es auch mal/mal nicht.« Diese oder ähnliche Aussagen erleichtern den Bevollmächtigten die Entscheidungen, die sie stellvertretend und im Sinne des Betroffenen treffen müssen. Dabei ist zu bedenken, dass es um den Willen des Verfügenden geht, nicht um die Wünsche des Bevollmächtigten. Dies ist nicht immer einfach, gerade wenn es Kinder oder Partner sind, die emotional sehr verbunden sind. Hilfreich ist die Frage: »Was hätte Ihre Frau/Ihr Vater sich in dieser Situation gewünscht?«

Wichtig ist aus diesem Grund der Gesprächsprozess im Vorfeld, denn am Lebensende können nur Wünsche, die auch geäußert wurden und bekannt sind, erfüllt werden. Ein guter Anlass für ein solches Gespräch ist meist eine Erkrankung im Umfeld oder des Betroffenen. Da steht das Thema schon im Raum und man kann sich über die eigenen Wünsche und Vorlieben austauschen. Manchmal ist es einfacher zu benennen, was man nicht möchte, als zu überlegen, was man sich wünscht. »Was kann ich mir auf keinen Fall für mich vorstellen? Was ist denkbar?« Das Lebensende kommt deshalb nicht schneller, nur weil es angesprochen wird. Teilweise scheuen sich Kinder davor, wenn Eltern mit ihnen über diese Themen sprechen möchten, weil sie befürchten, der Fall könne allein durch das Gespräch eintreten.

Info

Grundsätzlich ist für jede medizinische Maßnahme eine medizinische Indikation im Zusammenhang mit der Prognose zu stellen. Ohne eine ärztliche Indikation darf eine Maßnahme nicht angeboten werden. Erst mit einer Zustimmung durch den Betroffenen oder seinen Stellvertretern kann es zur Umsetzung kommen.

Nicht alles medizinisch Machbare ist auch erwünscht. Ohne Zustimmung und gegen den Willen des Betroffenen darf keine Behandlung stattfinden. Jeder ärztliche Eingriff bedarf zuvor der Einwilligung, sonst ist es eine strafbare Körperverletzung.[85] Es gibt keine Verpflichtung zur Einwilligung,

[85] Raithel V, Wördehoff D(2012): Patientenverfügung und Vorsorgevollmacht. Schattauer, Stuttgart, S. 9

auch wenn die Maßnahme indiziert ist. Gerade im Zusammenhang mit einer Demenzerkrankung muss ein Arzt/eine Ärztin viel Zeit und Geduld für die Aufklärung aufbringen, solange das noch verstanden werden kann. Auch in einem weit fortgeschrittenen Stadium der Demenz gilt es, das Verhalten, die Emotionen, die Ausdrucksweise und die Kommunikationsversuche des Erkrankten zu beachten und ernst zu nehmen. Das ist sicher nicht immer einfach, aber unbedingt miteinzubeziehen und als Willensäußerung zu prüfen. Zusätzlich muss der Arzt/die Ärztin ein individuelles Therapieziel für die aktuelle Situation formulieren. Das kann z. B. die Wiederherstellung der Gesundheit sein, die Lebensverlängerung, die Verbesserung der Beschwerden (Symptomlinderung) oder die Begleitung beim Sterben. Das Therapieziel kann sich im Verlauf der Erkrankung ändern, hin zu einer palliativen Begleitung. Das bezieht sich auch auf Untersuchungen, deren Ergebnisse keine Konsequenzen mehr haben, aber eine Belastung für den Erkrankten bedeuten. Unter diesen Gesichtspunkten dürfen sie nicht angeboten werden. Die Entscheidung des Arztes/der Ärztin, bestimmte Maßnahmen oder Eingriffe nicht anzubieten, kann eine große Entlastung für die Angehörigen sein, weil sie nicht selbst entscheiden müssen, also keine »Mitschuld« am Tod haben. Das ist gerade bei sehr alten Menschen eine Herausforderung für den Arzt/die Ärztin, gehört jedoch zu seinem/ihrem Aufgabenfeld.

Gibt es eine medizinische Indikation, wird nach dem Willen des einwilligungsfähigen Betroffenen gefragt. Zuerst gilt, solange noch möglich, immer der **aktuell geäußerte Wille**. Ist das nicht mehr möglich, gilt der **vorausverfügte Wille,** mündlich durch einen Bevollmächtigten oder schriftlich in Form einer Patientenverfügung. Wenn das nicht vorliegt oder nicht möglich ist, wird der sog. **mutmaßliche Wille** eruiert, indem frühere Äußerungen, Wertvorstellungen, Einstellung zu Leben und Sterben, religiöse und spirituelle Überzeugungen hinzugezogen werden, unter Einbeziehung der Angehörigen und nahestehender Personen. Dieser mutmaßliche Wille stellt immer wieder eine Herausforderung dar, weil es oft sehr unterschiedliche Ansichten der Beteiligten gibt und keine schriftlichen Äußerungen vorliegen. Da kann ein Fallgespräch (▸ Kap. 8.1) hilfreich sein, damit gemeinsam ein umfassendes Bild entstehen kann.

Um genau solche Unsicherheiten zu vermeiden, formulieren inzwischen immer mehr Menschen ihren Willen schriftlich. Wie schon das Erstellen einer Patientenverfügung ein ausführliches Gespräch mit dem Arzt seines Vertrauens erfordert, so ist es auch bei der Umsetzung nicht allein damit getan, die Patientenverfügung zu lesen, sondern nachzufragen, ob man sie auch richtig interpretiert und im Sinne des Verfassers handelt. Dazu ist es wichtig, die Angehörigen, Bevollmächtigten und auch Mitarbeiter*innen einzubeziehen, die den Menschen schon lange kennen. Vielleicht gibt es eine Aussage, die nur der Nachtwache oder anderen Mitarbeiter*innen gegenüber gemacht wurde, die ein kleines Puzzleteil zum Gesamtbild beitragen kann. Eventuell gab es in einer Situation trotz der demenziellen Entwicklung einen klaren Moment, in der sehr deutlich ein Wunsch geäußert wurde. Auch nonverbale Äußerungen und das Verhalten müssen einbezogen werden. Gerade wenn es nicht einmalig, sondern immer wiederkehrend auftritt. Das gilt es zusätzlich zur vorhandenen Patientenverfügung zusammenzutragen, um den aktuellen Willen abzubilden. Achtsamkeit und eine wohlwollende Kommunikation sind unerlässliche Teile in diesem Prozess. Alle Beteiligten sollten sich dafür Zeit nehmen. Diese Zeit muss eingefordert und eingeräumt werden.

So kann eine Patientenverfügung ein sinnvolles Instrument für den Entscheidungsprozess sein: ein umfassendes Bild von den persönlichen Vorstellungen und individuellen Wünschen des Erkrankten. Dann kann auch leichter über eine in der Patientenverfügung nicht erwähnte Situation entschieden werden. Auch hierbei gilt wieder, dass Unsicherheit eine Stärke sein kann, man bleibt achtsamer und vorsichtiger, bis eine gute Entscheidung im Sinne und für den Betroffenen getroffen werden kann. Eine Patientenverfügung, die auf die aktuelle Lebens- und Behandlungssituation zutrifft, ist verbindlich für den Arzt/die Ärztin, es sein denn, es gibt konkrete Hinweise darauf, dass der Wille inzwischen geändert wurde.

Wichtig **Eine Patientenverfügung**

- muss handschriftlich unterzeichnet sein, aber nicht handschriftlich verfasst werden und ist damit immer gültig,
- muss mit Datum versehen sein,
- ist freiwillig,
- kann jederzeit widerrufen werden, seit dem 01. 09. 2009 genügt ein mündlicher Widerruf,
- muss nicht regelmäßig erneuert werden; es wird empfohlen, das Dokument alle zwei Jahre zu lesen und erneut zu unterschreiben; Änderungen und Ergänzungen können vorgenommen werden und mit erneuter Unterschrift bestätigt werden,
- bleibt im Original beim Verfasser, möglichst gut auffindbar für den Bevollmächtigten, der eine Kopie erhält. Ins Krankenhaus sollte nicht das Original, sondern eine Kopie mitgegeben werden.

Grundsätzlich geht es immer um den Willen und die Wünsche des Verfügenden. Ob er sie nun in eine Patientenverfügung niedergeschrieben hat, seinen Angehörigen erzählt, ganz aktuell zeigt oder eine Kombination von allem vorliegt. Wichtig ist, den Betroffenen in seiner Lebenssituation und Individualität zu sehen, wahrzunehmen und ernst zu nehmen. Ich möchte deutlich aufzeigen, dass die Intention niemals eine ökonomische sein darf. In beide Richtungen nicht. Weder soll ein Therapieangebot nicht gemacht werden, weil die Person scheinbar zu alt ist, noch sollen alle möglichen medizinischen Optionen gemacht werden, wenn die Person dies explizit nicht mehr wünscht. Handlungsleitend ist weder die Ökonomie noch die Machbarkeit, sondern die Wünsche des Betroffenen. Es liegt an Ihnen und jedem in diesem Bereich tätigen Menschen, dies immer wieder aufs Neue zu hinterfragen und einzufordern – stellvertretend für Menschen, die Ihnen anvertraut sind und dies selbst nicht mehr können, so wenig wie es teilweise die Angehörigen können. Eine palliative und hospizliche Lebens- und Sterbekultur sollte dies in jeder Einrichtung zum Ziel haben.

9.3 Die gesundheitliche Versorgungsplanung

Die Einführung der gesundheitlichen Versorgungsplanung (GVP) für die letzte Lebensphase wurde Ende 2017 in einer Vereinbarung nach § 132 g Abs. 3 SGB V nach dem Vorbild des internationalen Konzepts »Advance Care Planning (ACP)« in Deutschland für Altenheime und Einrichtungen der Eingliederungshilfe beschlossen. Die GVP ist ein Bestandteil des 2015 vom Bundestag zur Verbesserung der Hospiz- und Palliativversorgung erlassenen Gesetzes.

Info

Gesundheitliche Versorgungsplanung

*»Im Rahmen der gesundheitlichen Versorgungsplanung für die letzte Lebensphase soll den Leistungsberechtigten bezogen auf ihre individuelle Situation ermöglicht werden, Vorstellungen über medizinisch-pflegerische Abläufe, das Ausmaß, die Intensität, Möglichkeiten und die Grenzen medizinischer Interventionen sowie palliativ-medizinischer und palliativ-pflegerischer Maßnahmen in der letzten Lebensphase zu entwickeln und mitzuteilen.«**

* www.gkv-spitzenverband.de/krankenversicherung/hospiz_und_palliativversorgung/letzte_lebensphase/gesundheitliche_versorgungsplanung.jsp

Durch geschulte Gesprächsbegleiter*innen soll ein begleiteter Gesprächsprozess über die Einstellung zu Leben und Sterben, zu Wünschen und Vorstellungen bezüglich Pflege und Behandlung sowie spiritueller und psychosozialer Begleitung am Lebensende angeboten werden. Das Gespräch soll nicht nur auf die Fragen und Inhalte der Patientenverfügung fokussiert sein, sondern auch die Frage nach den individuellen Vorstellungen eines guten Lebens in dieser Lebensphase mit Krankheit und Einschränkungen öffnen. Der Wille des Betroffenen steht im Mittelpunkt des Gesprächs bzw. mehrerer Gespräche. Das Gesprächsangebot erhält z. B. alle Bewohner*innen einer Pflegeeinrichtung. Es ist ein Angebot, das auch abgelehnt werden darf. Die Gesprächsbegleiter*innen werden von den Krankenkassen finanziert. Es ist kein bundesweit einheitliches Konzept vorgesehen, sodass jede Region, eventuell sogar jeder Träger, eigene Formulare entwickeln kann.

Wichtig dabei ist es, dass eine hospizlich-palliative Kultur die Grundlage bildet bzw. parallel zur Implementierung der gesundheitlichen Versorgungsplanung eingeführt wird. Ohne diese Haltung in einer Einrichtung können die Wünsche und Bedürfnisse der Bewohner*innen sonst nicht umgesetzt werden. Darüber hinaus braucht es ein regionales Netzwerk, zudem ein SAPV-Team gehört, die Hausärzt*innen informiert und einbezogen werden, einschließlich der Notärzt*innen, deren Einsatzstelle, Apotheker*innen und die umliegenden Krankenhäuser. Alle diese Personen und Institutionen sind eventuell bei der Umsetzung des erklärten Willens beteiligt.

Die Einführung in der Altenpflege, in der viele Menschen mit Demenz leben, ist dabei eine große Herausforderung. Im Grunde sollte der Gesprächsprozess schon zuvor begonnen werden, solange die Person sich noch klar äußern und die Konsequenzen ihrer Wünsche verstehen kann. Im Zusammenhang mit der Patientenverfügung (▸ Kap. 9.2) wurde schon deutlich, wie viel schwieriger es werden kann, wenn sich die Person nicht mehr oder nicht mehr eindeutig zu bestimmten Themen und Lebensbereichen äußern kann. Dann ist der mutmaßliche Wille herauszufinden und das ist keine leichte Aufgabe für alle Beteiligten.

Die aktuellen Rahmenbedingungen in der allgemeinen Palliativversorgung jenseits stationärer Hospize dürfen nicht dazu führen, dass Wünsche von Betroffenen nicht mehr geäußert werden. Menschen mit Demenz nehmen deutlich wahr, wenn das Personal am Limit arbeitet, die Angehörigen belastet sind und der Hausarzt/die Hausärztin keine Hausbesuche mehr macht. Das sind Rahmenbedingungen, die gesellschaftlich dringend verbessert werden müssen, wenn es ein ernst gemeintes Angebot sein soll, sich ausführlich mit den Vorstellungen und Wünschen von Bewohner*innen für ihr Leben und am Lebensende zu befassen.

Ein gutes Leben bis zuletzt hängt u. a. maßgeblich von den Menschen und deren Kapazitäten, Qualifikationen und Ausgeglichenheit ab, die diese Lebensphase begleiten. Sonst wird vorschnell der Wunsch nach Sterben geäußert, weil Betroffene sich als Störfaktor und Last empfinden. Gleichzeitig findet häufig eine permanente Überforderung in der Altenhilfe statt, weil Ansprüche – eigene und von außen herangetragene – hoch sind und sich im Alltag nicht umsetzen lassen. Das kann bei allen Beteiligten zu Frustration führen. Die Fachgesellschaft für Palliative Geriatrie fordert die gesellschaftliche Anerkennung alter Menschen, weg von Leistung und ökonomischem Druck hin zu Beziehungsangeboten. Sie weist ausdrücklich auf die politische Dimension der palliativen Geriatrie hin.[86]

Ein wertvoller Baustein der GVP ist im Curriculum von Lehmeyer, Riedel, Linde und Treff[87] bspw. die Werteanamnese. Diese niedergeschriebenen Gedanken der persönlichen Wertehaltung, konkreten Wünsche und Vorstellungen und die individuelle Beschreibung der Lebensqualität ermöglichen es den Bevollmächtigten und Behandlern bei einer nicht mehr vorhandenen Einwilligungsfähigkeit eine Entscheidung zu treffen. Laut den Autor*innen kann es eine hilfreiche Grundlage für eine Erstellung einer Patientenverfügung sein. Weil zuerst in aller Ruhe in eigenen Worten und Gedanken Wünsche und Vorstellungen zum Thema Leben, Lebensende und Sterben formuliert werden können, kann daraus eventuell der Wunsch entstehen, das in einer Patientenverfügung niederzuschreiben. Dann liegen zwei Schriftstücke, ein formales und ein sehr persönliches, vor. Dies kann bei einer unklaren Situation hilfreich sein. Vielleicht wird es nie benötigt, aber es herrscht beim Verfasser/bei der Verfasserin und seinen/ihren Bevollmächtigten eine Klarheit, die wohltuend sein kann. Zudem zeigt es Fragen auf, die noch unklar sind und noch besprochen werden möchten. Genau wie bei der Patientenverfügung beruht auch hier alles auf der Freiwilligkeit. Es darf kein Bewohner/keine Bewohnerin überredet oder gar gezwungen werden. Es ist ein Gesprächsangebot. Dieser Gesprächsprozess ist am Beginn einer Demenzerkrankung oder zuvor sinnvoll. Bei Menschen, die schon fortgeschritten an Demenz erkrankt sind, kann dieses Instrument nicht mehr eingesetzt werden. Das sollte lange vor einem Einzug ins Altenheim erfolgen.

[86] Heimerl K et al. (2021): Grundsatzpapier. Palliative Geriatrie, S. 10

[87] Lehmeyer S et al. (2019): Gesundheitliche Versorgungsplanung für die letzte Lebensphase von Bewohner*innen in der stationären Altenhilfe. Jacobs, Detmold

Die Gespräche, die ich bislang mit orientierten Bewohner*innen geführt habe, waren durchweg alle sehr intensiv und wurden als hilfreich und sehr gut empfunden. Manchen war vor dem Gespräch schon vieles klar, anderen wurde während der Werteanamnese bewusst, was ihnen wirklich wichtig ist und was ihre Wünsche bezogen auf das Lebensende sind. Es hat sich jeweils gezeigt, dass es nicht möglich ist, eine Patientenverfügung sinnvoll auszufüllen, wenn sich die Person nicht darüber im Klaren ist, was sie will oder nicht will. In diesem Fall ist es sinnvoller, es bei der Werteanamnese zu belassen und mit dem Bevollmächtigten darüber zu sprechen. Eventuell gibt es bei einem erneuten Gespräch zu einem späteren Zeitpunkt mehr Klarheit.

9.4 Der Notfallplan

Der Notfallplan kann ein weiteres Instrument der Gesundheitlichen Versorgungsplanung sein. Es gibt bundesweit mehrere Vorlagen, z. B. die »Hausärztliche Anordnung für den Notfall (HAnNO)« aus dem Projekt »beizeiten begleiten®«. Dabei geht es um unterschiedliche mögliche Vorfälle und die jeweiligen Behandlungswünschen der Betroffenen. Das soll den Notfall abdecken, bei dem in der Regel vom Rettungsdienst, Notarzt/Notärztin oder kassenärztlichen vertretenden Ärzt*innen selten die Patientenverfügung gelesen und interpretiert werden kann. Sie wiederum kennen im Gegensatz zum Hausarzt/zur Hausärztin den Patienten/die Patientin jedoch nicht. Der Notfallplan soll einen schnellen Überblick über die gewünschte Vorgehensweise in einem Notfall geben, z. B. in Bezug auf eine Reanimation. In den meisten Notfallsituationen sind bevollmächtigte Vertreter*innen eher schlecht oder gar nicht erreichbar.

Aus dem Notfallplan sollte ersichtlich werden, dass eine qualifizierte Gesprächsbegleitung oder Beratung durch den Hausarzt/die Hausärztin stattgefunden hat. Wenn sich der Betroffene auf eine konkrete Situation bezieht und seine Einwilligung oder Nichteinwilligung zu bestimmten ärztlichen Maßnahmen gegeben hat, ist dies für alle Beteiligten, auch die Rettungsassistent*innen und das Pflegepersonal, bindend. Es darf nicht gegen den ausdrücklich erklärten Willen des Betroffenen gehandelt werden.[88]

9.4.1 Anforderungen an einen Notfallplan

Der Notfallplan sollte aussagekräftig, eindeutig und nachvollziehbar formuliert sein. Das Dokument muss übersichtlich und kompakt gestaltet sein, damit in einer medizinischen Notfallsituation schnell erfasst werden kann, was zu tun oder zu lassen ist. Er ist wie die Patientenverfügung erst durch die Unterschrift des Betroffenen oder seiner Bevollmächtigten/Betreuer*innen gültig. Die Unterschrift des/der beratenden Arztes/Ärztin gibt zusätzlich Sicherheit, dass zuvor ein beratendes ärztliches Gespräch stattgefunden hat und die Person noch einwilligungsfähig ist. Darüber hinaus ist ein Feld für eine weitere Person vorgesehen, die den mutmaßlichen Willen bezeugt sowie ein Feld für zertifizierte Begleiter*innen. Es ist sinnvoll, dass regional ein einheitliches Formular verwendet wird. Das ist für Notärzt*innen und Rettungsassistent*innen, die in vielen unterschiedlichen Einrichtungen und Settings eingesetzt werden, sehr hilfreich. Sind sie gut vertraut mit dem Dokument, konnten alle Fragen und eventuelle Zweifel ausgeräumt werden, hat ein einheitliches Dokument einen hilfreichen Wiedererkennungseffekt. Der Notfallplan wird nur in einer akuten Notfallsituation eingesetzt und ist eine Ergänzung zur Patientenverfügung, soweit vorhanden. Ziel ist es, dem Willen des Betroffenen entsprechend zu handeln.

9.4.2 Der Tübinger Notfallplan

Der Tübinger Notfallplan[89] ist ein weiteres Beispiel für eine initial regionale Einführung eines Vorsorgedokumentes für akute Notfälle. Eva-Maria Mörike hat den Notfallplan entwickelt und wir haben ihn gemeinsam in einem Projekt in Tübingen in den Altenheimen implementiert. Er ist ein »Instrument zur Stärkung der palliativen Versorgung in stationären Pflege-

[88] Bundesgerichtshofbeschluss vom 17. 09. 2014

[89] https://tuebinger-hospizdienste.de/index.php/notfallplanung-fuer-palliativpatienten.html

einrichtungen«[90] und wurde 2009 in erster Linie für Situationen entwickelt, in denen schwerkranke Menschen ihren Willen nicht mehr bilden und/oder verständlich äußern können. Zu Beginn war es unser Ziel, gerade jene Bewohner*innen eines Altenheimes in den Blick zu nehmen, die keine Patientenverfügung erstellt hatten. Schnell stellte sich jedoch heraus, dass auch eine zu kurze oder sehr ausführliche Patientenverfügung in einem Notfall nicht immer sinnvoll eingesetzt werden kann. Viele Bewohner mit Demenz hatten keine Patientenverfügung und somit keinen dokumentierten Willen. Das führte im Notfall immer wieder zu Maßnahmen oder Krankenhauseinweisungen, die, wie sich im Nachhinein herausstellte, nicht mehr gewünscht waren. Weil die Person sich nicht mehr dazu äußern konnte, kein schriftlich erklärter Wille und kein Angehöriger oder Bevollmächtigter schnell erreichbar war, konnten Behandlungswünsche im Notfall nicht geklärt werden. Das geschah meist am Wochenende oder in der Nacht. In diesen Zeiten sind auch Hausärzt*innen in der Regel nicht erreichbar, denen diese Wünsche eventuell bekannt sind. Der übersichtlich gehaltene Notfallplan ermöglicht u. a. hinzugezogenen Notärzt*innen einen schnellen Überblick zu den Wünschen und Absprachen zwischen Bewohner*in, Angehörigen und Hausärzt*innen, bezogen auf Wiederbelebungsmaßnahmen, künstliche Beatmung, Krankenhauseinweisungen, künstliche Ernährung, Gabe von Blut und Antibiotika. Auf einen Blick ist sichtbar, ob es sich dabei um den aktuell geäußerten, den vorausverfügten oder den mutmaßlichen Willen handelt und ob ergänzend dazu eine Patientenverfügung vorhanden ist. Der Satz »der Patient darf in der nächsten lebensbedrohlichen Verschlechterung versterben« gibt eine klare palliative Handlungsanweisung und trägt unserer Erfahrung nach zu einer entspannten, geklärten und ruhigen Atmosphäre am Lebensende bei. 9

»Für das Konzept des Tübinger Notfallplans war klar, dass diese anspruchsvolle Eruierung des mutmaßlichen Willens des Kranken in den Händen derer bleibt, die ihn täglich versorgen: Angehörige, Pflege und Hausarzt, in gemeinsamer Sorge um den Heimbewohner.«[91] Aussagen wie »Ich will sterben oder lasst mich doch nächstes Mal sterben«, die selbst bei fortgeschrittener Demenz

---

[90] Vgl. Frank & Mörike E 2020

[91] Ebd.

in einem sehr klaren Moment gemacht werden, begegnen Ihnen im Arbeitsalltag sicher immer wieder. Solche Aussagen müssen unbedingt einfließen, wenn es um die Wünsche und Bedürfnisse in Bezug auf das Lebensende geht. Hier sind Ihre Sensibilität und Ihre meist lange Beziehung von Bedeutung sowie die Frage nach der Botschaft der Aussage. Ist es ein Hilferuf oder der Wunsch danach, nach einem langen Leben zu sterben? Hier nicht zu schnell ein Urteil zu bilden, mit der Person am Thema zu bleiben, sofern das möglich und nicht im nächsten Augenblick schon wieder vergessen ist. Auch im Team Rücksprache zu halten, ob auch andere eine Aussage in diese Richtung gehört haben, ist wichtig.

Neben der Klärung, Dokumentation und der Sicherstellung der Verfügbarkeit des Bewohnerwillens war uns bei der Implementierung des Notfallplans die Entwicklung einer Hospiz- und Palliativkultur in allen Altenheimen Tübingens grundlegend wichtig. Ohne die regionale Implementierung mit Einbeziehung der Rettungsleitstelle, der Notärzt*innen, der kassenärztlichen Notdienste, der Rettungsassistent*innen, aller in den Altenheimen arbeitenden Hausärzt*innen, des SAPV-Teams und der Krankenhäuser vor Ort hätte der Notfallplan seine Wirksamkeit nicht erreicht. Die sogenannte Rettungskette musste gut informiert sein, damit keine Zweifel über die rechtliche Gültigkeit bestanden. So konnte den im Notfallplan geäußerten Behandlungswünschen in den meisten Fällen mit nur wenigen Ausnahmen nachgekommen werden. Es stellte sich heraus, dass nur in wenigen und sehr besonderen Fällen eine Krankenhauseinweisung gewünscht wurde. In der Regel wurde dies oft aufgrund der großen Belastung für den Betroffenen nicht mehr gewünscht. Die meisten Bewohner*innen wollten in ihrer vertrauten Umgebung bleiben und dort auch sterben. Mit dem Notfallplan können nicht gewünschte Wiederbelebungsmaßnahmen und Krankenhauseinweisungen vermieden werden.

»Eine gesundheitliche Krisensituation ist sicherlich nicht der geeignete Zeitpunkt, nach dem Behandlungswunsch zu fragen. Hier ist medizinische Hilfe sofort erforderlich.«[92] Immer wieder erlebten Pflegende in den Tübinger Altenheimen

---

[92] Frank & Mörike 2020, S.42

Situationen, in denen nicht im Sinne des an Demenz erkrankten Menschen entschieden wurde, aber keine schriftliche Vereinbarung vorlag.

Womöglich hat der Bewohner sich schon mehrfach eindeutig gegenüber Pflegenden und Angehörigen geäußert, da aber nichts schriftlich vorlag, hatte es im Notfall keine Relevanz. Das ist eine sehr belastende Situation für alle Beteiligten und kann Schuldgefühle hinterlassen. Sie als Mitarbeitende fühlen sich sicherlich mitverantwortlich, wenn ein Bewohner*in gegen seinen/ihren geäußerten Willen ins Krankenhaus eingewiesen wird. Solche Erlebnisse haben sicher dazu beigetragen, dass die Offenheit und Motivation auf Seiten der Pflegenden und deren Leitungen für dieses Projekt sehr groß war. Es hat den Pflegealltag nachhaltig verändert. Unklare Situationen sind seltener geworden, man ist intensiver im Gespräch, wenn es darum geht, gemeinsam den mutmaßlichen Willen einer Person herauszufinden. Das trägt zur Entspannung bei allen Beteiligten bei und auch zum Wohlbefinden der Menschen mit Demenz. Gleichzeitig bedeutet es nicht, dass es immer einfach ist. Manchmal ist auch nach langem Ringen um eine Lösung eine Entscheidung, keinen Notfallplan auszufüllen, die richtige, es bleibt ein freiwilliges Angebot.

Wann ist der »richtige Zeitpunkt« für ein Gespräch? Zu Beginn hatten die meisten Einrichtungen bei Bewohner*innen mit sehr unklaren und komplexen Situationen begonnen und vor allem jene im Blick, die keine oder sehr unklare schriftlichen Äußerungen zu ihren Behandlungswünschen hatten. Später gingen sie dazu über, das Angebot zeitnah nach dem Heimeinzug auch unabhängig vom Gesundheitszustand zu machen. Jede Pflegekraft weiß, dass sich eine stabile Situation bei sehr alten Menschen sehr schnell ändern kann. Nicht immer sind diese plötzlichen Veränderungen, Krisen oder Verschlechterungen zuvor schon sichtbar. Angehörige benötigen unserer Erfahrung nach meist mehrere Wochen, bis sie zu einer Entscheidung und einem Gespräch mit dem Hausarzt bereit sind, um dann einen Notfallplan ausfüllen. Eine überstandene Krise, z. B. ein Schlaganfall, eine instabile Situation nach einem Herzinfarkt, eine schwere Lungenentzündung oder ein Krankenhausaufenthalt können ein Anlass sein, darüber nachzudenken, wie in der nächsten Krise gehandelt werden soll, im Sinne des Erkrankten. In einer Krise darüber nachzudenken ist kein guter Zeitpunkt. Deshalb empfehlen wir auch nicht, den Notfallplan in der Klinik auszufüllen. Das macht man in der Regel mit Patientenverfügungen auch nicht. Eine besonders herausfordernde Situation im Alltag eines Altenheims ist, wenn Angehörige uneins sind über die Wünsche und Vorstellungen eines Menschen mit Demenz. Da will die Tochter dieses, der Sohn genau das Gegenteil. Beide kommen auf das Personal zu und äußern ihre Wünsche mit Nachdruck. Beide sind bevollmächtigt. Und selbst wenn nicht, ist es nicht immer einfach, wenn Sie als Mitarbeiterin den Angehörigen sagen, dass sie rein rechtlich keine Befugnis haben, diese Forderungen oder Wünsche im Sinne der Mutter anzuordnen. Das sind Situationen, die mindestens einen Part unzufrieden zurück lassen. Umso besser ist es, wenn alles schriftlich fixiert ist.

In vielen Fällen kommt der Notfallplan nie zur Anwendung. Vielleicht hängt es damit zusammen, dass eine durchdachte Krise oder Notfallsituation dann nicht mehr als solche für die Beteiligten empfunden wird, weil jeder weiß, was zu tun oder auch zu lassen ist.

Auf Seite 2 des Notfallplans tragen Ärzt*innen Medikamente als Bedarfsmedikation für häufig vorkommende Symptome wie z. B. Atemnot, Schmerz, Unruhe, Angst, Fieber etc. ein. Das sind meist ein schnell wirksames Morphin, Benzodiazepine, Novaminsulfon und Haloperidol. So kann die Pflegefachkraft in einer akuten Notsituation adäquat auf Anordnung lindernde Medikamente im Sinne der vorausschauenden palliativen Versorgung verabreichen. Das ist meiner Erfahrung nach von besonderer Bedeutung, wenn der Betroffene im Rahmen seiner Dauermedikation noch keines der genannten Medikamente einnimmt. Damit vor Ort auch ohne eine Krankenhauseinweisung nach allen Regeln der Kunst bei Beschwerden lindernd interveniert werden kann, muss die Bedarfsmedikation vor Ort sein und nicht erst noch organisiert werden. Dies stellte sich v. a. in der Nacht und am Wochenende schnell als eine Herausforderung heraus. Es gibt für Hausärzt*innen die Möglichkeit, ein sog. Notfalldepot im Altenheim einzurichten. So kam es im weiteren Verlauf zur Einbeziehung der Heimaufsichtsbehörden. In Baden-Württemberg ist seit August 2006 und in überarbeiteter Fassung 2017 in der Orientierungshilfe für die Heimaufsichtsbehörde gesetzlich geregelt, dass ein Hausarzt »Arzneimittel seines Praxisbedarfs in der Einrichtung deponiert«. *»Keine Einwendungen werden erhoben, wenn eine die stationäre*

Pflegeeinrichtung betreuende Ärztin oder ein betreuender Arzt Arzneimittel ihres oder seines Praxisbedarfs in der Einrichtung deponiert. Diese der Ärztin oder dem Arzt gehörenden und unter Verschluss aufzubewahrenden Arzneimittel dürfen nur auf ausdrückliche Verordnung der Ärztin oder des Arztes verabreicht werden. Die Lagerung der Arzneimittel erfolgt unter Verantwortung der Ärztin oder des Arztes. Über Eingang und Ausgang dieser Arzneimittel muss die Ärztin oder der Arzt ein Buch führen bzw. die Einrichtung muss dieses regelmäßig von der verantwortlichen Ärztin oder vom verantwortlichen Arzt gegenzeichnen lassen.«[93] Die Liste der Arzneimittel, die zum Praxisbedarf gehören, ist bei der Kassenärztlichen Vereinigung Baden-Württemberg (KVBW) zu finden. So können Fachkräfte in den Nächten und am Wochenende schnell reagieren, auf das Notfalldepot zugreifen und Beschwerden wie Atemnot, Angst, Unruhe und Schmerzen lindern. *»Das Notfalldepot stellte ein effektives Instrument zur Umsetzung des Notfallplans dar.«*[94] Wichtig dabei ist, dass alle Beteiligten sowohl über einen vorliegenden Notfallplan als auch über das Notfalldepot informiert sind und die Handhabung beherrschen. So können sie schnell und ohne aufwändigen organisatorischen Aufwand Leiden vor Ort lindern, eine belastende Einweisung ins Krankenhaus vermeiden und tragen wesentlich zur Lebensqualität der Bewohner*innen bei. Das ist ein wesentliches Ziel einer palliativen Begleitung. Das Einrichten des Notfalldepots mag zunächst aufwändig sein, es nützt im Laufe der Zeit aber den Bewohner*innen.[95] 9

In Tübinger Altenheimen ist der Notfallplan eine Möglichkeit, den Patientenwillen schriftlich zu fixieren. Insbesondere für Menschen mit fortgeschrittener Demenz, die keine Patientenverfügung mehr formulieren und unterschreiben dürfen, ist es hier möglich, dass Bevollmächtigte stellvertretend den Willen eruieren und mit Unterstützung und Beratung von Hausärzt*innen niederschreiben. Menschen mit fortgeschrittener Demenz haben auch einen Willen, der Beachtung finden möchte. Dieses Instrument soll dazu beitragen. Sehr wohl muss es sorgsam und umsichtig verwendet werden. Das ist wie immer die Verantwortung aller Beteiligten. Ein offensichtlicher Missbrauch muss umgehend angesprochen und geklärt werden.

---

[93] Heimaufsichtsbehörde in Baden-Württemberg (2020): Orientierungshilfe, S. 26

[94] Ebd.

[95] Frank T (2021): Notfalldepot im Pflegeheim. Die Hospizzeitschrift, Palliative Care, Nr. 89, 23. Jg., S. 52

Insgesamt hat sich die Situation, was Notfälle anbelangt, entspannt und die aktive Auseinandersetzung mit dem Lebensende, gemeinsam mit Hausärzt*innen, Angehörigen und Pflegenden intensiviert. Ein weiteres unserer Ziele der Implementierung war, die Hospiz- und Palliativkultur weiterzuentwickeln in den einzelnen Einrichtungen. Ich freue mich sehr, dass uns gelungen ist, Einweisungen in ein Krankenhaus gegen den erklärten Willen des Menschen mit Demenz in der Regel zu vermeiden.

In diesem Zusammenhang ist es wichtig zu erwähnen, dass die vorhandenen Strukturen in den Altenheimen inklusive des Personalschlüssels nicht am Bedarf und Aufwand einer gelebten Hospiz- und Palliativkultur ausgerichtet sind. Da ist noch viel Entwicklungsspielraum, der dringend auf Trägerebene angegangen werden muss. Damit eine gute Begleitung im Altenheim stattfinden kann, braucht es angepasste Settings: Notfalldepots, Hausärzt*innen, die regelmäßige Hausbesuche im Altenheim durchführen, gut geschultes Personal, einen adäquaten Personalschlüssel und eine angemessene Bezahlung. Wenn der Gesellschaft alte, hochaltrige und Menschen mit Demenz wichtig sind, wenn die Gesellschaft möchte, dass sie gut leben und sterben können und dabei optimal begleitet werden, muss es hier Veränderungen geben. Alles andere wäre nur ein Lippenbekenntnis.

9.5 Wünsche von Menschen mit Demenz

Im Zusammenhang mit der gesundheitlichen Versorgungsplanung und den formalen Dokumenten kam das Wort »Wünsche« häufig vor. Das soll nun in einen erweiterten Kontext gestellt werden. Was wünschen sich Menschen mit einer demenziellen Veränderung? Diese Frage stelle ich in meinen Seminaren gern zu Beginn, damit sich die Mitarbeitenden in diese Menschen einfühlen können. Folgende, sich immer wiederholende Antworten begegnen mir:

- ein freundliches Gegenüber,
- ein offenes Ohr,
- Verständnis und Empathie,
- eine vertraute Bezugsperson,
- dass man mir Zeit gibt,

- dass meine Wünsche erkannt werden, auch wenn ich sie nicht mehr äußern kann,
- dass ich nicht bevormundet werde, z. B. beim Essen,
- dass ich am Abend mein Bier trinken kann,
- dass es keine Verpflichtung zur Medikamenteneinnahme gibt,
- eine sichere und bekannte Umgebung mit Orientierungshilfen,
- dass ich nicht auf meine Defizite reduziert werde,
- dass ich nicht überfordert werde,
- dass ich auch viele Male dieselbe Frage stellen darf,
- dass ich geliebte Gewohnheiten leben darf, wie Musik hören, Singen, Spazierengehen/Fahren,
- dass ich auch mal allein sein darf,
- einen liebevollen und achtsamen Umgang,
- meinen Hund, meine Katze,
- einen wertschätzenden Umgang,
- freundliche Zuwendung, auch wenn ich nicht mehr sprechen kann,
- viel Besuch von meiner Familie etc.

Zusammenfassend ist all das nichts außergewöhnliches, aber im Alltag nicht immer in der nötigen Qualität und Intensität lebbar, oft wegen struktureller Bedingungen. Ein positives Beispiel ist hier Haus Sonnweid in der Schweiz, in dem mit viel gut geschultem Personal und einem sehr guten Personalschlüssel, der flexibel angepasst werden kann, gearbeitet und versucht wird, diese und andere Wünsche umzusetzen. Das sollte für alle Altenheime ein erstrebenswertes Ziel sein.

10 Begleitung der Angehörigen

Angehörige und Zugehörige sind in der Regel für Menschen mit Demenz die wichtigsten Bezugspersonen. Das gilt für Zuhause, für Klinikaufenthalte und auch im Altenheim. Deshalb sollten Sie als professionelle Pflegekraft eine gelingende Einbeziehung gestalten. Angehörige sind hilfreiche Quellen von Informationen. Sie kennen Gewohnheiten, Vorlieben und Abneigungen des Menschen mit Demenz. Sie können Verhaltensweisen erklären oder ein »schwieriges« Verhalten erläutern. Gemeinsam kann es dann gelingen, zu guten Entscheidungen und einem angemessenen Angebot zu kommen im Sinne und für den Menschen mit Demenz. Dazu brauchen Sie eine grundsätzliche Offenheit den Angehörigen gegenüber. Es gibt wunderbare Angehörige, die sich sehr einfühlsam kümmern und einbringen. Und es gibt andere.

10.1 Die »schwierigen« Angehörigen

Vielleicht geht Ihnen ja selbst auch manchmal der Gedanke durch den Kopf: »Wenn nur die Angehörigen nicht wären!« Warum empfinden Sie Angehörige immer wieder als schwierig, als Herausforderung oder Last im Alltag? Was ist es genau, dass Sie »stört«? Darauf gibt es sehr unterschiedliche Antworten, denn auch Angehörige sind so unterschiedlich wie die an Demenz Erkranken. Es ist eine sehr heterogene Gruppe mit sehr unterschiedlichen Prägungen.

Aus Sicht vieler Pflegender kommen Angehörige meist ungelegen, wenn ohnehin viel zu tun ist, und realisieren nicht immer, dass es gerade nicht passt. Sie machen den Pflegenden und Betreuenden Vorwürfe, dass sie sich nicht genug oder nicht gut genug kümmern. Sie wissen oft vieles besser und ihre Vorstellung einer guten Pflege ist eine andere. Sie kommen mit hohen Erwartungen und Ansprüchen, suchen Fehler und Versäumnisse oder kontrollieren Ihre professionelle Arbeit. Angehörige schätzen Situationen anders ein als Sie als Pflegende und begegnen Ihrer Arbeit teilweise mit Misstrauen. Manche Angehörige werden als Belastung empfunden, weil sie bei Entscheidungen unsicher sind, die schon längst hätten getroffen werden müssen. Auch tägliche Anrufe und Nachfragen werden als zusätzliche Belastung empfunden. Immer wieder werden Sie als Mitarbeitende Zeuge von verbaler Gewalt oder einem Umgang, der offensichtlich schon zur Gewohnheit geworden ist, sich aber negativ auf den Menschen mit Demenz auswirkt. Gerade im Zusammenhang mit dem Krankheitsbild der Demenz sehen Sie oft, dass Angehörige den Betroffenen bevormunden und empfinden dies zurecht als Belastung.

Manche Angehörigen verhalten sich Ihnen gegenüber respektlos. Andere sind Ihnen unsympathisch und Sie vermeiden jede Begegnung, gerade mit den »Schwierigen«. Es gibt Angehörige, die selten oder nie kommen, oft aus guten Gründen. Nicht immer handelt es sich um einfache, harmonische Biografien und Familiengeschichten. Sie als Pflegekraft können nicht ahnen, was an Leid über Jahre geschehen ist und aus welchen wohlüberlegten Gründen Angehörige nicht kommen. Hier können Sie nur versuchen, eine Brücke zu bauen, ein Angebot zu machen – mehr nicht. Sie können nicht alle Konflikte lösen, so sehr Sie das auch gern hätten. Auch diesen Angehörigen mit Empathie und Wertschätzung zu begegnen, so selten sie auch kommen, ist Ihre Aufgabe.

Sie wissen, dass es wunderbare, freundliche, offene, zugewandte und sympathische Angehörige gibt, und eben auch kritische, unfreundliche, bestimmende, unsympathische Angehörige. Grundsätzlich ist es einfacher, ein wertschätzendes und empathisches Gesprächsangebot zu machen, wenn Sie die Gründe für das jeweilige Verhalten verstehen. Im Vordergrund steht bei den meisten die Sorge um den Menschen mit Demenz. Es wird die bestmögliche Versorgung und Begleitung im Alltag gewünscht. Allein dazu gibt es eine Fülle von unterschiedlichen Vorstellungen. Dasselbe Team kann von dem einen Angehörigen als unfähig bezeichnet werden, ein anderer Angehöriger ist in hohem Maße zufrieden mit der Betreuung und Pflege.

10.2 Die Ursachenforschung

Immer wieder werden Angehörige von dem Gefühl übermannt, versagt zu haben. Gerade wenn die Pflege zuhause aus guten Gründen nicht mehr leistbar war und ein Einzug ins Altenheim erforderlich wurde, hinterlässt das bei den Ehepartnern oft ein schlechtes Gewissen. Eventuell gab es auch ein gegenseitiges Versprechen, das niemand ins Heim muss. Das hatte man sich in besseren Tagen gegeben, ohne zu ahnen, wie lange und wie kräftezehrend eine Pflege werden kann. Angehörige können auch mit dem neuen Umfeld im Altenheim überfordert sein. Zuhause war eine 1:1-Betreuung gesichert und das sollte doch bitte bei der Summe, die monatlich aufgebracht werden muss, auch so weitergehen.

Angehörige sind häufig mit der Krankheit Demenz überfordert. Manchmal verstehen sie zu wenig, welche konkreten Auswirkungen die Krankheit auf Gedächtnis und Verhalten hat und können den fortschreitenden Veränderungsprozess, der hauptsächlich Abbau bedeutet, kaum ertragen. Es ist der geliebte Partner oder das geliebte Elternteil, den sie da begleiten und sich verändern sehen. Das schmerzt und kann häufig nicht ausgesprochen werden. Angehörige wollen es teilweise nicht wahrhaben und es scheint fast, als würden sie es leugnen.

Das Thema »Schuld« kann mitschwingen, ohne dass sich Angehörige dessen bewusst sind. In manchen Fällen müssen sie mit den womöglich täglichen Vorwürfen in Worten oder Blicken leben: »Du hast mich hierhergebracht.« Nachbar*innen und Freund*innen oder die eigene Verwandtschaft kann zusätzlich Druck ausüben: »Jetzt hat sie drei Töchter und die bringen sie trotzdem ins Altenheim. Dabei war sie doch immer für ihre Kinder und Enkel da.« Solche Aussagen sind sehr schmerzlich, verstärken das schlechte Gewissen und das Gefühl der Schuld. Die große Frage kommt hinzu: »Wie geht es weiter?«

Angesichts einer ständig schwieriger werdenden Pflege zuhause, fragen sich Angehörige: »Was geschieht, wenn mir etwas passiert, wenn ich selbst krank werde? Wie geht es weiter, wenn das Lebensende näher rückt?« Sie hinterfragen, ob sie genug und vor allem das Richtige tun. Ist es im Sinne des Betroffenen, sind es die eigenen Ansprüche oder will man es einer dritten Person (Sohn/Tochter) recht machen? »Mein Sohn sagt, ich soll den Vater doch im Altenheim anmelden, ich würde mich kaputt pflegen. Aber ich kann ihn doch nicht ins Altenheim geben, wir haben unser ganzes Leben gemeinsam verbracht.«

Teilweise liegen seit Jahren familiäre Konflikte im Verborgenen, werden offen ausgetragen und sind belastend. Manchmal hatten Tochter oder Sohn schon Jahre lang keinen Kontakt zu einem Elternteil. Sie sind unsicher, wie sie angesichts der Erkrankung und des Lebensendes damit umgehen sollen? Es kann in der Familie Uneinigkeit über eine Behandlung oder Vorgehensweise des Erkrankten geben und den Bevollmächtigten sehr belasten.

Die zunehmende Veränderung des Menschen mit Demenz kann schon lange vor dem Sterben Trauer auslösen und ein Abschied auf Raten sein, der immer wieder schmerzt und belastet. Angehörige berichten, dass sie mit zunehmend fortschreitender Demenzerkrankung auch sozial vereinsamen, nur noch wenige Ansprechpartner und Freunde haben. Zudem möchten sie ihr Umfeld nicht mit den immer gleichen Äußerungen, Befürchtungen, Sorgen und Nöten belasten. Dadurch haben Angehörige meist wenige Möglichkeiten, über diese Themen zu sprechen und Entlastung zu erfahren.

Die Leere, die nach jahrelanger häuslicher Pflege herrscht, sobald der Umzug des Erkrankten ins Altenheim stattgefunden hat, kann sich bedrohlich anfühlen und zugleich kommt ein Gefühl der Entlastung und Erleichterung, vielleicht unterlegt mit dem schlechten Gewissen auf: »War es die richtige Entscheidung? Was fange ich nun mit meiner Zeit an?«

Vertrauen in die Arbeit der professionellen Pflegekräfte ist selten von Anfang an vorhanden. Hinzu kommt die Angst vor dem Tod, die Konfrontation mit der eigenen Endlichkeit steht zunehmend unausgesprochen im Raum. »Werde ich dem, was noch auf mich zukommt, auch noch gewachsen sein?« – »Wie lange geht das noch?« – »Was kommt danach?« Vielleicht wünschen Angehörige auch, dass der Erkrankte von seinem Leiden erlöst wird. Die vielen Entscheidungen, die stellvertretend getroffen werden müssen, können ebenfalls sehr belastend sein, gerade wenn sie in einem Umfeld stattfinden, indem keine Einigkeit herrscht, Konflikte ausgetragen werden oder keine weitere Person da ist, mit der man sich besprechen und beraten kann. Angehörige müssen mit den Entscheidungen leben, die sie zusammen mit Ärzt*innen und Pflegepersonal getroffen haben.

Immer wieder sind Angehörige auch unsicher, was die Kommunikation betrifft: Wie offen können sie über die Krankheit, den anstehenden Umzug in ein Altenheim oder den näher rückenden Tod sprechen? In vielen Familien ist das jahrelang ein Tabuthema. Fragen bleiben oft ungeklärt, Wünsche wurden nicht geäußert. Student beschreibt, dass Angehörige unter Angst vor der Ungewissheit, vor Leiden, Verlusten und vor dem Versagen leiden.[96] Angehörige beschreiben auch körperliche Phänomene wie Müdigkeit, Gereiztheit, Kopfschmerzen, Rückenschmerzen und Schlafprobleme. »Die Pflege alter Angehörigen macht [...] häufig krank, einsam und verzweifelt.«[97] Nicht selten handelt es sich um eine Mehrfachbelastung, gerade wenn Töchter oder Schwiegertöchter noch im Berufsleben stehen, einen eigenen Haushalt versorgen. Nicht zu unterschätzen ist für alle pflegenden Angehörigen, dass es sich um eine ungelernte, schwere körperliche Arbeit handelt, in der Regel lange ohne jegliche Hilfsmittel. Angehörige werden einfach in die Situation hineingeworfen und nicht um ihre Einwilligung gebeten. Sie sind in vielfacher Weise körperlich, psychosozial und spirituell belastet. Das ist inzwischen wissenschaftlich vielfach nachgewiesen. Sie fragen sich, wohin mit ihren Sorgen und Nöten?

10.3 So können Sie Angehörige unterstützen

Angehörige hilfreich unterstützen – da gibt es grundsätzlich einige hilfreiche Ansätze und zusätzlich Ihre sehr individuelle Herangehensweise, die auch zu Ihnen passen muss. Selbstverständlich gelten auch hier die Grundregeln für eine gelingende Kommunikation, wie Ihre Mimik, Gestik, Körpersprache, Ihr Blick und Ihr Tonfall. Wieder einmal sind Ihre Sensibilität,

[96] Vgl. Student JC, Napiwotzky A (2007): Palliative Care, wahrnehmen – verstehen – schützen. Thieme, Stuttgart

[97] Fuchs et al. 2012, S. 189

Ihr Einfühlungsvermögen und Ihr Respekt vor Ihrem Gegenüber gefragt. Das wohlwollende Wahrnehmen, verbunden mit einem Gespräch in einer ruhigen Atmosphäre, vielleicht bei einer Tasse Tee und dem intensiven Zuhören und Wertschätzen dessen, was ist und getan wird. Das allein kann schon sehr hilfreich sein und Vertrauen schaffen.

Sie müssen die Situation gar nicht lösen, nicht einmal verbessern, sondern erst einmal zuhören und anerkennen. »Wie geht es eigentlich Ihnen mit dieser Situation/Krankheit/Lebensphase?« Es geht in der Regel meist um den Menschen mit Demenz. Schon seit Jahren steht der Angehörige in der zweiten Reihe und wird selten zu seinem Befinden befragt. Vielleicht ist im Gespräch auch Gelegenheit für einen anerkennenden Satz oder ein Lob. »Unglaublich, beeindruckend, wie Sie das zuhause über diese lange Zeit allein geschafft haben.« Pause. Zuhören. Erzählen lassen. Nicht werten. Eine Begleitung der Angehörigen kann Ihnen dann gut gelingen, wenn Sie auf Augenhöhe stattfindet. Sie können Ihren Teil dazu beitragen, ein Angebot machen. Der andere kann es annehmen oder ablehnen. Dabei lehnt er nicht Sie ab, sondern das Gesprächsangebot in diesem Augenblick. Je nach Typ und Vorerfahrungen reagieren Menschen sehr individuell auf ein Angebot zum Gespräch. Manche brauchen viel Zeit und mehrere Angebote. Vertrauen gewinnen und aufbauen – das benötigt viele kleine Schritte, Zeit und Zuversicht auf Ihrer Seite. Sie können nur durch Ihr Verhalten Einfluss auf Ihr Gegenüber nehmen.

Angehörigen hilft es, wenn Sie Ihnen Sicherheit vermitteln, ohne große Versprechungen zu machen. Bleiben Sie bei realisierbaren Aussagen, was z. B. als ambulanter Pflegedienst, als Betreuungskraft, als Pflegeteam im Krankenhaus oder im Altenheim machbar ist. »Wir kümmern uns um Ihren Vater.« – »Wir schauen nach Ihrer Mutter, wenn Sie jetzt nach Hause gehen.« Es ist wichtig, die Sorgen und Ängste der Angehörigen ernst zu nehmen, bevor Sie sie beschwichtigen. Sorgen gehen durch Kleinreden nicht weg, im Gegenteil, sie werden meist größer. Akzeptieren Sie sie: »Ich sehe, dass Sie sich Sorgen machen, dass wir Ihre Mutter nicht gut versorgen.« Beziehen Sie die Angehörigen mit ein, viele warten gerade zu darauf: »Was denken Sie, was würde Ihre Frau am liebsten zum Abendessen trinken?« – »Wie haben sie das Zubettgehen zuhause gestaltet, gab es ein Ritual?« Sie als Mitarbeitende können diese Dinge nicht wissen. Nutzen Sie die Angehörigen als Ressource, um an diese hilfreichen und sehr zur Lebensqualität beitragenden Details zu gelangen. Dazu gehört eine Offenheit. Auch Kritikfähigkeit ist im Umgang mit Angehörigen wichtig, sie haben in manchen Dingen einfach recht. Das können Sie eingestehen, sich entschuldigen und schon ist weiteres Vertrauen geschaffen. Bieten Sie Angehörigen an Fragen zu stellen, auch mehrfach, wenn Sie etwas nicht verstehen.

Tue Gutes und rede darüber! Erzählen Sie den Angehörigen, was Sie für den Menschen mit Demenz Gutes tun, was er vielleicht tagsüber sehr genossen hat. Angehörige kommen in der Regel erst abends, wenn kein großes Programm mehr stattfindet und der Mensch mit Demenz schon erschöpft ist und nehmen diese Eindrücke mit nach Hause.

Schaffen Sie Möglichkeiten zum Gespräch, nicht nur für Krisengespräche, sondern in auch für informelle Gespräche. Angehörigen hilft es, wenn Sie regelmäßig Entlastung, Aufmunterung und Unterstützung finden. Sie sind dankbar, wenn gemeinsam nach Lösungen gesucht wird und sie sich nicht allein gelassen fühlen. Das macht sie sonst sehr hilflos und lässt sie meist wenig empathisch mit Kritik und Anschuldigungen reagieren. Wenn nicht jedes Mal ein Problem der Anlass eines Gesprächs ist, lässt es Raum für Lob und Anerkennung für die Pflegenden und Betreuenden, den Koch, das Reinigungspersonal etc.

Häufig ist es hilfreich zu hinterfragen, ob die Angehörigen das Krankheitsbild Demenz und die damit verbundenen Verhaltensweisen und Verluste an Fähigkeiten verstehen und auf die aktuelle Situation übertragen können. Wenn Angehörige verstehen, warum – aus welchen guten Gründen – Dinge getan oder nicht getan werden, ist das Verständnis meist größer als die Verzweiflung. Das bedeutet für Sie als Fachkraft, dass Sie das Krankheitsbild gut kennen, Zusammenhänge sehen und erklären können. Hilfreich sind hier sicher auch die Informationsbroschüren der Alzheimergesellschaft, die Sie den Angehörigen überreichen können, damit sie in Ruhe noch einmal alles nachlesen können. Das ersetzt aber auf keinen Fall das persönliche Gespräch.

Hilfreich für Angehörige ist auch Ihre empathische und kontinuierliche Information über die Krankheitsentwicklung. So nehmen Sie die Angehörigen in den Verlauf mit und Sie wissen wo es eventuell weiteren Informations- oder Unterstützungsbedarf gibt. Gerade bei der Kommunikation gibt es vieles zu beachten und dabei sind Ihre fachlichen Hinweise hilfreich. Das gilt auch und insbesondere für die Phase der Verschlechterung und die Zeit des Sterbens. Da werden Angehörige manchmal noch bedürftiger, hilfloser und brauchen umso mehr Ihre Unterstützung und Versicherung, was und wie sie weiterhin hilfreich sein können und dass sie es gut machen.

Eine gute Begleitung und Einbeziehung der Angehörigen gelingen Ihnen dann, wenn Sie die Angehörigen nicht länger als Störfaktoren betrachten, sondern genug Zeit auch für ihre Begleitung einräumen. Das muss fester und zentraler Bestandteil Ihrer Arbeit sein, es gehört laut Definition der WHO auch zur palliativen Begleitung dazu. Gerade bei Menschen mit Demenz, die sehr wohl spüren, wenn es Konflikte zwischen Personal und Angehörigen gibt, ist eine gute Angehörigenbegleitung essenziell wichtig für ihr Wohlbefinden. Hier wirken sich all Ihre Bemühungen direkt auf die Betroffenen aus.

Auf dem Gebiet der Angehörigenbegleitung gibt es noch vielfältige Entwicklungsspielräume, insbesondere in den Krankenhäusern. Selbstverständlich müssen dafür auch Rahmenbedingungen geschaffen werden, damit das Personal dieser wichtigen Aufgabe auch in Ruhe nachkommen kann. Gute Beispiele dafür sind SAPV-Teams, bei denen diese Arbeit selbstverständlicher Teil des Alltags (inklusive Vergütung) ist. Hier finden Angehörige, die im häuslichen Umfeld die Hauptversorgung leisten, Unterstützung in Form von Beratung und Information zu Hilfsmitteln und diversen Unterstützungsangeboten neben der emotionalen Stärkung und Bestätigung. Selbstverständlich gibt es immer auch Ausnahmen, wo es Ihnen nicht gelingen wird, Angehörige zufrieden zu stellen. Es wird immer Angehörige geben, die endlose Gespräche führen wollen und Sie werden all Ihre Möglichkeiten nutzen müssen, dies wertschätzend auf ein Ihnen mögliches Maß einzugrenzen.

Seien Sie sich der Tatsache bewusst, dass die Angehörigenbegleitung ein Lernprozess ist, bei dem es leider, laut einer aktuellen Studie zur Angehörigenarbeit in mobilen Palliativteams, noch erhebliche Defizite bei der Aus- und Weiterbildung gibt. Angehörigenarbeit basiert auf der »Kompetenz und dem persönlichen Engagement der Pflegeperson«[98], aber es fehlen Handlungskonzepte. Weisen Sie Angehörige auch auf Selbsthilfegruppen hin: Sie sind eine Kraftquelle und Möglichkeit zum Austausch. Professionelle Hilfe durch ambulante Dienste und Ehrenamtliche können eine weitere Entlastung im Alltag bieten. Manche benötigen für sich selbst professionelle Hilfe, wenn die Hoffnungslosigkeit überhandnimmt, Sorgen und Ängste zum Alltag gehören und fast erdrücken, wenn körperliche Gebrechen zunehmen, wenn Trost im Alkohol oder in Tabletten gesucht wird, nicht mehr genug gegessen und sich Probleme mit dem Schlaf einstellen, wenn der Wunsch nach dem Tod des anderen oder der eigene der Ausweg zu sein scheint – Wenn nur ein Punkt zutrifft, sollten Angehörige Hilfe suchen. Sollte Ihnen als Fachkraft dies auffallen, dann sprechen Sie es an, fragen Sie nach und versuchen Sie, einen Weg aufzuzeigen.

[98] Z Palliativmed 2021;22:93-101, S.100

11 Selbstpflege

Die Selbstpflege hat einen wichtigen Anteil an der gelingenden Begleitung von Menschen mit Demenz, grundsätzlich und insbesondere am Lebensende. Besondere Herausforderung in Ihrem Arbeitsalltag ist häufig der Zeitdruck, unter dem Sie arbeiten, das unregelmäßige Arbeiten in verschiedenen Schichten und häufiges Einspringen an freien Tagen. Im Zusammenhang mit dem Krankheitsbild Demenz stellen die veränderte Kommunikation, Unruhe, Weglauftendenz, Abwehrverhalten, auffällige Verhaltensweisen, Ablehnung von Essen und Trinken und Medikamenteneingabe, aber auch Aggressionen und Angst eine tägliche Herausforderung dar, nicht nur für den Erkrankten, sondern auch für Sie. Manchmal haben Sie darüber hinaus mit sehr fordernden oder auch unzufriedenen Angehörigen zu tun.

Leider wird der Selbstpflege nicht immer die nötige Aufmerksamkeit und Wertschätzung eingeräumt. Sowohl von Arbeitgeberseite als auch von Pflegekräften selbst. Damit Sie möglichst ausgeglichen, freudvoll, zufrieden und weiterhin zugewandt im beruflichen wie privaten Kontext bleiben, ist es wichtig, dass Sie sich Zeit für sich nehmen. Wie leicht verlieren Sie sich vor lauter Hilfsbereitschaft für andere aus dem Blick? Vielleicht haben Sie immer wieder Ihre eigenen Bedürfnisse hintangestellt und es macht sich eine Müdigkeit, Gereiztheit oder Erschöpfung bemerkbar? Das sind wichtige Hinweise, dass Sie sich unbedingt um sich selbst kümmern sollten. Warten Sie nicht, bis es andere für Sie tun, das geschieht in der Regel nicht. Das kennen Sie vielleicht aus Ihrem familiären Kontext. Auch für Sie gilt, Ihre körperlichen, psychosozialen und spirituellen Bedürfnisse wahrzunehmen und sie zu erfüllen. Nur wenn es Ihnen gut geht, können Sie sich gut um Bedürftige kümmern. Beruflich und privat.

Bei der Arbeit müssen Sie immer präsent und achtsam sein. Sie sehen die individuellen Nöte, Ängste und Freuden Ihres Gegenübers. Sie wägen täglich in vielen Situationen ab zwischen Fürsorge und Selbstbestimmung der Menschen mit Demenz. Immer wieder aufs Neue und das über den ganzen Tag hinweg. Das erfordert Ihre absolute Präsenz. Dazu ist es grundlegend für Sie, dass Sie in Ihrer Mitte sind, dass Sie in Ruhe arbeiten können. Gerade bei Menschen, die an einer Demenz erkrankt, sind Ausgeglichenheit, Zugewandtheit und Ruhe eine wichtige Grundlage für gelingende Begegnungen während Ihrer Arbeit. Dann empfinden Sie die Arbeit auch weniger als Belastung, sie macht Ihnen Freude und gibt Ihnen Kraft.

Dazu muss ein Rahmen geschaffen werden, bei dem Sie unter entspannten Bedingungen arbeiten können. Sprechen Sie mit Ihren Vorgesetzten darüber, wo es Möglichkeiten gibt, die Rahmenbedingungen zu ändern, damit ein entspanntes Arbeiten möglich ist. Wenn Sie merken, dass es auf Dauer keine Veränderungen gibt, kann ein Wechsel des Arbeitsplatzes die richtige Entscheidung sein, bevor Sie an sich selbst zweifeln oder krank werden.

Sie sind sehr geübt darin, auf die Befindlichkeiten der Menschen mit Demenz zu achten und einzugehen. Genauso geübt sollten Sie darin sein oder werden, auf Ihre Befindlichkeiten und Bedürfnisse einzugehen. Fangen Sie am besten heute damit an. Denn die Folgen, wenn Sie es nicht tun und alle Warnsignale Ihres Körpers oder auch Ihrer Seele ignorieren, können gravierend sein. Viele Pflegende leiden an Schlafstörungen, Müdigkeit, Kopf- und Rückenschmerzen. Sie können nicht mehr abschalten. Sie sorgen sich auch nach der Arbeit noch, ob sie alles erledigt, nichts vergessen oder übersehen haben, können nur schwer oder gar nicht abschalten. Langfristig kann es zu einer Erschöpfung oder Gleichgültigkeit führen, die Sie bei Ihrer Arbeit und im privaten Umfeld einschränken wird. Sie werden nicht mehr empathisch und zugewandt auf andere Menschen zugehen können. Ihre Gesundheit, Leistungsfähigkeit und Ihre Lebensqualität leiden. Nicht selten führt es zu einem erhöhten Suchtpotenzial, in Form von Tabletten- oder Alkoholmissbrauch. Soweit sollte es nicht kommen.

11.1 Seien Sie gut zu sich

Der erste Schritt ist, dass Sie wahrnehmen, wie belastet Sie sind. Jeder Mensch hat eine individuelle Belastungsfähigkeit und eine Grenze, das gilt es anzuerkennen. Nehmen Sie diese Erkenntnis als Chance und wagen Sie die Veränderung. Welche das ist, entscheiden Sie. Es gibt viele, sehr unterschiedliche Ideen, gut für sich zu sorgen:

- Entspannung, wie regelmäßige Meditation, Yoga oder Qigong,
- Sport, Pilates, Fitness, Tanzen, Zumba,
- Bewegung in der Natur, Walken, Spazieren, Radfahren oder Wandern,
- ausreichend Schlaf, gesundes und regelmäßiges Essen,
- das kleine Schutzritual, wenn Sie merken, dass Sie dünnhäutig und sehr verletzlich sind
- Verwöhnung, wie z. B. Massage, ein entspannendes Bad, ein warmes Fußbad,
- Gemeinsame Aktivitäten wie Singen im Chor

Es gibt zahlreiche Möglichkeiten, die auch mit wenig Geld und kleinem Zeitaufwand umsetzbar sind, wenn sie in Achtsamkeit und einer Haltung der Wertschätzung für sich selbst durchgeführt werden. Bauen Sie viele kleine »Geschenke« und Wohltaten für sich selbst in Ihren Alltag mit ein. Der Jahresurlaub oder die eine große Reise kann zusätzlich hinzukommen, ersetzt aber die täglichen Freuden und Pausen nicht.

Wichtig ist es, in allen Bereichen, körperlich, seelisch, sozial und spirituell zu fragen, was Ihnen fehlt? Wo möchten Sie noch mehr oder überhaupt etwas für sich tun? Dieser Frage können nur Sie selbst nachgehen und seien Sie zuversichtlich, dass die Antworten in Ihnen schon vorhanden sind. Durch die Schichtarbeit werden manchmal soziale Beziehungen vernachlässigt, vielleicht wollen Sie den eingeschlafenen Kontakt wieder aufnehmen. Eventuell ist Ihnen klar geworden, dass Sie viel zu wenig Zeit im Freien und bei Tageslicht verbringen, weil Sie nach der Arbeit zu müde und körperlich erschöpft sind, das Sofa Sie magisch anzieht und das Aufstehen von demselben fast unmöglich erscheint. Wie kann es Ihnen gelingen, auszuruhen und dennoch noch Zeit in der Natur zu verbringen? Wo sind Ihre Kraftquellen? Haben Sie ein gutes soziales Netz, das Sie trägt? Können Sie mit schönen Dingen gut abschalten? Integrieren Sie trotz körperlicher Arbeit Sport, Bewegung und Natur ausreichend in Ihren Alltag und decken Sie Ihre seelischen und spirituellen Bedürfnisse ab?

Es gibt inzwischen einige gute Bücher zu diesem Themenkomplex, wenn Sie sich vertieft damit beschäftigen möchten. Ich verweise gerne auf das Anti-Burnout-Buch für Pflegekräfte von Jennifer Melcher[99] und Resilienz in der Pflege von Gabriela Koslowski[100].

11.2 Spannen Sie Ihren Arbeitgeber ein

Neben Ihren persönlichen Kraftquellen, die es unbedingt zu entdecken und vielleicht zu erweitern gilt, hat Ihr Arbeitgeber eine Fürsorgepflicht Ihnen gegenüber. Manche Arbeitgeber bieten inzwischen unterschiedliche Möglichkeiten des Ausgleichs an, weil sie erkannt haben, wie wertvoll die Ressource Mitarbeiter*in ist und wie belastend die Arbeit ist. Das kann ein internes Sportangebot sein, Yoga nach dem Dienst oder der Gutschein fürs Fitnessstudio. Zusätzlich können regelmäßige Teambesprechungen und der Austausch über die aktuelle Arbeitssituation wohltuend für Sie sein. Auch Teamsupervision ist eine Möglichkeit zur Entlastung, des Austauschs und der Reflexion, die hilfreich ist, wenn sie regelmäßig stattfindet. Fortbildungsangebote, das Mitgestalten der eigenen Arbeit und ein gutes Arbeitsklima im Team tragen zur Selbstpflege und Erschöpfungsprävention bei.

Als Vorgesetzte haben Sie Ihre Mitarbeiter*innen im Blick und räumen Auszeiten für besonders belastete Mitarbeiter*innen ein. Manche sind dankbar über ein seelsorgerliches Angebot. Ein vertrauensvolles Gespräch kann Entlastung bringen. Hilfreich sind Rituale im Team, insbesondere in Bezug auf Verstorbene. Abschiedsrituale für das Team sind ein wichtiger Aspekt der Psychohygiene, gerade im Zusammenhang mit der Tatsache, dass Krankheit, Sterbebegleitung und Tod ein omnipräsentes Thema bei der Arbeit darstellen. Häufig wird dies weder thematisiert noch in Form von heilsamen

[99] Melcher, J (2021): Das Anti- Burnout- Buch für Pflegekräfte, Schlütersche, Hannover
[100] Koslowski, G (2018): Resilienz in der Pflege, Schlütersche, Hannover

Ritualen verarbeitet. Das gehört aber zur Arbeit und deshalb auch als Ritual ins Team. Dann müssen die Kolleg*innen es nicht mit nach Hause nehmen, wo ihnen ohnehin schon keiner mehr zuhören will. Und schon sind sie wieder allein. Das ist auf Dauer nicht gesund. Die Auseinandersetzung mit dem Thema Sterben und Tod findet meist nur in der Ausbildung und in einer eher professionellen Weise statt.

Es ist jedoch wichtig, dass alle, die in der palliativen Begleitung involviert sind, eine eigene Auseinandersetzung mit dem Lebensende, Sterben und Tod und dem Danach betreiben. Im Laufe des Arbeitslebens ist es hilfreich und sinnvoll, sich diesen Themen immer wieder zu stellen. Teilweise findet durch unterschiedliche Erfahrungen, Lebensalter etc. doch eine bemerkenswerte Entwicklung in einem selbst statt. Sich darüber bewusst zu werden und darüber im Austausch mit Kolleg*innen zu sein, ist wichtig.

11.3 Sterben, Tod und Trauer – darüber reden ist wichtig

In der palliativen Begleitung ist es grundlegend, dass Sie wissen, wie Sie persönlich zu Sterben, Tod und Trauer stehen, welche Vorerfahrungen Sie mitbringen und inwiefern diese in Ihren Arbeitsalltag und Ihren Umgang mit Schwerkranken und Sterbenden hineinwirken. Gut ist es, wenn dies nicht nur unbewusst geschieht, sondern Sie sich im Klaren darüber sind: »Ah, deshalb vermeide ich es, ... weil ich diese oder jene Erfahrung als Kind gemacht habe, die mich bis heute prägt.« – »Darum fällt es mir leicht, alte Menschen zu begleiten, auch im Sterben. Meine Großeltern wurden zuhause gepflegt und durften dort sterben. Das habe ich als Kind als sehr natürlich erlebt.« – »Ich durfte mich als Kind nicht mehr von meinem Vater im Krankenhaus verabschieden, ich leide bis heute darunter.« – »Ich gehe nicht so gern ins Zimmer einer Sterbenden, ich habe immer Angst vor dem, was mich dort erwartet.« Hier könnte Ihre Geschichte mit Sterben und Tod stehen.

Es ist wichtig, dass Sie verstehen, woher Sie kommen. Was haben Sie als Kind erlebt? Was hat Sie geprägt? Welche Bilder? Welche Vorstellungen? Wie hat Ihr Umfeld auf einen Todesfall reagiert? Das können Sie nicht mehr ändern, aber vielleicht hilft es Ihnen zu verstehen, warum Sie heute genauso handeln und Ihre Kolleg*innen einen anderen Umgang mit Sterbenden haben. Das nicht zu bewerten, ist eine bleibende Herausforderung. Es geht darum, sich selbst zu verstehen. Sie müssen sich verstehen, Ihre Wurzeln kennen, bevor Sie sich einer Person am Lebensende zuwenden können. Sonst sind Sie nicht hilfreich und unterstützend für den Sterbenden und belasten sich selber schwer.

11.4 Kleine Übungen zum Selbstschutz

Hilfreich kann auch eine Schutzübung für Sie sein, an Tagen, an denen Sie schon nach dem Aufstehen bemerken, dass Sie dünnhäutig sind. Sie können sich nur selbst schützen, erwarten Sie das nicht von anderen und schon gar nicht bei der Arbeit. Finden Sie ein persönliches Ritual, eine pflegende Körperlotion, einen guten Gedanken oder was eben zu Ihnen passt, und umgeben Sie sich mit einem Schutz, der Sie den Tag über begleitet. So bleiben Sie achtsam sich und Ihrer besonderen Stimmungs- oder Gefühlslage gegenüber.

Als Leitung eines Teams haben Sie auch dieses wichtige Thema im Blick. Hat dazu schon einmal eine Fortbildung stattgefunden, in der Mitarbeiter*innen angeleitet wurden, über ihre Erfahrungen mit Sterben und Tod zu reflektieren? Dem wird meist erst dann Beachtung geschenkt, wenn deutlich spürbar wird, dass es zu viele Todesfälle nacheinander gab und das Team sehr darunter leidet. Jeder für sich. Wie viel Tod verträgt ein Team? Wo sind Räume für dieses Thema? Schaffen Sie diese Räume, sie sind unerlässlich. Das gehört auch zu einer Burnout-Prophylaxe. Im stationären Hospiz ist Teamsupervision nicht ohne Grund verpflichtend.

Weitere praktische und wohltuende Beispiele können z. B. ein Wohlfühlnachmittag sein, der einmal im Jahr stattfindet, die Befindlichkeitsrunde zu Beginn einer Dienstbesprechung sein, wo jede*r Mitarbeiter*in sagen kann, wie es ihm ihr gerade geht, die Schale mit frischem Obst im Stationszimmer, eine Zucker-Mandelöl-Handeinreibung oder eine gegenseitige Handmassage, die Mitarbeiter*innen erst einmal an sich selbst erfahren, genießen und dann sicher auch vermehrt und gern auch bei ihrer Arbeit anwenden.

Tipp

Zucker-Mandelöl-Handeinreibung

Diese Handeinreibung können Sie in wenigen Minuten jeder für sich vor einer Dienstbesprechung durchführen, dann sind alle wieder erfrischt und präsent:

Geben Sie einen gehäuften Teelöffel Zucker in die zur Schale geformten Hände, fügen Sie ein neutrales und wohlriechendes Öl hinzu, z. B. Mandelöl, und verreiben Sie es in den Handflächen, am Nagelfalz, auf dem Handrücken. Cremen Sie Ihre Hände genüßlich ein. Sollte der Zucker zu sehr reiben, geben Sie etwas Öl nach. Nach ca. drei Minuten waschen Sie die Hände unter lauwarmem Wasser ohne Seife ab.

Zum Schutz der Kleidung können Sie ein kleines Hand- oder Geschirrtuch oder Küchenpapier unterlegen.

Es geht darum, berührbar zu bleiben und nicht zu verhärten. Lassen Sie sich berühren durch Worte oder auch körperlichen Berührungen. Immer wieder, immer aufs Neue!

Nachwort

Ein Lebenskreislauf hat sich geschlossen. Sie tragen als Mitarbeitende Ihren Teil zum Gelingen dieses einmaligen Lebens und Sterbens bei, so gut es Ihnen möglich ist. Sie dürfen Teil haben an dieser Lebensgeschichte, teilen schöne und schwere Momente und gestalten miteinander den Alltag.

Mit all Ihrem Fachwissen können Sie viel zur Linderung von Schmerzen und anderen Belastungen beitragen, gemeinsam mit einem interdisziplinären Team und den Angehörigen. Ich hoffe, dass Sie aus diesem Buch viele Anregungen und Fachwissen rund um das Thema Demenz und die Situation des Erkrankten am Lebensende entnehmen können.

Literatur

Ecobar Pinzon LC, Claus M, Perrar KM, Zepf KIU, Letzel S, Weber M (2013): Todesumstände von Patienten mit Demenz. Symptombelastung, Betreuungsqualität und Sterbeort. Deutsches Ärzteblatt, Jg. 110, Heft 12, 22. 3. 2013, S. 198.

BMSFJ (2020): Nationale Demenzstrategie. neues handeln AG

Bogatzki, U, Bogatzki, A (2020): Nicht-medikamentöse Interventionen bei Schmerz, Schlütersche, Hannover.

Bausewein C, Roller S, Voltz R(2007): Leitfaden Palliativmedizin Palliative Care. 3. Auflage, Urban & Fischer, München.

Borasio G (2012): Über das Sterben. Beck, München.

Boss P (2015): Da und doch so fern. Rüffe & Rub, Zürich.

Böck K, Heimerl K, Kojer M, et al., FGPG (2019): Grundsatzpapier »Autonomie und Selbstbestimmung in der Palliativen Geriatrie«. https://www.fgpg.eu/grundsatzpapier-zur-palliativen-geriatrie/

Buchholz T, Schürenberg A (2009): Basale Stimulation in der Pflege alter Menschen. Huber, Bern.

Coors M, Jox RJ et al. (Hrsg.) (2015): Advance Care Planning. Kohlhammer, Stuttgart.

DKG, Deutsche Krebshilfe, AWM (2019): Erweiterte S3-Leitlinie Palliativmedizin für Patienten mit einer nicht-heilbaren Krebserkrankung. https://www.leitlinienprogramm-onkologie.de/fileadmin/user_upload/Downloads/Leitlinien/Palliativmedizin/Version_2/LL_Palliativmedizin_2.0_Langversion.pdf

DGPPN, DGN (2016): S3-Leitline »Demenzen«. https://www.awmf.org/leitlinien/detail/ll/038-013.html

Deutsche Alzheimer Gesellschaft e. V. Selbsthilfe Demenz (2020): Fortgeschrittene Demenz und Lebensende, Informationen zu Zielen und Möglichkeiten der Palliativ- und Hospizversorgung. Meta Druck, Berlin.

Deutsche Gesellschaft für Palliativmedizin (2007): Bessere palliative Versorgung von dementiell Erkrankten. https://www.dgpalliativmedizin.de/category/15-stellungnahmen-2007.html

Deutsche Schmerzgesellschaft e. V. (Hrsg.) (2020): Leitlinie Langzeitanwendung von Opioiden bei chronischen nicht-tumorbedingten Schmerzen (LONTS). 2. Akt. https://www.awmf.org/leitlinien/detail/ll/145-003.html

DNQP (2019): Expertenstandard Beziehungsgestaltung in der Pflege von Menschen mit Demenz, Osnabrück

DNQP (2020): Expertenstandard Schmerzmanagement in der Pflege, Osnabrück

DNQP (2020): Schmerzmanagement in der Pflege. Osnabrück.

Eglin A, Huber E, Rüegg A et al. (2009): Tragendes Entdecken. Spiritualität im Alltag von Menschen mit Demenz. TVZ, Zürich.

Feil N, de Klerk-Rubin V (2017): Validation. Reinhardt, München.

FGPG (2018): Grundsatzpapier Palliative Geriatrie. https://www.fgpg.eu/grundsatzpapier-zur-palliativen-geriatrie/

Frank T, Mörike E (2020): Der Tübinger Notfallplan im Pflegeheim. hospiz verlag, Esslingen.

Fuchs C, Gabriel H et al. (Hrsg.) (2012): Palliative Geriatrie. Kohlhammer, Stuttgart

Geiter H (2019): Hospizarbeit in stationären Pflegeeinrichtungen. Hospizverlag, Esslingen.

Heller A, Heimerl K, Husebö S (Hrsg.) (2000): Wenn nichts mehr zu machen ist, ist noch viel zu tun. Wie alte Menschen würdig sterben können. Lambertus, Freiburg im Breisgau.

Heller A, Metz C et al. (Hrsg.) 2002: Balsam für Leib und Seele. Lambertus, Freiburg im Breisgau.

Klinkhammer G (2009): Ethische Fallbesprechungen: Das Beste für den Patienten. https://www.aerzteblatt.de/archiv/66507/Ethische-Fallbesprechungen-Das-Beste-fuer-den-Patienten

Kojer M, Schmidl M (2011): Demenz und Palliative Geriatrie in der Praxi. Springer, Wien

Kojer M (2003): Alt, krank und verwirrt. Einführung in die Praxis der Palliativen Geriatrie, Lambertus, Freiburg im Breisgau.

Kojer M (2019): Ein Heim ist kein Hospiz. Fachzeitschrift Palliative Geriatrie 3/2019:S.11–13.

Maio G (2012): Mittelpunkt Mensch: Ethik in der Medizin. Schattauer, Stuttgart.

Murray A et al. (2017): Palliative Care form diagnosis to death. BMJ 2017; 356; j 878

Heller A, Schuchter P (2017): Sorgekunst. Mutbüchlein für das Lebensende. hospiz verlag, Esslingen.

Kitwood T (2016): Demenz. 7. überarbeitete Auflage. Hogrefe, Göttingen.
Knipping C (2007): Lehrbuch Palliative Care. 2., durchgesehene und korrigierte Auflage, Huber, Bern.
Koslowski, G (2018): Resilienz in der Pflege, Schlütersche, Hannover.
Kostrzewa S (2008): Palliative Pflege von Menschen mit Demenz. Huber, Bern.
Kostrzewa S (2013): Lernbuch Lebensende. Ein Lese-, Lern- und Arbeitsbuch für Ausbildung und Selbststudium. Vincentz, Hannover.
Kostrzewa S, Gerhard C (2010): Hospizliche Altenpflege. Palliative Versorgungskonzepte in Altenpflegeheimen entwickeln, etablieren und evaluieren. Huber, Bern.
Kübler-Ross E (1972): Interviews mit Sterbenden. 3. Auflage, Kreuz, Stuttgart.
Lehmeyer S, Riedel A, Linde A, Treff N (2019): Gesundheitliche Versorgungsplanung für die letzte Lebensphase von Bewohner*innen in der stationären Altenhilfe. Jacobs, Detmold.
Leusing W (2012): Kultur im Altenheim. Ein Lesebuch zum Nachdenken über das Leben und Arbeiten im Altenheim. Monsenstein und Vannerdat, Münster.
McCaffrey M (1997): Schmerz. Ein Handbuch für die Pflegepraxis. Ullstein Mosby, Wiesbaden.
Melcher J (2021): Das Anti-Burnout-Buch für Pflegekräfte, Schlütersche, Hannover.
Morton I (2002): Die Würde wahren. Personenzentrierte Ansätze in der Betreuung von Menschen mit Demenz. Klett Cotta, Stuttgart.
Müller M, Schnegg M (2005): Der Weg der Trauer. Herder, Freiburg im Breisgau.
Powell J (2015): Hilfen zur Kommunikation bei Demenz. KDA, Köln.
Raithel V, Wördehoff D(2012): Patientenverfügung und Vorsorgevollmacht. Schattauer, Stuttgart.
Renz M (2014): Hoffnung und Gnade. Erfahrung von Transzendenz in Leid und Krankheit. Kreuz, Freiburg im Breisgau.
Rohra H (2012): Aus dem Schatten treten. Mabuse, Frankfurt am Main.
Schlott G, Mank D (2019): Versorgungsplanung in der letzten Lebensphase. Schlütersche, Hannover.

Schmieder M (2019): Dement, aber nicht bescheuert. Für einen neuen Umgang mit Demenzerkrankten. 4. Auflage, Ullstein, Berlin.

Sonn A (2004): Wickel und Auflagen. Alternative Pflegemethoden erfolgreich anwenden. Thieme, Stuttgart.

Staack S, Gust J (2015): Leben statt therapeutische Akrobatik. Nichtmedikamentöse Demenztherapien. Schlütersche, Hannover.

Stadelmann I (2017): Aromapflege. Praktische Aromatherapie für den Pflegealltag. Stadelmannverlag, Wiggensbach.

Stechl S, Knüvener C, Lämmler G, Steinhagen-Thissen E, Brasse G (2012): Praxishandbuch Demenz. Mabuse, Frankfurt am Main.

Richard, N, Richard, M (2016): Integrative Validation nach Richard, Menschen mit Demenz wertschätzend begegnen, Eigenverlag, Bollendorf

Student JC, Napiwotzky A (2007): Palliative Care. Wahrnehmen – verstehen – schützen. Thieme, Stuttgart.

Steinmetz A (2016): Praxis Palliative Care. Für ein gutes Leben bis zuletzt. Praxisbeilage zu Ausgabe 32/2016, Kommunikation ohne Worte – KoW®, Grundlagen des nonverbalen Dialogs in der Begleitung Schwerstkranker.

Teufel R (2015): Beratung und Begleitung Angehöriger in der Palliative Care. hospiz verlag, Esslingen.

Worden W (2017): Beratung und Therapie in Trauerfällen. Ein Handbuch. Hogrefe.

Internetquellen

https://www.deutsche-alzheimer.de/

https://www.dgpalliativmedizin.de/images/stories/WHO_Definition_2002_Palliative_Care_englisch-deutsch.pdf

https://www.palliative-geriatrie.de/

www.bosch-stiftung.de/de/publikation/general-hospital-study-ghost

https://www.nationale-demenzstrategie.de

https://alters-institut.de/verweildauer/

https://www.dhpv.de/themen_stationaere-altenpflege.html

https://www.dgpalliativmedizin.de/images/DGP_GLOSSAR.pdf

www.spict.org.uk

https://www.tropenklinik.de/unser-haus/geschichte/

https://www.dgpalliativmedizin.de/allgemein/allgemeine-ambulante-palliativversorgung-aapv.html

www.schmerzgesellschaft.de

https://www.schmerzgesellschaft.de/fileadmin/pdf/BESD_Kurzanleitung_130626.pdf

https://pqsg.de/seiten/openpqsg/hintergrund-standard-nestlagerung.htm

https://www.leitlinienprogramm-onkologie.de/fileadmin/user_upload/Downloads/Leitlinien/Palliativmedizin/Version_2/LL_Palliativmedizin_2.0_Langversion.pdf

https://www.dnqp.de/fileadmin/HSOS/Homepages/DNQP/Dateien/Veranstaltungen/19WS_Bartholomeyczik.pdf

https://www.thieme.de/de/aerzte-in-weiterbildung/perkutane-endoskopische-gastrostomie86025.htm

https://www.wertesysteme.de/alle-werte-definitionen/

https://www.aerzteblatt.de/archiv/66507/Ethische-Fallbesprechungen-Das-Beste-fuer-den-Patienten

www.gkv-spitzenverband.de/krankenversicherung/hospiz_und_palliativversorgung/letzte_lebensphase/gesundheitliche_versorgungsplanung.jsp

www.tuebinger-hospizdienste.de/index.php/downloads.html

www.zeit.de/wissen/gesundheit/2018-03/gian-domenico-borasio-tod-sterben-therapie-palliativmedizin

Register

MIX
Papier | Fördert gute Waldnutzung
FSC® C083411

Zeitfracht Medien GmbH
Ferdinand-Jühlke-Straße 7
99095 Erfurt, Deutschland
produktsicherheit@kolibri360.de